DIE

SEHNENÜBERPFLANZUNG

UND IHRE VERWERTUNG

IN DER

BEHANDLUNG DER LÄHMUNGEN

VON

DR. MED. OSCAR VULPIUS,

PRIVATDOZENTEN DER CHIRURGIE AN DER UNIVERSITÄT HEIDELBERG.

MIT ZAHLREICHEN FIGUREN UND ABBILDUNGEN IM TEXT.

LEIPZIG

VERLAG VON VEIT & COMP.

1902

Druck von Metzger & Wittig in Leipzig.

Vorwort.

Man pflegt wohl zu sagen, daß eine Erfindung um so besser und aussichtsreicher sei, je näher am Wege sie gelegen habe.

Wenn diese Ansicht zutreffend ist, so muß man der Sehnenüberpflanzung von vornherein ein günstiges Horoskop stellen.

Muß man sich doch wahrhaft wundern, daß der Gedanke einer solchen Operation erst in den letzten Jahrzehnten des abgelaufenen Jahrhunderts aufgetaucht, in ganz vereinzelten Fällen in die That umgesetzt worden ist.

Und fast noch erstaunlicher ist es, daß die neue Idee nicht gleich von allen Seiten aufgegriffen wurde, daß sie vielmehr jetzt erst anfängt in ihrer Bedeutung und Tragweite richtig erkannt zu werden und in der Praxis Früchte zu tragen.

Als mir im Beginn meiner selbständigen Thätigkeit ein paralytischer Spitzfuß in die Hände kam, entschloß ich mich, mehr aus Neugier als in richtiger Wertschätzung der mir ausschließlich bekannten ersten Mitteilungen von Franke, eine Sehnenüberpflanzung zu machen.

Die Umstände lagen sehr günstig, der Erfolg war tadellos. So erwachte mein Interesse für die Methode, und, wie es so zu gehen pflegt, mit dem Interesse mehrte sich auch das geeignet erscheinende Krankenmaterial. Die Zahl meiner Operationen stieg rasch an und mit ihr meine Vorliebe für das Verfahren.

Nachdem ich an einem Vierteltausend eigener Beobachtungen genügend zu lernen Gelegenheit gehabt hatte, schien es mir eine Art von Dankespflicht, meine Erfahrungen zu sammeln, zu ordnen, in übersichtlicher Form zu vereinigen mit den von Jahr zu Jahr zahlreicher werdenden Publikationen über das Thema, die vielerorts in der Litteratur zerstreut und verteilt sind, und so eine Monographie herzustellen.

Möge diese erste zusammenfassende Darstellung der Sehnenüberpflanzung, ihrer Geschichte, ihrer Indikationen und Technik, ihrer Resultate im allgemeinen wie auf den verschiedenen für sie in Betracht kommenden Krankheitsgebieten dazu beitragen, das Ansehen der Methode zu befestigen, ihre Ausbreitung und ihre Weiterentwickelung zu fördern.

Heidelberg, im Juni 1902.

Der Verfasser.

Inhalt.

I. Allgemeiner Teil.

Erstes Kapitel.

Die Geschichte der Sehnenüberpflanzung.

Unzweifelhaft ist die operative Verbindung einer Sehne mit einer benachbarten lange schon geübt worden, bewußt und noch weit häufiger unbewußt, bevor das Verfahren zur Methode erhoben, studiert und gewürdigt wurde.

Wenn durch eine schwere Verletzung eine große Zahl der Sehnen am Vorderarm durchtrennt ist, so kann es gar leicht passieren, daß bei der Naht periphere und zentrale Stümpfe verwechselt und verkehrt vereinigt werden. Während der verhältnismäßig langen Dauer der Rekonvaleszenz nach solchem Trauma kann unbemerkt die funktionelle Anpassung des Innervationsapparates an die neuen Verhältnisse an der Peripherie stattfinden, der bei der Operation unbeabsichtigt untergelaufene Fehler bleibt also unerkannt. Käme diese Anpassung nicht zu stande, würde sich vielmehr die Verwechselung längere Zeit fühlbar machen, so wäre man wohl weit früher schon auf den Gedanken gekommen, diese Möglichkeit der operativen Vereinigung benachbarter Sehnen bei umschriebenen Lähmungen zu verwerten.

Immerhin ist diese Idee nicht so jung, wie bisher angenommen wurde. Schon 1770 hat Missa eine Sehnenanastomose ausgeführt. In einem Falle, bei welchem die Wiedervereinigung der durchtrennten Sehne unmöglich schien, nähte er das zentrale Ende derselben an eine Nachbarsehne. Er wollte also nicht die verloren gegangene Funktion wieder herstellen, sondern er verwertete den nutzlos brachliegenden Muskel zur

Stärkung eines gesunden Nachbars. Seine Operation, von CHAMPION wiederholt, kommt der Transplantation in unserem Sinne nahe, ohne indessen eine solche zu sein.

Im Jahre 1869 hat dann TILLAUX die erste typische Überpflanzungsoperation bei traumatischem Funktionsverlust ausgeführt, ihm folgte DUPLAY 1876.

Ersterer nähte die peripheren Enden der durchschnittenen Extensorensehnen des 4. und 5. Fingers an die entsprechende Sehne des Mittelfingers. DUPLAY aber heilte eine Kranke von der Flexionsstellung des Daumens, die durch subkutane Ruptur des Musc. extens. pollic. long. entstanden war. Er führte den peripheren Stumpf dieses Muskels durch einen knopflochartigen Einschnitt des Musc. extens. carp. rad. und befestigte ihn mit einer Metallsutur. Das in beiden Fällen sehr gute Resultat scheint indes nicht genügend bekannt geworden zu sein. Denn NICOLADONI, dem allgemein die Erfindung der Sehnenüberpflanzung zugeschrieben wird, glaubte in der That, daß er als erster 1880 die Operation ausgeführt habe. Sein großes Verdienst bedarf aber nur der Einschränkung, daß bei traumatischen Fällen schon vor ihm die Transplantation erdacht und verwirklicht worden ist. NICOLADONI ist unbestreitbar der erste, welcher das Verfahren für spinale Lähmungen ersonnen und mit Erfolg durchgeführt hat. Für die Orthopädie bleibt er der Erfinder einer der segensreichsten Methoden, über welche wir heute verfügen. Es ist fast unbegreiflich, daß die von NICOLADONI 1881 publizierte Idee nicht von der Orthopädie mit Begeisterung aufgenommen wurde. Es war wohl ein unglücklicher Zufall, daß NICOLADONI als erstes und einziges Objekt seiner Versuche den paralytischen Hackenfuß wählte. Denn gerade der Ersatz des mächtigen und viel beanspruchten Triceps surae ist eine schwierige Aufgabe, der nur eine ausgiebige und technisch vollkommene Überpflanzung unter günstigen Umständen ganz gerecht werden kann. NICOLADONI schnitt beide Peronei am Knöchel ab, vernähte sie mit der Achillessehne, welch letzterer er einen Zipfel entnahm, um ihn seinerseits an die Peronei zu befestigen.

Der Erfolg schien zunächst ein erfreulicher zu sein, es wurde aktive Plantarflexion möglich. Aber allmählich trat wohl eine Dehnung der Narben ein; Hacker berichtete 1886, daß der Fall sich nachträglich wieder verschlechtert habe, und ähnliche Beobachtungen machte Maydl zu gleicher Zeit an drei analog operierten Patienten der Albert'schen Klinik.

Hätte Nicoladoni seine erste Operation an einem leichter zu ersetzenden Muskel ausgeführt, dann würde die Methode weit rascher ihren Siegeslauf angetreten haben. So aber ermutigten die mitgeteilten Mißerfolge zunächst keinen Chirurgen zur Wiederholung des Verfahrens. Ja Nicoladoni selber hat über weitere eigene Versuche und Erfahrungen nichts mehr berichtet. Erst in der jüngsten Zeit kam er wieder auf die Transplantation zurück, er schlug zur Behandlung schwerer Plattfüße eine Verstärkung des Tibialis posticus durch Überpflanzung vor.

Ziemlich zu gleicher Zeit, zu der Nicoladoni am Menschen seine ersten Überpflanzungsversuche anstellte, experimentierte Gluck am Tier über Muskel- und Sehnenüberpflanzung, allerdings in dem Sinne der Kontinuitätswiederherstellung einer einzelnen durchtrennten Sehne durch Interposition einer anderwärts geholten Sehne.

Auf weitere Versuche von Gluck behufs Ausfüllung von Sehnendefekten kommen wir in anderem Zusammenhang später zu sprechen.

Seine Experimente sind danach angethan, selbst bezüglich des Ersatzes von Muskelgewebe kühne Hoffnungen zu erwecken, und ein von Salvia 1884 ausgeführter analoger Versuch freier Muskeltransplantation fiel ebenfalls positiv aus.

Rydygier schilderte 1898 experimentelle Transplantation gestielter Muskellappen, die, zum Teil allerdings nur, ein günstiges Resultat gaben. Noch weniger Erfreuliches berichtete Capurro 1900 über seine zahlreichen Plastikversuche mit quergestreiften Muskeln.

Den Heilungsprozess an verschiedenartig überpflanzten Sehnen studierte neuestens Hoffa.

Wir werden uns mit diesen Experimenten und ihrer Bedeutung für unsere Operation in einem folgenden Kapitel eingehender befassen.

Wie vorhin gesagt, dauerte es lange, bis NICOLADONI Nachfolger fand. Außer von PARTSCH, den 1888 ein Trauma zur Überpflanzung veranlaßte, hören wir in den achtziger Jahren von ähnlichen Eingriffen nur durch ROERSCH über einen Versuch von WINIWARTER, den gelähmten Deltoides durch den nach außen umgeklappten Pectoralis zu ersetzen.

In der ersten Auflage seines Lehrbuches der orthopädischen Chirurgie 1891 erwähnt HOFFA das Verfahren nur kurz mit dem Hinzufügen, daß er es „für ausbildungsfähig hält". Eigene Erfahrungen besaß er nicht und beschäftigte sich auch in den nächsten Jahren nicht mit dieser Aufgabe.

Im folgenden Jahre veröffentlichte PARRISH „eine neue Operation bei paralytischem Plattfuß", bestehend in der seitlichen Vernähung der angefrischten Sehnen des gelähmten Tibialis anticus und des gesunden Extensor hallucis. Er war überzeugt von der Originalität seiner Idee und verteidigte seine Priorität noch 1896 energisch gegen MILLIKEN. Letzterer beschrieb nämlich 1895 eine ganz ähnliche Operation beim Lähmungsplattfuß, er vereinigte einen abgespaltenen Zipfel des Extens. halluc. long. mit einem ihm entgegengeführten Teil des Tib. anticus. Zunächst hielt auch er sich für den Erfinder des Verfahrens, das er 1896 bereits 14mal angewendet hatte. Als aber PARRISH ihn angriff mit der Behauptung, MILLIKEN habe ihn wissentlich nachgeahmt, ohne ihn zu nennen, da wies letzterer nicht nur auf die allerdings wenig erheblichen technischen Unterschiede ihres Vorgehens hin, sondern auf die NICOLADONI und WINKELMANN gebührende Priorität.

Letzterer hatte 1894 die Zahl der „Erfinder" vermehrt, er hatte behufs Heilung eines paralytischen Spitzklumpfußes die gesunde Achillessehne halbiert und den einen Teil mit dem vorher durchtrennten gelähmten Peroneus longus vernäht.

Er war vorsichtig genug gewesen, sich nicht die Priorität dieser Operation zuzuschreiben, die ihm zu naheliegend schien, um nicht schon geübt worden zu sein. Wohl aber war er durchaus selbständig auf die gleiche Idee gekommen wie die Operateure, von denen bereits berichtet wurde.

Unter den 14 von MILLIKEN mitgeteilten Operationen befanden sich außer einer Überpflanzung des Deltoides auf den paralytischen Triceps zwei, welche den Ersatz des gelähmten Quadriceps durch den Sartorius bezweckten. Er hat also derartige Versuche vor LANGE und mir bereits angestellt.

Nachzutragen ist aus dem Jahre 1893, daß PHELPS einen Hackenfuß durch Einnähen des Flex. digit. und des Tib. post. in die verkürzte Achillessehne, PHOCAS einen paralytischen Klumpfuß mit Sehnenüberpflanzung operierte. Letzterer erkannte die Überlegenheit der Methode über die Arthrodese an, er sagt: „La transplantation me parait viser plus haut que l'arthrodèse et corriger la difformité dans son principe."

In seinen 1895 erschienenen „Leçons cliniques de chirurgie orthopédique" erwähnt er das Verfahren trotzdem nur kurz und berichtet nichts über den Enderfolg bei seinem Patienten.

DROBNIK gebührt das große Verdienst, bei uns von neuem die Aufmerksamkeit auf die Sehnentransplantation gelenkt zu haben. Seine ersten Mitteilungen, 1892 bis 1895, erschienen freilich in polnischer Sprache und blieben wenig bekannt. Aber 1896 veröffentlichte er eine größere Arbeit in der Deutschen Zeitschrift für Chirurgie auf Grund seiner Erfahrungen an 16 Patienten. Während er früher auch der Ansicht gewesen war, eine neue Methode ersonnen zu haben, schickte er 1896 seiner Arbeit bereits einige historische Daten aus der Litteratur voraus.

Vor allem unterschied er klar und deutlich die völlige Überpflanzung einer Sehne als Funktionsübertragung von der partiellen Transplantation eines Sehnenzipfels, der Funktionsteilung.

Neben Berichten über einzelne Operationen von KRYNSKI, LIPBURGER, GHILLINI und FORGUE wurde eine Mitteilung von FRANKE im Jahre 1895 gemacht. Ihn hatten die wenigen Erfahrungen, die er damals gesammelt hatte, bereits zum warmen Fürsprecher der Methode gemacht, der er durch wiederholte Publikationen und Demonstrationen vermehrte Geltung zu verschaffen suchte. Schon zu jener Zeit erklärte er die Sehnenüberpflanzung als das „Normalverfahren“ beim paralytischen Klumpfuß, 3 Jahre später als „den größten Fortschritt auf dem Gebiet der operativen Orthopädie seit STROMEYER's Tenotomie“.

Und ebenfalls 1898, als er seine analogen Operationsversuche an der oberen Extremität publizierte, äußerte er sich voll freudiger Begeisterung: „Es giebt keine unheilbare Radialislähmung mehr.“ Die erste Mitteilung von FRANKE und die von WINKELMANN regten mich an, das Verfahren nachzuprüfen. Und gleich der erste Fall war ein besonders günstiger, indem nur der Tibialis anticus fehlte und sich leicht und vollkommen durch den hypertrophischen Großzehenstrecker ersetzen ließ. 1897 beschrieb ich einige meiner Fälle, und als deren Zahl sich mehrte, folgte eine eingehendere Darstellung des Verfahrens, eine Besprechung der verschiedenen Verpflanzungsmöglichkeiten, die sich in aufsteigende, absteigende und beiderseitige trennen ließen. 1899 konnte dem Chirurgenkongress schon ein Material von 80 Operationen vorgelegt werden, ein Referat über das gleiche Thema auf dem Pariser internationalen medizinischen Kongreß 1900 bezog sich auf 160 eigene Fälle und das seitdem abgelaufene Jahr vermehrte diese Zahl um weitere 90.

Inzwischen hatte auch das Ausland die Methode aufgegriffen oder richtiger wohl nacherfunden. GOLDTHWAIT teilte mit PARRISH und MILLIKEN das Schicksal, sich anfänglich für den Erfinder zu halten, ein Irrtum, den er bald richtigstellte. Schon 1895 zeigte er einen durch Transplantation hergestellten Quadriceps, 1897 konnte er schon eine Reihe solcher Operationen vorführen. Und im selben Jahre giebt GIBNEY kurz an, daß er an 56 Patienten bereits 78 Überpflanzungen gemacht habe.

In Frankreich veröffentlichte außer Piéchaud im Jahre 1897 namentlich Rochet vier höchst interessante Operationen am Vorderarm bei verschiedenartigen Lähmungszuständen der Hand.

In Deutschland zeigte eine Reihe von Arbeiten des Jahres 1898, daß das Interesse für die Operation im Wachsen war. Es liegen Mitteilungen vor aus der Rostocker chirurgischen Klinik von Dörfler, aus der Bonner Klinik von Goergens, ferner von Lauenstein und namentlich Winkler aus Greifswald, wo Helferich sich „nicht nur theoretisch, sondern auch praktisch zu den warmen Anhängern dieser neuen operativen Behandlungsmethode" stellte. In der That hat sich die Operation an der Helferich'schen Klinik auch in Kiel einen festen Platz erobert, wie der 1900 von Gerulanos stammende Bericht zeigt.

Im gleichen Jahre (1898) erschien die erste Publikation von Lange, der dann 1899 und 1900 insbesondere die periostale Methode der Transplantation übte und empfahl, bei welcher die gesunde Sehne nicht mit der gelähmten Sehne, sondern direkt mit dem Periost an einer für die zu erzielende Funktion günstig scheinenden Stelle vernäht wird. Hinsichtlich dieser modifizierten Technik hatte er allerdings Vorgänger, Drobnik operierte schon 1896 in dieser Weise, 2 Jahre vorher hatte Ullmann behufs Heilung des Hallux valgus 1894 eine Insertionsverlagerung des Flexor halluc. long. bezw. eine Verbindung desselben mit dem Extens. halluc. long. empfohlen. Weid modifizierte 1897 das Verfahren, indem er in der gleichen Absicht die Insertion des Extens. halluc. änderte, der Sehne durch periostale Vernähung an der medialen Seite der Phalanx eine zweckmäßigere Zugrichtung verschaffte.

Auch im Jahre 1898 beteiligte sich das Ausland rege an dem Studium unserer Operation. Der Holländer Tilanus beschrieb sieben eigene Fälle von „Peestransplantatie" mit einigen Modifikationen, Eve in London vier Fälle. Frankreich verdankt eine Darstellung des Verfahrens PÉRAIRE, der 1900 nochmals über ein Dutzend Operationen referierte, ferner VIDAL eine von ROCHET inspirierte These, vor allem aber Madame ZINAIDE PHILIPPOFF eine sehr fleißige und eingehende Arbeit: „De la valeur des transplantations musculo-tendineuses dans le traitement du pied bot paralytique.“ Sie unterscheidet die Methode NICOLADONI, — ein ganzer Muskel wird überpflanzt —, die Methode DROBNIK, — ein Teil des Muskels wird überpflanzt —, die Methode PARRISH, — zwei Sehnen werden durch seitliche Anfrischung vereinigt —, die Methode MILLIKEN, — es findet beiderseitiger Austausch von Sehnenteilen statt.

Das Jahr 1898 ist endlich insofern für die Weiterentwickelung der Operation von Bedeutung, weil jetzt erstmals zu den bisher gekannten Indikationen des Funktionsverlustes durch Trauma und Poliomyelitis die weitere der spastischen Lähmung hinzukam. EULENBURG, der das Verfahren als „eminent physiologischen Eingriff“ bezeichnet, operierte einen Fall von LITTLE'scher Krankheit mit schönem Erfolge, ihm folgte 1899 WALLERSTEIN und ich mit der Operation der cerebralen Kinderlähmung, der apoplektischen Hemiplegie, PÉRAIRE 1900. Ferner operierte HEUSNER und ich noch 1898 bei kongenitalem Klumpfuß, wodurch ich zu interessanten Ergebnissen bezüglich der Ätiologie dieser Deformität kam. Im gleichen Jahre hatte ich weiter Gelegenheit, bei einer Dystrophie eine Überpflanzung zu versuchen, so daß ich 1899 das bereits ziemlich ausgedehnte Indikationsgebiet zusammenfassend zu besprechen unternehmen konnte.

In eben diesem Jahre veröffentlichten GOCHT und dann HOFFA selber ihre gemeinsam gemachten günstigen Erfahrungen bei schlaffen und spastischen Lähmungen. HOFFA wollte die Terminologie der verschiedenen Methoden geändert haben, indem er die absteigende Überpflanzung die aktive, die aufsteigende die passive, die beiderseitige die aktiv-passive nannte. In das Jahr 1899 fällt weiter ein Bericht von LUDWIG über die Operation aus der Breslauer Klinik von v. MIKULICZ, eine kurze Mitteilung von Merkel-Nürnberg, der durch Tuberkulose zerstörte Sehnen erfolgreich durch Transplantation ersetzte.

Auch in Italien beschäftigte man sich nunmehr mit der Methode, die von Codivilla an dem großen orthopädischen Institut Rizzoli bei Bologna mit Eifer aufgenommen und an dem bedeutenden Krankenmaterial geübt wurde. Schon im ersten Jahre, 1899, führte Codivilla, wie Sangiorgi berichtet, 48 Operationen aus, die Zahl derselben ist nach einer jüngsten Mitteilung auf über 100 gestiegen.

In England überpflanzte Tubby wiederholt am Arm.

Im Jahre 1900 machte Lange Mitteilungen über seine Versuche zur Bildung eines neuen Quadriceps.

Die Überpflanzung auf diesen Muskel war bis dahin nur selten, allerdings nicht durchweg mit dem Mißerfolg unternommen worden, wie Lange glaubt. Er bemühte sich, seine periostale Methode auch hier zur Anwendung zu bringen und von der Beugeseite des Oberschenkels geholte Muskeln an der Tuberositas tibiae zu befestigen. Da hierfür die Sehnen zu kurz waren, so verlängerte er dieselben durch Einflechten langer Seidenfäden und machte über deren Einheilung interessante und höchst erfreuliche Beobachtungen. Schon 1884 und an größerem Material 1892 hatte Gluck demonstriert, wie er phlegmonös exfoliierte Sehnen durch Bündel Catgutfäden erfolgreich zu ersetzen vermochte. Und 1896 zeigte auch Kümmell das überzeugende Präparat einer derart künstlich aus Seide gebildeten Sehne. Indessen sind die Lange'schen Seidensehnen, über welche dieser 1901 referierte, zum Teil sehr viel länger ausgefallen und es ist erstaunlich, daß dieselben nicht nur einheilten und funktionierten, sondern von neugebildetem sehnenartigem Gewebe umhüllt wurden. Lange hat als erster künstliche Sehnen bei nicht traumatischen Lähmungen angewendet.

Ein ähnlicher Ersatz glückte Jochner 1901 am Vorderarm. Wie vollkommenes aber auch hier die gewöhnliche Überpflanzung zu leisten vermag, beweist der von Müller 1900 referierte Fall einer alten Radialislähmung.

Im gleichen Jahre berichtete KNOOP über die Anwendung der Operation an der KRASKE'schen Klinik in Freiburg, HOFFA ausführlicher über seine Erfahrungen an unterer wie oberer Extremität unter Aufstellung eines Schemas für den Operationsplan bei verschiedenartig lokalisierten Lähmungen.

Außer einem kasuistischen Beitrag von KRAUSE brachte das Jahr 1900 noch einen Vortrag von KUNIK, der allerdings erst 1901 veröffentlicht worden ist. Er giebt Rechenschaft über die von FRIEDRICH am Chirurgisch-poliklinischen Institut Leipzig gesammelten Erfahrungen, die er dahin zusammenfaßt, „daß die Sehnenüberpflanzung ein souveränes Hilfsmittel in der Behandlung veralteter Lähmungen darstellt, daß dies früher der Therapie so unzugängliche Gebiet jetzt überaus dankbar ist, und daß die Zahl der wirklich aussichtslosen Fälle bei ausgiebiger Anwendung des Verfahrens auf ein Minimum sinken wird."

Auch in dem DAVID'schen „Grundriß der orthopädischen Chirurgie" 1900 und im LÜNING-SCHULTHESS'schen „Atlas und Grundriß der orthopädischen Chirurgie" 1901 wird die Operation im allgemeinen und speziellen Teil eingehend berücksichtigt.

FRANK berichtete ebenfalls 1900 über BARDENHEUER's Versuch, bei paralytischem Plattfuß durch Kombination der Überpflanzung mit Verkürzung von Bändern und Gelenkkapsel ihre Wirksamkeit zu erhöhen.

In Amerika rief ein Vortrag von TOWNSEND in New-York 1900 über Transplantation von Beugesehnen auf die Streckseite des Vorderarmes durch das Spatium interosseum hindurch eine lebhafte Diskussion hervor.

Im Jahre 1901 wurde der Indikationskreis unserer Operation erweitert durch den von HEUSNER bereits erprobten, von BRUNS publizierten Vorschlag, die Überpflanzung der Beuger am Oberschenkel auf den Quadriceps zu benützen behufs Streckung hartnäckiger Kniegelenkskontrakturen. Und noch jüngstens konnte HEUSNER auf dem Chirurgenkongreß 1902 über mehrere derart erzielte Dauerresultate berichten.

In Ungarn versuchte Gönczy von Biste 1901 erstmals das Verfahren, veranlaßt durch eine Radialislähmung, und erzielte einen sehr schönen Erfolg.

In Frankreich schrieb im gleichen Jahre Sudaka, ein Schüler des früher genannten Péraire, eine These „De l'anastomose musculo-tendineuse dans le traitement de certains pieds bots paralytiques“ und empfahl die Methode dringend zu ausgedehnterer Anwendung in Frankreich, wo sie noch nicht genügend gekannt und gewürdigt sei. Eine Monographie von Archangelskaya brachte neun Operationen, die Roux in Lausanne ausgeführt hat.

Von englischen Autoren des nämlichen Jahres sind zu nennen Tubby und White, die ihre im ganzen günstigen Erfahrungen niederlegen. Der Amerikaner Whitman empfahl die Kombination von Überpflanzung und Talusexstirpation beim paralytischen Calcaneo-valgus.

Der allerjüngsten Zeit endlich gehören einige deutsche Publikationen an von Reichard, der an dem Material des Krüppelheimes Cracau vielfach zu operieren Gelegenheit hatte, von Krause, der das Dauerresultat seiner schon früher erwähnten Quadricepsüberpflanzung ausführlich darstellt, von Heusner und Nicoladoni, deren neueste Mitteilungen oben schon angeführt wurden. In der vierten Auflage des Hoffa'schen Lehrbuches ist die Sehnenüberpflanzung im allgemeinen wie im speziellen Teil vielfach genannt, beschrieben und eingehend gewürdigt.

In Frankreich gab Le Roy des Barres eine sehr sorgfältige Monographie über „l'anastomose musculo-tendineuse dans le pied bot paralytique.“

Erwähnt seien schließlich noch der jüngsten Zeit angehörende Versuche, welche die der Sehnenüberpflanzung zu Grunde liegende Idee an den peripheren Nerven verwirklichen wollen — ich meine die in den letzten Jahren von Faure, Gunn, Manasse, Neugebauer, Kennedy und Sick ausgeführte Nervenpfropfung und Nervenkreuzung, deren Erfolge freilich um eben so viel hinter denjenigen der Muskelüberpflanzung zurückbleiben dürften, als die Heilungsaussichten der Nervennaht geringer sind als die der Sehnennaht.

Im ganzen ergiebt sich aus dem vorstehenden historischen Überblick, daß die Sehnenüberpflanzung nur recht langsam ihr Bürgerrecht in der operativen Orthopädie erwerben konnte. Um so sicherer aber wird sie es behaupten, nachdem nicht die optimistische Beurteilung und Empfehlung von seiten eines einzelnen Operateurs, sondern die vielerorts gesammelte Erfahrung die Methode zu Ansehen gebracht hat.

Merkwürdig aber ist es zu sehen, wie die anscheinend so naheliegende Idee dieses Verfahrens jahrhundertelang nicht ergriffen wurde, um dann innerhalb der kurzen Spanne weniger Jahre von einer ganzen Reihe von Operateuren unabhängig voneinander verwirklicht zu werden.

Wohl ist für unsere Operation die Zeit nun endgültig vorüber, in der sie als „curiosité opératoire mehr denn als wirkliche Methode“ aufgefaßt wurde, als welche Bakradzè noch 1898 dieselbe charakterisierte. Die Erfolge haben gezeigt, daß sie mehr leistet als „deshabiller Pierre, pour revêtir Paul,“ wie Rochard 1890 sich ebenso witzig als unzutreffend ausdrückte.

Jetzt aber gilt es, das bereits vorliegende umfangreiche Material nach allen Richtungen zu studieren, zu sichten und zu ordnen, um ein klares Urteil über die Technik, über die Indikationen, über die Resultate gewinnen und aussprechen zu können, um eine zuverlässige Richtschnur für das weitere Arbeiten auf dem so immens wichtigen Gebiete der Lähmungstherapie zu bekommen.

Zweites Kapitel.

Die Indikationen der Sehnenüberpflanzung.

Indem wir uns im folgenden bemühen, ein möglichst vollständiges Bild von dem ursprünglich eng begrenzten, aber rasch gewachsenen Indikationsgebiete unserer Operation zu geben, sei gleich bemerkt, daß nicht etwa eine aus theoretischen Erwägungen sich ergebende Kombination verschiedener Anlässe zur Überpflanzung hier Platz finden soll. Vielmehr baut sich unsere Darstellung ausschließlich auf dem Boden der Wirklichkeit, der praktischen Erfahrungen der eigenen wie der Thätigkeit anderer Chirurgen und Orthopäden auf, welche der deutschen und ausländischen Litteratur mit möglichster Sorgfalt und hoffentlich genügender Vollständigkeit entnommen wurden.

Die Sehnentransplantation setzt voraus, daß ein Funktionsverlust im Muskelsystem vorliegt, der weder spontaner Rückbildung fähig ist noch sich mit anderen einfacheren Hilfsmitteln beseitigen läßt. Die funktionelle Störung kann in Lähmung oder Schwächung einzelner Muskeln und Muskelgruppen bestehen, sie kann auch durch übermächtige Thätigkeit solcher ohne ausgesprochene Lähmung anderer bedingt sein. Das Wesentliche ist immer das Vorhandensein einer Gleichgewichtsstörung innerhalb der für die Bewegungen eines Gelenkes bestimmten Muskeln.

Die Aufgabe der Überpflanzung ist es, eine derartige Disharmonie zu beseitigen, das Zuviel der einen Seite zu Gunsten der schwächeren Partie zu verwerten.

Um einen Ersatz schaffen zu können, muß aber eine gewisse Kraftsumme zur Verfügung stehen. Die Grundbedingung für die Operation ist also der Nachweis, daß der Funktionsverlust ein umschriebener geblieben ist, daß eine nur partielle Funktionsuntüchtigkeit einzelner Muskelindividuen vorliegt, daß genügend kräftige Nachbarn in operativ erreichbarer Entfernung sich finden lassen.

Diese letztgenannte und wichtigste Forderung möglichst lokalisierter Lähmung sehen wir um so vollkommener erfüllt, je weiter peripher die Ursache des Funktionsausfalles zu suchen ist.

Das trifft am einfachsten zu für die traumatisch bedingten peripheren Lähmungen. Und in der That ergiebt sich aus der vorausgeschickten Geschichte der Operation, daß derartige Verletzungen erstmals den Anlaß zur Transplantation gegeben haben.

Der traumatische Verlust einer Sehne ist also die naheliegendste und älteste Indikation für unsere Operation.

Selbstverständlich wird kein Chirurg angesichts der frischen Durchschneidung einer Sehne deren peripheren Stumpf an eine Nachbarsehne befestigen, hier muß die Nahtvereinigung der Schnittenden die erreichbare Aufgabe sein und bleiben. Mit vollem Rechte zieht WITZEL energisch zu Felde gegen verfrühte Anwendung der Überpflanzung, wo bei genügender Technik eine direkte Naht recht wohl möglich wäre, wo also das operative Kunststück der Transplantation nur der Deckmantel eines Kunstfehlers ist.

Ist seit der Kontinuitätstrennung einige Zeit verstrichen, dann kann freilich diese Aufgabe schwer lösbar, die genügende Annäherung der retrahierten Stümpfe unmöglich werden. In solchen Fällen kann entweder der Versuch gemacht werden, durch Auto- bezw. Heteroplastik die Lücke in der Sehne zu schließen, oder aber es bleibt der Ausweg der Überpflanzung, welche das zentrale Ende der Sehne nebst ihrem Muskel vernachlässigt, den peripheren Stumpf mit einem Nachbarn in Verbinduug setzt.

Das erstere Verfahren erscheint zunächst rationeller, weil physiologisch und ökonomisch richtiger. Vor allen Dingen wird der seiner Funktion beraubte Muskel derselben zurückgegeben. In dieser Begründung liegt aber auch schon die Begrenzung der Methode: Ist der Muskelbauch nicht mehr funktionstüchtig, ist er durch langes inaktives Verharren in größter Retraktion zu Grunde gegangen, dann hat die Überbrückung des Sehnendefektes keinen Sinn mehr.

Unter solchen Umständen sind aber auch die technischen Schwierigkeiten der operativen Sehnenneubildung überaus groß, das Aufsuchen des weit zurückgezogenen zentralen Stumpfendes erfordert eine lange Incision, die künstliche Sehne muß ungemein lang ausfallen und damit proportional sinken die

Aussichten für eine organische Wiedervereinigung der Schnittenden.

Je älteren Datums also die traumatische Kontinuitätstrennung der Sehne ist, desto mehr verdient die Sehnenüberpflanzung den Vorzug.

Genaue zeitliche Grenzen für das eine oder andere Verfahren zu geben ist unmöglich, es hängt die Entscheidung von der anatomischen und funktionellen Eigenart der verletzten Sehne ab. Und überdies sind unsere Erfahrungen über Wert und Technik des Kontinuitätsersatzes einer Sehne mittels eigener oder fremder Sehnenstücke, mittels Seide oder Catgut u. s. w. noch zu klein und zu jung, um ein endgültiges Urteil abgeben zu dürfen.

Zu berücksichtigen ist auch der Heilungsverlauf nach der ursprünglichen Sehnenverletzung. Je glatter die Wunde damals zuheilte, desto größer ist die Aussicht, daß der Muskel funktionstüchtig, der zentrale Sehnenstumpf mobil geblieben ist. Hat aber starke Eiterung stattgefunden, dann ist die Sehne so verwachsen mit der narbig geschrumpften Umgebung, daß sie nicht mehr exakt gelöst oder vor erneuter, ihre Funktion verhindernder Verwachsung geschützt werden kann.

Der direkte Sehnenersatz erfordert also nicht nur ein zur Zeit der Operation, sondern auch zur Zeit der primären Verletzung aseptisches Terrain.

Wo die letztere Bedingung nicht zutrifft, tritt die Überpflanzung in ihr Recht, welche die periphere Sehne aus dem narbig veränderten Gewebe in eine gesunde glatte Nachbarbahn hinüberleitet.

Sie ist deshalb die Operation der Wahl bei Sehnendefekten, welche nicht die Folge einer glatten Durchschneidung, sondern einer entzündlichen Zerstörung sind. Hierher gehört der Ersatz der durch phlegmonöse Entzündung, durch tuberkulöse Sehnenscheidenentzündung exfoliierten Sehne, hierher die Überpflanzung einer wegen tiefgreifendem Lupus operativ geopferten Sehne.

Die subkutane Sehnenruptur dagegen eignet sich ceteris paribus eher zur direkten Plastik, wenn nicht das Alter der Verletzung dagegen spricht. Doch ist auch hierbei schon die Transplantation gemacht worden.

Weitaus am häufigsten geben Verletzungen der Beuge- und Strecksehnen der Finger und des Daumens in der Hohlhand, auf dem Handrücken die Indikation zur Transplantation, die indes auch an den Peronealsehnen wie am Extensor digitor. pedis gelegentlich aus solchem Grunde ausgeführt worden ist.

Außer den Verletzungen der Sehnen kommen Traumata peripherer Nerven in Betracht, deren störende funktionelle Folgen um so mehr denjenigen einer Sehnenverletzung ähnlich werden, je weiter peripher die Verletzung den Nerven traf, je circumskripter dadurch die Lähmung sich darstellt. Auch hierbei gilt, was oben für die Sehnenverletzung angeführt wurde: Die frische Durchschneidung eines Nervenstammes berechtigt niemals zur Überpflanzung, sondern verpflichtet zur primären Naht. Und auch bei älteren Fällen ist der Versuch einer solchen, falls technisch möglich, durchaus angezeigt, wenn auch die Aussichten des Erfolges mäßige sind. Wo letztere von vornherein fehlen oder wo die direkte bezw. indirekte Vereinigung der Nervenstümpfe mißlungen ist, bleibt uns die Sehnenüberpflanzung als erfreuliches Auskunftsmittel einem sonst irreparabeln Leiden gegenüber übrig. Inwieweit die analoge Operation an den Nerven, die moderne Nervenpfropfung oder Nervenkreuzung, mit der Sehnentransplantation in Konkurrenz treten kann und wird, läßt sich heute noch keineswegs erkennen.

Recht verschiedenartige Verletzungen von Nerven haben bereits die Indikation zu unserer Operation gegeben, zunächst Schnittverletzungen z. B. des Radialis am Vorderarm oder versehentliche Durchschneidung des N. peroneus gelegentlich der Kniekehlentenotomie der Bicepssehne. In einem meiner Fälle war der letztgenannte Nerv durch Hundebiß in großer Ausdehnung verloren gegangen. Wiederholt war der Radialis am

Oberarm durch einen Schußbruch des Humerus, durch komplizierte anderweitige Brüche des Knochens zerrissen ohne Möglichkeit einer Naht.

Aber auch ohne Kontinuitätstrennung einhergehende Nerventraumata veranlaßten die Operation, Nervenquetschung nach Fall, Nervenüberdehnung gelegentlich forcierter Extension des Beines behufs Reposition einer angeborenen Hüftluxation, beide Male den N. peroneus betreffend.

Endlich sind noch neuritische Prozesse Ursache der dauernden Lähmung gewesen, nach Verbrennung des Beines, nach Osteomyelitis der Unterschenkelknochen.

Wir sehen also, daß die Lähmungen der beiden wegen ihrer exponierten Lage besonders häufig von Traumen betroffenen Nerven, des N. peroneus und des N. radialis bereits Gegenstand der Sehnentransplantation geworden sind, ein insbesondere bezüglich der Radialislähmung bedeutsamer Fortschritt unserer Therapie, welche diesem funktionell so folgenschweren Leiden bis dahin recht machtlos gegenüberstand.

Wir wenden uns nunmehr zu den schlaffen Lähmungen spinalen Ursprungs, zu den Folgen der Poliomyelitis spinalis anterior.

Hier sind die Voraussetzungen für die Transplantation in vorzüglicher Weise gegeben, da die Lähmung häufig oder zumeist eine circumskripte ist entsprechend der Herderkrankung des Rückenmarkes, da also direkt neben völlig gelähmten Muskeln völlig normale Nachbarn sich befinden können.

Gerade dieses bunte, von Fall zu Fall wechselnde Krankheitsbild macht die Indikationsstellung der Operation hier zu einer besonders reizvollen.

Bekanntlich pflegt die Lähmung ihre anfängliche Ausdehnung nicht beizubehalten, sie bildet sich vielmehr mit großer Regelmäßigkeit allmählich zurück, um sich schließlich recht häufig auf ein eng begrenztes Gebiet zu beschränken. Diese Thatsache mahnt uns, mit der Aufstellung der Indikation hinsichtlich des Zeitpunktes operativen Eingreifens vorsichtig zu sein und unter entsprechender anderweitiger Therapie abzuwarten und zu beobachten, wie das definitive Lähmungsbild sich aus der erst diffusen Paralyse herauskrystallisiert.

Vor Ablauf von 6—9 Monaten seit Eintritt der Lähmung besteht also durchaus keine Indikation zur Überpflanzung, da erst nach Ablauf dieser Frist anzunehmen ist, daß dann noch elektrisch oder mechanisch unerregbar gebliebene Muskeln endgültig verloren sind.

Ist dieser Zeitpunkt eingetreten, so kann sich uns das Bild einer totalen Lähmung präsentieren, indem die gesamte Muskulatur eines Gelenkes gelähmt ist, wodurch letzteres haltlos, schlotternd wird.

Oder aber es findet sich eine partielle Lähmung einzelner Muskeln oder Muskelgruppen, während die Antagonisten mehr oder weniger vollständig erhalten geblieben sind.

Die partielle Lähmung pflegt zwei im Hinblick auf die beabsichtigte Überpflanzung wichtige Symptome aufzuweisen, erstlich einen partiellen Funktionsausfall, der sich in fehlender oder in fehlerhaft gerichteter aktiver Gelenkbewegung äußert, zweitens aber eine Fixierung des Gelenkes in abnormer Stellung, eine Deformität, als Folge einseitigen Muskelzuges und Kontraktur der übrig gebliebenen Muskeln, denen die Dehnung durch ihre Antagonisten mangelt.

Dementsprechend läßt sich die Indikation zur Überpflanzung ebenfalls aus zwei Gesichtspunkten aufstellen: Sie bezweckt Ersatz der verloren gegangenen Funktion und sie will verhüten den Eintritt einer Deformität.

Die Lösung dieser Aufgaben kann außerordentlich leicht sein, wenn nämlich der Funktionsverlust ein sehr geringer ist, wenn z. B. nur ein einziger und nicht übermäßig beanspruchter Muskel wiederherzustellen ist, sie wird immer schwerer mit zunehmender Ausdehnung der Lähmung und unmöglich bei totaler Lähmung. Auf keinen Fall kann bei letzterer eine aktive Beweglichkeit wieder gewonnen werden, es käme also nur die Frage in Betracht, ob bei totaler Lähmung die Sehnenüberpflanzung der zu zweit genannten Aufgabe, der Deformitätsbekämpfung, in namhaftem Grade gerecht zu werden vermag. Nur die Bejahung dieser Frage kann die Aufstellung der entsprechenden Indikation begründen.

Die Deformität entsteht bei t o t a l e r L ä h m u n g unter dem Einfluß der Schwerkraft und der dauernd fehlerhaften Lage und Belastung des gelähmten Gliedes oder Gliedabschnittes, welchen schädlichen Einflüssen die gelähmten Muskeln und Sehnen nicht widerstehen, sondern unter Dehnung nachgeben.

Durch die Sehnenüberpflanzung können die besonders auf Dehnung beanspruchten Sehnen unter gleichzeitiger Ausschaltung der natürlich am meisten dehnbaren Muskeln gestärkt werden, die mit der Transplantation kombinierte Verkürzung giebt dem Gelenk eine normale Mittelstellung, die um so mehr fixiert ist, je ausgiebiger solche kombinierte Operationen in der ganzen Peripherie des gelähmten Gelenkes ausgeführt worden sind. Zweifelhaft ist nur, ob die derart erzielte tendinöse Fixation des Gelenkes genügend Widerstandskraft gegen die weiter wirkenden deformierenden Einflüsse aufzuweisen vermag, oder ob die verstärkten und verkürzten Sehnen sich nachträglich allmählich wieder dehnen.

Trifft letzteres zu, dann ist die Sehnenoperation zwecklos, dann hat an ihre Stelle ein Verfahren zu treten, welches die Feststellung des Gelenkes in guter Stellung besser sichert. Und damit kommen wir auf die konkurrierende Methode der operativen Gelenkversteifung, die A r t h r o d e s e, zu sprechen, deren eingehendere Erörterung allerdings erst im speziellen Teil erfolgen wird. Hier interessiert sie uns nur im allgemeinen hinsichtlich der Indikationsstellung. Die Festigkeit der Sehnennaht muß, wie wir gesehen haben, ausschlaggebend sein für die Bewertung der Sehnenoperation. Die tendinöse Fixation wird aber ein Dauerresultat um so weniger gewährleisten, je mehr das betreffende Gelenk auf Dehnung beansprucht wird. Das Sprunggelenk eignet sich also wegen des ihm beim Gehen zugemuteten unaufhörlichen Wechselspieles von Beugung und Streckung gewiß weniger zur Sehnenoperation. Freilich hemmt auf der anderen Seite die völlig gelungene Arthrodese gerade dieses Wechselspiel, das zum elastischen Gehen notwendig ist. Am Handgelenk dagegen würde die Versteifung in Mittelstellung geradezu verhängnisvoll für die Funktion der Finger, speziell für die Beugekraft sein, während die tendinöse Fixation in Extension gerade die Fingerflexion fördert und technisch in genügender Stabilität sich erreichen läßt.

Die Indikationsstellung für die Sehnenüberpflanzung bei totaler Lähmung muß also nach der Lokalisation der Lähmung verschieden ausfallen. Ganz zu verwerfen ist die mit Verkürzung kombinierte Transplantation gewiß nicht, zumal die Versuche noch nicht ganz abgeschlossen, unsere Erfahrungen noch nicht ausgereift sind. Jedenfalls aber tritt sie hier gegenüber der Arthrodese an Wertigkeit zurück.

Noch schwieriger wird die Entscheidung auf dem Grenzgebiet, bei sehr ausgedehnten Lähmungen mit nur geringem überlebendem Muskelmaterial. Hier sind persönliche Anschauungen und Erfahrungen des einzelnen Operateurs für die Wahl der einen oder anderen Methode ausschlaggebend, ebenso aber auch die individuellen Verhältnisse des Patienten. Wo es gilt, mit den einfachsten Mitteln in kürzester Zeit und auf sicherstem Wege ein Gelenk festzustellen, wird meist die Arthrodese den Vorzug verdienen, obwohl man nicht kategorisch sagen kann, daß die Anwesenheit von nur vereinzelten gesunden Muskeln oder selbst nur eines einzigen solchen eine Kontraindikation für die Überpflanzung darstelle.

Indem wir uns eine nochmalige Besprechung dieses Grenzstreites für den speziellen Teil reservieren, kehren wir auf das mehr gesicherte Gebiet der partiellen Lähmung zurück. Hier waren es die paralytischen Deformitäten des Sprunggelenkes und zwar in erster Linie der Hackenfuß, welche die Sehnenüberpflanzung indiziert erscheinen ließen.

Neben dem reinen Spitzfuß bot dann namentlich der paralytische Klumpfuß und Klumpspitzfuß, weiter auch der Plattfuß reichlich Gelegenheit, das Verfahren zu erproben.

Ferner forderte der Verlust der Quadricepsfunktion zur Transplantation naher und entfernterer Muskeln auf die Strecksehne auf.

Aber auch die obere Extremität erwies sich als zugänglich für die Operation, vor allem die Lähmung im Bereiche der Streckmuskulatur des Vorderarmes. Am Oberarm wurde der Ersatz des Triceps, an der Schulter der des Deltoides, ja selbst an der Hand die Wiederherstellung der Opponenswirkung angestrebt.

Die spinale Kinderlähmung liefert nach dem Gesagten eine reiche Ausbeute für die Überpflanzung, sie stellt ihren größten Wirkungskreis dar. Was den Zeitpunkt ihrer Ausführung betrifft, so haben wir gesagt, daß sie frühestens 6—9 Monate nach Eintritt der Lähmung berechtigt ist. Eine obere Grenze aber existiert nicht, unser ältester spinal gelähmter Patient hatte seine Lähmung seit beinahe 34 Jahren. Freilich ist zu berücksichtigen, daß im höheren Lebensalter die zentrale Anpassungsfähigkeit abnehmen dürfte, daß also im jugendlichen Alter die Aussichten am günstigsten sind. Andererseits sieht man oft, daß im Laufe der Zeit die übrig gebliebenen Muskeln hypertrophieren und dadurch gutes Überpflanzungsmaterial darstellen. Manche empfehlen, die Operation in den ersten Lebensjahren zu unterlassen, sie erst dann auszuführen, wenn die Intelligenz, der energische Wille des Patienten die Nachbehandlung erleichtert und unterstützt. Das vierte Lebensjahr ist aus solchen Gründen als untere Grenze aufgestellt worden. Indessen habe ich gelegentlich auch bei jüngeren Individuen Erfolge eintreten sehen, die nichts zu wünschen übrig ließen.

Die bisher besprochenen Leiden besitzen das allen gemeinsame Symptom der schlaffen Lähmung. Ihnen gegenüber steht eine Gruppe von spastischen Lähmungen. Bei ihnen handelt es sich um eine allerdings in ihrer Zusammensetzung erheblich schwankende Mischung von Krampf und Lähmung.

Die oben schon als Disharmonie bezeichnete Gleichgewichtsstörung hinsichtlich der Gelenkbewegungen und -stellungen ist hier nicht nur wie bei den schlaffen Lähmungen durch ein

Minus auf seiten der gelähmten Muskeln, sondern auch durch ein wirkliches Plus, ein Übermaß von Kraftentfaltung auf seiten der spastischen Muskeln hervorgerufen. Die Aufgabe der Sehnenüberpflanzung solchen Zuständen gegenüber ist äußerlich zwar die gleiche wie bei den schlaffen Lähmungen, sie besteht in dem Ausgleich zwischen „zu viel und zu wenig". Auch die technischen Details sind die gleichen. Und doch ist die der Operation zu Grunde liegende Idee häufig eine ganz andere.

Es handelt sich gewöhnlich nicht darum, einem degenerierten Muskel bezw. seiner Sehne gesunde Muskelfasern zuzuführen, ja es können die Muskeln alle gleichfrisches Aussehen haben. Wir wollen vielmehr die Innervation regulieren, und da wir dies im Zentrum nicht erreichen können, so leiten wir die überschüssige und schädliche Menge der motorischen Impulse auf die vom Zentrum vernachlässigten Bahnen hinüber, wir korrigieren also diese Hyperinnervation, indem wir ihren Effekt einem von uns zu wählenden peripheren motorischen Endorgan zu gute kommen lassen.

Wir verlagern eine Sehne und verlagern damit die Innervation, wir teilen eine Sehne und teilen damit die Innervation, wir erreichen unser Ziel auf einem Umwege, aber dieser ist der einzig gangbare.

Oft ist bei den spastischen Lähmungen die eigentliche Lähmung höchst gering, die Gleichgewichtsstörung kommt also ganz oder fast ganz auf Rechnung des Spasmus. Dann haben wir nur das Plus zu verteilen.

In anderen Fällen aber ist die Lähmung durchaus deutlich und auf einzelne Muskeln lokalisiert, die auch in ihrem Äußeren die Lähmung erkennen lassen. Dann nähert sich unsere Aufgabe mehr der bei schlaffen Lähmungen gegebenen, es gilt eine Lücke, einen Verlust zu verdecken. Uns gestattet das Plus auf seiten der hyperinnervierten Muskeln, diesen Defekt zu beseitigen, ohne die kraftspendenden Muskeln unter das Niveau des normalen Kraftzustandes herabzudrücken.

Soviel zur Begründung der Indikation für unsere Operation angesichts spastischer Lähmungen.

Indem wir zunächst bei den Erkrankungen des Rückenmarkes verweilen wollen, so kommt vor allen Dingen die spastische Paraparese in Betracht, welche in der angeborenen Form als kongenitale Gliederstarre oder LITTLE'sche Krankheit dem Orthopäden nicht selten zugeht.

Bei diesem Leiden hat der Spitzfuß kombiniert gewöhnlich mit Varus-, selten mit Valgusstellung schon in einer Reihe von Fällen die Sehnenverpflanzung veranlaßt, welche die fehlerhafte Position beseitigt, den Fuß durch gleichzeitige Verkürzung und Verlängerung von Sehnen in guter Mittelstellung festhält bezw. die Bewegung in normalen Bahnen ermöglicht.

Die Notwendigkeit der Überpflanzung ergiebt sich oft erst, wenn nach Ausführung der Achillo-Tenotomie einerseits die Neigung zu wiederkehrendem Spasmus sich zeigt, andererseits die Lähmung klarer zu Tage tritt.

An der oberen Extremität sind solche Operationen deshalb kaum indiziert, weil Fälle, welche eine spastische Affektion aller Extremitäten aufweisen, gewöhnlich auch mit erheblichen cerebralen Störungen einhergehen, mit Schwachsinn, Idiotie u. dergl., durch welche schwere Komplikation die Operation natürlich wenig dankbar erscheint.

Einmal ist bei der Athetose operiert worden.

Bei der hereditären STRÜMPELL'schen Form der spastischen Spinalparalyse ist in einem Fall an der unteren Extremität eine Überpflanzung vorgenommen worden, je einmal gab Dystrophia muscularis progress., Syringomyelie, Meningocele Anlaß zu der Operation.

Es ist klar, daß hier nur besonders günstig liegende und langsam verlaufende bezw. stationär bleibende Fälle die Berechtigung zu einem solchen Eingriff geben können.

Wir kommen nunmehr zu den nervösen Leiden mit cerebralem Sitz und wählen als wichtigstes zuerst die cerebrale Kinderlähmung, die spastische Hemiplegie.

Wie bei der Paraplegia spinalis hat auch hier die typische Equinovarusstellung des Fußes zur Überpflanzung aufgefordert, einmal wurde auch die spastische Kniekontraktur auf diesem Wege beseitigt. Besonders häufig aber wurde in solchen Fällen die Operation am Vorderarm ausgeführt, sowohl um die Beugestellung des Handgelenkes als die Kontraktur der Finger, insbesondere auch die lästige Adduktion des Daumens zu beseitigen, gelegentlich wurde auch der Versuch gemacht, den charakteristischen Pronationskrampf aufzuheben.

Die apoplektische Hemiplegie kann natürlich nur dann die Indikation abgeben, wenn der Zustand des Patienten die Gefahr der Operation, besonders der Narkose, nicht allzu groß erscheinen läßt, wenn also die Apoplexie nicht durch eine schwere Gefäßerkrankung veranlaßt ist, wenn der Insult genügend weit zurückliegt und nicht zu völliger Lähmung geführt hat. Nachdem die Berechtigung der Operation unter diesen Voraussetzungen schon von verschiedenen Seiten ausgesprochen war, habe ich an der unteren wie der oberen Extremität einigemal bei dieser Indikation zu operieren Gelegenheit gehabt.

Zum Schlusse seien noch einige verschiedenartige Indikationen für unsere Operation erwähnt, vor allen Dingen die Kniekontraktur, nicht die spastische, die vorhin schon genannt wurde, sondern die Kontraktur entzündlichen Ursprungs, also nach tuberkulöser, gonorrhoischer, rheumatischer Entzündung, bei Arthritis deformans. Bei solchen Kontrakturen anderer Gelenke ist die Überpflanzung meines Wissens versucht worden am Sprunggelenk wegen Equinovarus infolge von Arthritis deformans. Nur habe ich sie verwendet in Kombination mit der Arthrodese des Sprunggelenkes, um der Gefahr sekundärer Kontraktur bei ungenügender Konsolidierung vorzubeugen.

Auch zur Beseitigung einer Beugekontraktur des Kniegelenkes nach Amputation des Unterschenkels ist die Sehnenüberpflanzung kürzlich vorgeschlagen worden.

Ein analoger Versuch ist zur Heilung der habituellen Patellarluxation gemacht worden.

Für den angeborenen Klumpfuß, eine ossäre Deformität, scheint zwar zunächst eine Indikation für eine Sehnenüberpflanzung nicht vorhanden zu sein. Indessen läßt sich die Berechtigung einer solchen nicht für alle Fälle bestreiten. Wir wissen aus leidiger Erfahrung, daß es einzelne kindliche Klumpfüße von rundlicher Form und mit kaum prominierendem Fersenbein giebt, welche unangenehm leicht dem Verbande entschlüpfen. Um in diesen glücklicherweise nicht allzu häufigen Fällen den Fuß sicherer im Verband festzuhalten, kann eine tendinöse Fixierung des Fußes in korrigierter Stellung und die gleichzeitige Schwächung des Tibialis anticus wohl ein erlaubter Versuch sein.

Und da ferner der übermächtige Zug des letztgenannten Muskels unzweifelhaft das Rezidiv begünstigt, so mag auch gelegentlich das hartnäckige Rezidiv den Gedanken einer Überpflanzung desselben zu gunsten des Extens. digit. berechtigt erscheinen lassen.

Das Interessante ist aber, daß derartige Operationen eine besondere Art des angeborenen Klumpfußes haben aufstellen lassen. Es kann keinem Zweifel unterliegen, daß der angeborene Klumpfuß bisweilen paralytischen Ursprungs ist, der Muskelbefund hat mir dies bewiesen. Wo die mangelhafte Dorsalflexion der Zehen oder anderweitige Lähmungserscheinungen diesen Verdacht einer intrauterin eingetretenen Lähmung begründen, ist die Indikation für unsere Operation natürlich genau ebenso klar wie beim später extrauterin erworbenen Klumpfuß.

Auch beim rachitischen Plattfuß bezw. beim Knickfuß ist das Verfahren kombiniert mit Sehnenverkürzung oder letztere allein empfohlen worden.

Und schließlich sei noch der Versuch erwähnt, beim Hallux valgus durch Vertauschung von Sehnen oder Verlagerung von Sehneninsertionen korrigierend auf die Deformität einzuwirken.

Damit wäre die Zahl der bisher aufgestellten Indikationen

erschöpft. Es mag sein, daß eine Einschränkung hier oder dort durch weitere Erfahrungen sich als nötig erweisen wird. Wie das bei vielen neu aufkommenden Methoden schon der Fall war, hat der Enthusiasmus der Operation vielleicht auf einzelnen Gebieten zuviel zugetraut und zugemutet. Im großen ganzen aber dürfte das beschriebene Indikationsgebiet sich als richtig erweisen und dauernd behauptet werden.

Drittes Kapitel.
Die Technik.

Ehe wir an die Operation herangehen, müssen wir uns einen Operationsplan entwerfen. Und wir thun dies, indem wir möglichst genau feststellen, welche Muskeln gelähmt, welche ganz oder teilweise erhalten sind, und wie groß die ihnen verbliebene Kraft ist.

Erst wenn wir einen Überblick über die uns zur Verfügung stehende Kraftsumme und über ihre Lokalisation gewonnen haben, können wir richtig beurteilen, wie wir diese Überreste am nutzbringendsten verwerten. Unsere Thätigkeit läßt sich mit der eines Konkursverwalters vergleichen, der durch zweckmäßige Anlegung der Trümmer eines vergangenen Vermögens ein möglichst günstiges Abkommen mit dem geschädigten Gläubiger zu treffen sich bemüht.

Zur Auffindung der erhaltenen Muskelreste dient zunächst die Beobachtung des gelähmten Gliedes.

Während wir ältere Individuen auffordern können, uns die ihnen möglichen aktiven Bewegungen zu zeigen, müssen wir uns bei Kindern darauf beschränken, ruhig etwa beim Spielen zuzuschauen und das Muskelspiel zu studieren. Wir gelangen mit der nötigen Geduld auch hier recht gut zum Ziel. Manchmal erleichtern wir uns die Aufgabe durch die Auslösung reflektorischer Bewegungen, durch Kitzeln der Fußsohle u. dergl. Bei älteren Patienten wiederum kommen bisweilen Bewegungen an der gelähmten Extremität zu stande, wenn wir dieselben veranlassen, gleichzeitig die nämliche Bewegung gesunderseits zu machen, wir erhalten also eine Mitbewegung.

Wenn eine Kontraktur vorhanden ist, müssen wir bedenken, daß dieselbe möglicherweise das Eintreten einzelner Bewegungen verhindert, daß wir also auch eine eventuell zu stande kommende aktive Anspannung einzelner Sehnen nicht übersehen dürfen, obwohl der wahrnehmbare Erfolg der Kontraktion ausbleibt. Ferner aber kann eine länger bestehende Kontraktur die Ursache sein, daß hierdurch außer Thätigkeit gesetzte, von der Lähmung verschont gebliebene Muskeln der Inaktivitätsatrophie verfallen. Wir verkennen also die solchen Muskeln noch innewohnende Kraft, die wieder zum Vorschein kommen und gesteigert werden kann nach Beseitigung der Deformität.

Hiermit ist auf eine recht wesentliche Schwierigkeit hingewiesen, welche der Fundierung des Operationsplanes sich entgegenstellt, eine Schwierigkeit, die früher meist übersehen, erst durch Erfahrung uns klar zum Bewußtsein gekommen ist.

Leider genügt die Erkenntnis dieser Fehlerquelle nicht, um sie zu beseitigen. Wir sind nicht in der wünschenswerten Lage, inaktivitätsatrophische Muskeln von paralytischen stets exakt zu unterscheiden, wenn die Inaktivität bereits lange angedauert hat. Und noch viel weniger vermögen wir auch nur annähernd zu beurteilen, in welchem Grade diese atrophischen Muskeln einer Wiederherstellung fähig sind.

Endlich muß in Betracht gezogen werden, daß eine paralytische Deformität nicht nur durch den einseitigen Zug der überlebenden Muskeln entsteht, sondern daß hierbei auch rein mechanische Momente, die Schwerkraft, die Lagerung des Gliedes u. dergl., im Spiele sind, daß wir also aus der Art und der Stärke der Deformität nicht ohne weiteres auf die Art und die Stärke der noch vorhandenen Muskeln schließen dürfen.

Zur Vervollständigung und Verfeinerung unserer Diagnose

ist die elektrische Prüfung der Muskulatur empfohlen worden. Sie kann gewiß vieles leisten und soll versucht werden, wo es not thut. Doch dürfen wir uns nicht verhehlen, daß auch sie oft und aus verschiedenen Gründen versagt. Bei kleinen und ängstlichen Kindern stören die fortwährenden Abwehrbewegungen die Untersuchung. Vor allem aber läßt auch der elektrische Strom uns im Stich gegenüber der Inaktivitätsatrophie. Schwache Ströme genügen nicht zur Erregung, stärkere aber veranlassen die Kontraktion benachbarter Muskeln und selbst der Antagonisten, wodurch die Reaktion des geschwächten Muskels verdeckt wird.

Theoretisch also ist der Nutzen der elektrischen Prüfung, welche von vielen, wie Cone, Gocht, Kunik angeraten worden ist, nicht zu bestreiten. In der Praxis aber wird sie uns oft und gerade in schwieriger zu beurteilenden Fällen nicht weiter bringen als die Inspektion, so daß von anderer Seite, wie von Codivilla, kein Wert auf dieselbe gelegt wird. Ich selber muß gestehen, daß das Resultat der elektrischen Prüfung mich wohl nie veranlaßt hat, den auf Grund der Inspektion vorgefaßten Plan umzustoßen.

Das Rechenexempel, welches sich im Operationsplane darstellt, wird ungenau ausfallen müssen nicht nur wegen der genannten Schwierigkeit, die inaktiven Muskeln richtig zu bewerten, es bestehen vielmehr noch andere, unbekannte oder richtiger unvollständig gekannte Größen.

Wir können nicht genau bestimmen, wieviel Kraft wir mittels einer Sehne oder des Teiles einer solchen übertragen, wir operieren also nur auf Grund einer ungefähren Schätzung, die wohl mit zunehmender individueller Erfahrung an Richtigkeit gewinnt, ohne absolut zuverlässig zu werden.

Weiter aber ist nicht zu bestimmen, sondern nur zu taxieren die Anpassungsfähigkeit des Gehirnes an die veränderten peripheren Zustände, welche Fähigkeit gewiß bei den einzelnen Individuen verschieden groß ist. Allerdings verkehrt sich bei genauerer Beobachtung diese vermeintliche Mangelhaftigkeit unseres Urteiles und damit unseres Planes in der Praxis insofern in einen großen Vorteil, als die zentrale Akkommodation oft viel feiner das leistet und ausgestaltet, was die Hand des Chirurgen nur in groben Zügen angebahnt hat.

Wir werden übrigens später sehen, daß wir den auf die geschilderte Weise aufgestellten Plan während der Operation zu revidieren Gelegenheit haben.

Zunächst aber wenden wir uns zu den weiteren Vorbereitungen des operativen Eingriffes.

Die Wichtigkeit des aseptischen Heilverlaufes ist ohne weiteres einleuchtend. Mag doch die gefürchtete Empfindlichkeit der Sehnenscheiden gegen eine Infektion mit die Ursache gewesen sein, daß man in früherer Zeit die Idee der Sehnenüberpflanzung nicht gefaßt und verwirklicht hat.

Von dem Streben nach peinlichster Asepsis kann uns die vereinzelt einmal geäußerte Ansicht nicht abhalten, daß ein völlig reaktionsloser Verlauf die Verlötung der Sehnen nicht genügend fest werden lasse und somit ein Rezidiv durch Nachgeben der Nahtstelle fördere, ein Einwand, der bekanntlich auch für die Arthrodese in gleichem Sinne erhoben worden ist.

Es darf unser Eifer hinsichtlich der aseptischen Vorbereitungen auch nicht gemindert werden durch die Beobachtung, die ich ebenso wie andere Chirurgen gelegentlich machten, daß nämlich trotz Eintretens einer nicht nur oberflächlichen Eiterung die Sehnennähte standhielten und der Erfolg der Operation nicht ausblieb. Ja, der einzige Fall, der mich durch die Heftigkeit der Eiterung geradezu erschreckte, verschaffte mir ein glänzendes Resultat und eine überaus dankbare Patientin, die trotz vorhanden gewesener schwerer Lähmung und Deformität beider Füße jetzt nicht nur andauernd zu gehen, sondern sogar tanzen gelernt hat.

Das sind für den Operateur unverdient glücklich verlaufende Ausnahmen, die mit Sorgen erkauft sind, und uns aufs eindringlichste mahnen, die Asepsis zu erzwingen, so weit es in unseren Kräften steht.

Es veranlaßt uns ja die eintretende Eiterung, den Gipsverband und damit die sichere Fixation der Extremität in günstiger Position aufzugeben, wodurch wir eine verfrühte Inanspruchnahme unserer Nähte durch Zerrung riskieren. Daß auch die spärlich vorliegenden experimentellen Unternehmungen den unbedingten Vorzug aseptischer Heilung auf die Umbildung des Narbengewebes in Sehnengewebe erkennen lassen, wird später noch eingehender dargelegt werden.

Solche Experimente haben auch gezeigt, daß die Entstehung einer Blutung in der Nachbarschaft der Sehnennaht den Heilverlauf derselben ungünstig beeinflußt. Wir operieren deshalb, soweit ausführbar, unter Blutleere, vermeiden während der Operation möglichst die Durchschneidung sichtbarer Gefäße und lösen den Schlauch erst, wenn der komprimierende Verband angelegt ist.

Die Desinfektion des Operationsfeldes und der Hände geschieht in meiner Klinik in üblicher Weise mit Seife und Bürste, Alkohol und Sublimat 1 : 1000.

Die desinfizierte Extremität wird nicht nur auf sterile Kompressen gelagert, sondern unter letztere kommt eine zweifache Unterlage sterilisierten impermeabeln Stoffes, damit nicht die durchfeuchteten Kompressen Infektionsmaterial etwa vom Operationstisch aufsaugen können.

Wir operieren seit dem 1. Oktober 1897 stets mit Zwirnhandschuhen, unbekümmert um die Einwände, welche gegen deren Wert erhoben worden sind.

Es mag sein, daß auch ohne diese viel gepriesene und viel geschmähte Handbedeckung unsere Asepsis ausgereicht hätte — Thatsache ist, daß mir seit diesem Tage weder bei Sehnenüberpflanzungen noch bei vielen hundert anderen aseptischen Operationen eine Infektion passiert ist.

Es mag sein, daß die Durchnässung der Handschuhe ihre Schutzwirkung, nämlich den Abschluß der Desinfektionskeime des Nagelfalzes, des subungualen Raumes einigermaßen illusorisch macht. Aber gerade die den Orthopäden beschäftigenden Operationen an den Extremitäten bedingen eine solche Durchfeuchtung nicht oder nur in geringem Grade, sie beeinträchtigen von diesem Gesichtspunkte aus den Wert des Handschuhes jedenfalls nicht wesentlich.

Ob bei Operationen etwa in der Tiefe der Bauchhöhle die Störung des Tastgefühles am behandschuhten Finger sich unangenehm bemerkbar macht, entzieht sich meiner Beurteilung, bei orthopädischen Operationen kann davon gewiß keine Rede sein.

Und was die Geschicklichkeit der Hand anlangt, so gewöhnt man sich an den Handschuh so sehr, daß ich ihn entschieden vermisse und mit dem Handschuh eher rascher nähe und knüpfe als ohne solchen. Genug, meine günstigen Erfahrungen während der letzten vier bis fünf Jahre über glatten Heilverlauf lassen mich im post hoc auch das propter hoc erblicken, und keinesfalls wüßte ich einen Grund anzugeben, der mich veranlassen müßte, den Handschuh aufzugeben.

Wenn ich mich der Bestrebung angeschlossen habe, nicht nur die Exspirationsluft, sondern auch die im Haupt- und Barthaar gegebene Infektionsquelle auszuschließen, so befinde ich mich trotz manchen Scherzwortes in der besten Gesellschaft.

Daß das Streifen des Bartes am Mantel oder gar am Operationsgebiet, daß eine Bewegung des Kopfes oder gar ein Zusammenstoß mit dem gegenüberstehenden Assistenten einen richtigen Bakterienregen erzeugen kann, bedarf wohl kaum der Bestätigung des Bakteriologen. Wir haben uns also bemüht, Mund, Nase und Haare auf möglichst einfache Weise abzuschließen und sind so zu einer Art Kapuze aus Leinwand gelangt, die leicht sterilisiert, bequem übergestülpt werden kann, nur die Augen freiläßt und je mit einem Band um den Hals und um die Stirne befestigt wird. Die Haube ist hinreichend dicht, um abzuschließen und doch genügend durchlässig zur Ventilation (Fig. 1).

Ich gebe gerne zu, daß der Operateur in derselben einem Vehmrichter ähnlich sieht, sowie daß der Aufenthalt in derselben bei stundenlangen schwierigen Operationen im heißen

Raume wenig angenehm ist. Diese Unbequemlichkeiten kommen indessen bei unseren orthopädischen Operationen wiederum nicht in Betracht, so daß die kurzdauernde Vermummung zum wenigsten nicht schadet, wohl aber meiner Überzeugung nach die Sicherheit unserer Asepsis steigert, namentlich wenn man den Bart nicht als Opfer des Berufes fallen lassen will.

Die Therapie einer Lähmung steht, wie oben gesagt, häufig vor der doppelten Aufgabe, den Funktionsausfall zu beseitigen und die Deformität zu korrigieren, welche bei partieller Lähmung durch Kontraktur und Schrumpfung der erhalten gebliebenen Antagonisten entstanden ist. Diese Deformität ist zunächst eine Weichteilkontraktur, welche durch Dehnung oder Durchschneidung der verkürzten Gebilde verhältnismäßig leicht zu beseitigen ist. Allmählich aber wird die Deformität durch Umformung der Knochen eine ossär fixierte und bedarf eines energischen Eingriffes und längerer Zeit zur völligen Heilung.

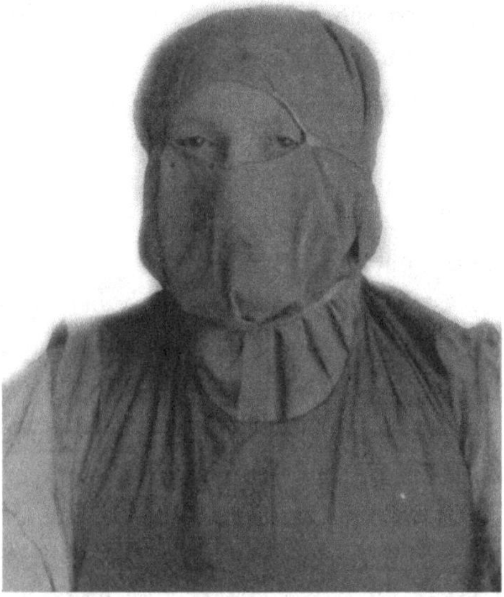

Fig. 1.

Wo wir nun vor der genannten doppelten Aufgabe stehen, gilt es die Reihenfolge zu bestimmen, in der wir vorgehen.

Es scheint ohne weiteres einleuchtend und das Richtige zu sein, daß wir zunächst die normale Form und Gelenkstellung schaffen und dann erst die Funktion zu bessern suchen. Denn nur unter dieser Voraussetzung vermögen wir die Sehnenverkürzung und -verlängerung richtig zu bestimmen und auszuführen, von deren Bedeutung für den Erfolg später noch die Rede sein wird.

Machen wir uns die Sachlage an einem alltäglichen Beispiel klar: Es handelt sich um einen alten paralytischen Klumpfuß, der durch Lähmung des Extensor digitorum entstanden ist. Wir überpflanzen den gesunden Tibialis antic. zum Teil auf den gelähmten Muskel mit der nötigen Spannung und führen das gewaltsame Redressement der knöchernen Deformität hinterher aus. Die Extensorsehne, die früher über die Konvexität der Deformität in die Länge gezogen war, ist jetzt bei korrigierter Fußstellung natürlich viel zu lang, völlig erschlafft, die Überpflanzungsnaht bleibt wirkungslos. Verfahren wir aber in umgekehrter Reihenfolge, so hält der durch die gleiche Naht passend verkürzte Extensor den Fuß sofort nach Beendigung der Operation in korrigierter Stellung fest.

So selbstverständlich diese Begründung zu sein scheint, so werden doch entgegengesetzte Ansichten laut. Codivilla redressierte die Deformität einmal während der Operation, nachdem die Sehnen zur Verlagerung hergerichtet waren, ein schon bezüglich der Asepsis gefährliches Unternehmen. In anderen Fällen nahm er die Korrektur nach Beendigung der Operation vor, ohne die doch leicht hierbei mögliche Gefährdung der Nähte zu fürchten, oder er redressierte erst nach Abschluß der Heilung.

In letzter Zeit wurde er allerdings anderer Meinung und sprach sich dahin aus, daß man vielleicht besser erst redressiere und in zweiter Sitzung überpflanze.

Curcio aber hält den ursprünglichen Standpunkt von Codivilla heute noch fest, obwohl ich bei einem gelegentlichen Besuche in Neapel die Nachteile seines Vorgehens darzulegen versuchte. Ich muß dem gegenüber an der von mir geübten Methode entschieden festhalten und weiß dabei die Mehrzahl der Operateure wie Drobnik, Eve, Gocht, Kunik, Little, Ludwig (v. Mikulicz) auf meiner Seite.

Es dürfte sich empfehlen, alte und schwere Deformitäten

in einer besonderen Sitzung zu redressieren und die Operation zu verschieben, bis die Folgen der unvermeidlichen Quetschung, das Extravasat, die Schwellung zurückgegangen sind.

Hindern Sehnenverkürzungen die Vollendung des Redressements, so verspare ich mir dieselbe bis zum blutigen Eingriff, um dann die Sehnenspaltung mit der Tenotomie zu kombinieren.

Leichtere Deformitäten lassen sich dagegen sehr wohl in der nämlichen Sitzung redressieren und operieren, wodurch man dem Patienten die Aufregung der wiederholten Narkose erspart.

Und nunmehr schreiten wir zur Operation selbst. Es wird ein Hautschnitt ausgeführt, der die miteinander zu verbindenden Sehnen freilegt. Der Schnitt verläuft in der Längsrichtung des Gliedes parallel mit den Sehnen oder auch leicht schräg, damit durch Verziehen der Wundränder die verschiedenen in Betracht kommenden Sehnen zu Gesicht gebracht werden können. Winkel- und Lappenschnitte sind dagegen zu widerraten, da die ausgedehnte Ablösung der Haut Verwachsungen derselben mit den Sehnen begünstigen und dadurch das Resultat der Überpflanzung beeinträchtigen könnte.

Nicht unzweckmäßig ist es, den Schnitt so zu legen, daß er seitlich von der Stelle der Sehnennaht fällt. Dadurch vermeidet man die Verwachsung der Sehnen mit der Narbe, ferner das Übergreifen der narbigen Veränderung von der Haut auf Sehne bezw. Muskel und endlich verringert man die Gefahr der Sekundärinfektion der Sehnennaht von der Haut aus.

Ist der kraftspendende Muskel weit von dem gelähmten bezw. von dessen Sehne entfernt, dann genügt natürlich eine einzige Incision nicht. Ebenso liegt die Sache, wenn von verschiedenen Stellen her Muskelkraft herbeigeführt werden soll, oder wenn der Überpflanzung die Verkürzung einer anderswo laufenden Sehne hinzugefügt werden soll. Ich lege nicht selten zu diagnostischen Zwecken am Unterschenkel vorne, hinten innen und außen Schnitte an, um ein Gesamtbild des Muskelbefundes zu gewinnen. Wir kommen damit auf einen weiteren Zweck des Hautschnittes zu sprechen, der in der Freilegung der Muskulatur besteht. Die Inspektion der unteren Enden der Muskelbäuche vervollständigt unsere Kenntnis von der Verteilung der Lähmung, von der Art und dem Grade der Atrophie. Neben den dunkelroten gesunden Muskeln sehen wir bei partiellen Lähmungen gelblichweiße, völlig gelähmte Bäuche, die sich in alten Fällen vom umgebenden und sie durchwachsenden Fett kaum unterscheiden lassen. Wieder andere Muskeln zeigen verschieden nüancierte rosa Färbung, es sind die inaktivitäts-atrophischen, welche zu neuem Leben zu erwecken sind. Schließlich können wir an einem und demselben Muskel alle drei Verfärbungen nebeneinander finden, sie sehen streifig oder getigert aus (Kunik). Es läßt sich dies eigentümliche Verhalten erklären durch die Ursprünge der Innervation, die sich aus verschiedenen Rückenmarksegmenten herleiten und von der Herdaffektion, der Poliomyelitis nicht sämtlich betroffen sein müssen. Wollen wir den Muskelbauch sehen, so muß der Schnitt freilich bisweilen recht lang ausfallen. Und hiervor wird von einzelnen Operateuren gewarnt. So giebt Eve der Befürchtung Raum, daß durch eine lange Incision Zirkulationsstörungen, Ödem eintreten könne. Codivilla traut der Haut eines paralytischen Gliedes nicht viel Heiltendenz zu und vermeidet deshalb lange Schnitte. Aus diesen Gründen ist empfohlen worden, lieber zwei kürzere Wunden zu setzen, von denen die zentrale den Muskel freilegen soll, die periphere die Sehne.

Ich halte die genannten Bedenken zum mindesten für übertrieben.

Die Zahl der Incisionen, die ich an gelähmten Extremitäten während der Heilung zu beobachten Gelegenheit hatte, dürfte nicht viel weniger als ein Tausend betragen. Und doch habe ich niemals eine derart verzögerte Wundheilung gesehen, daß darunter das Resultat hätte notleiden können. Auch Ödeme habe ich nicht gesehen.

Wenn Gocht sich dahin äußert, daß er nie auf Grund der Okularinspektion seinen Operationsplan habe ändern müssen, daß er deshalb stets mit kurzen Schnitten auskomme, so kann ich ihm in diesem verwerfenden Urteil und seiner Begründung nicht ganz beipflichten.

Wenn wir auch vor der Operation uns über die zu verwendenden Sehnen natürlich klar geworden sind, so ergiebt sich uns aus der Inspektion doch erst mit Sicherheit, wieviel wir diesem und jenem Muskel entnehmen dürfen. Es sprechen aber noch andere Gründe für die Zweckmäßigkeit langer Schnitte.

Um aus einem Muskel zwei neue Individuen zu schaffen, ist es sicherlich besser, die Sehne bis in den untersten Anteil des Muskelbauches hinein zu spalten. Nur so oder so wenigstens am ehesten können wir erwarten, durch die anatomische Teilung auch eine funktionelle Zweiheit zu erhalten.

Und weiter ist es nicht unwichtig für den Erfolg der Operation, daß die kraftspendende überpflanzte Sehne von ihrem Muskelbauch möglichst geradlinig an ihre neue Insertionsstelle zieht. Zu diesem Behufe muß ein ausgiebiger Schnitt geführt werden.

Die fehlenden Nachteile einerseits und andererseits einleuchtende Vorteile veranlassen mich, wie auch andere Operateure, so Drobnik, Lange, Péraire, lange Schnitte zu empfehlen, wenn ich auch die Forderung von Le Roy des Barres, daß der größte Teil des Muskels freigelegt werden müsse, für übertrieben halte.

Der Hautschnitt soll stärkere Hautnervenstämme unbedingt, die subkutanen größeren Blutgefäße möglichst schonen, da die Gewebe eines gelähmten Gliedes gegen trophische wie Zirkulationsstörungen gewiß in erhöhtem Grade empfindlich sind.

Nunmehr wird die freigelegte Fascie in der nötigen Ausdehnung längs gespalten und zwar stets in einiger Entfernung von der Insertion der Fascie am Knochen bezw. am Periost, damit die Retraktion der Schnittränder nicht allzu stark, ihre Wiedervereinigung nicht unmöglich wird. Aus gleichem Grunde kann unter Umständen ein peripherer und ein zentraler Schnitt mit zwischenliegender Fascienbrücke zweckmäßig sein.

Alsdann werden die Sehnenscheiden zwischen zwei Pinzetten möglichst schonend und glatt geöffnet.

Ehe wir jetzt an die Herrichtung der Sehnen zur Transplantation, ihre völlige Durchtrennung oder ihre Spaltung, herantreten, empfiehlt es sich, rasch den Operationsplan noch einmal zu überdenken, zumal wenn die Inspektion der Muskelbäuche Unerwartetes ergab. Wir schützen uns dadurch vor Versehen, die unter Umständen verhängnisvoll werden könnten.

Zwei Sehnen können nun in sehr verschiedener Weise miteinander in Verbindung gesetzt werden, und wir müssen auf diese verschiedenen Methoden alsbald genauer eingehen.

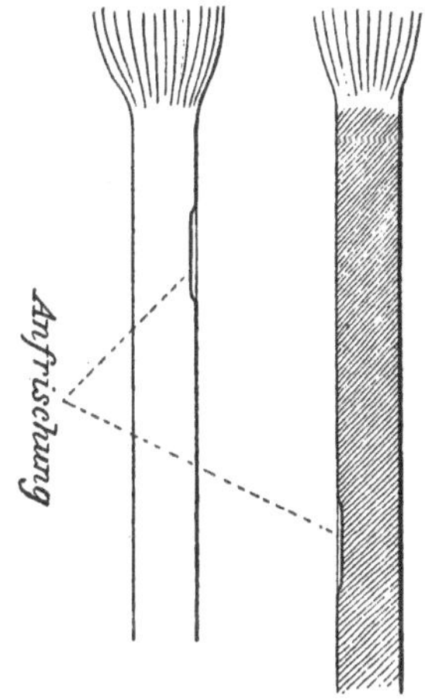

Fig. 2.

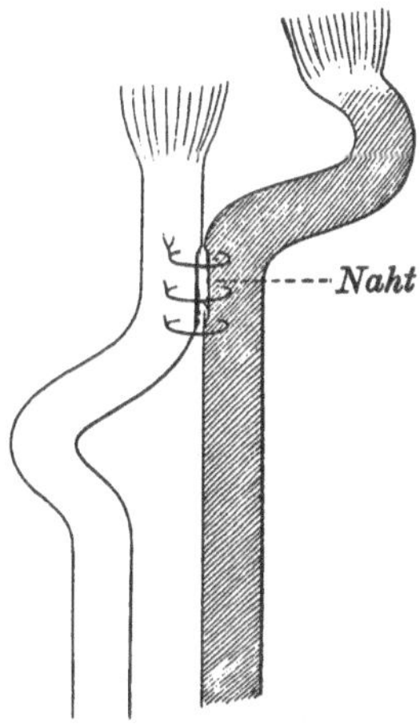

Fig. 3.

Das einfachste Verfahren besteht darin, daß die beiden Sehnen an den passenden Stellen seitlich angefrischt und dann unter völliger Erhaltung ihrer Kontinuität aneinander genäht werden. Indem man die gelähmte Sehne in zentripetaler Richtung, die gesunde nach der Peripherie zieht, kann man eine beliebig starke Spannung der gelähmten Sehne erzielen (Fig. 2 und 3).

Diese Überpflanzung durch seitliche Anfrischung kann also nur in Betracht kommen bei nicht traumatischen Lähmungen und nur dann, wenn gelähmte und gesunde Sehne nahe beisammen liegen. Sie ist sehr einfach auszuführen, aber auch unzuverlässig, weil sie nur wenig ausgedehnte und oberflächliche Sehnenberührung erzeugt. Dadurch ist die Möglichkeit nahegelegt, daß die geringen Verwachsungen zwischen beiden Sehnen durch die späteren funktionellen Zerrungen gedehnt oder gar gelöst werden. Die Methode stammt von Parrish, der sie 1892 an der Leiche übte und an einem paralytischen Plattfuß anwendete, sie wurde von anderen nur ausnahmsweise in gleicher Weise wiederholt.

Ein zweites Verfahren stellt die totale Überpflanzung dar, die wir vom physiologischen Gesichtspunkte aus mit Drobnik

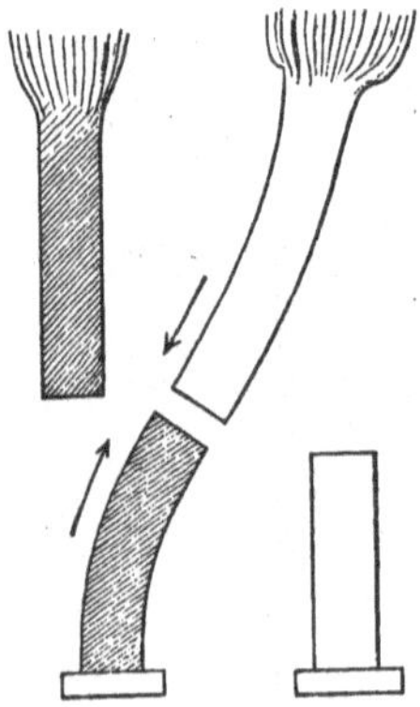

Fig. 4.

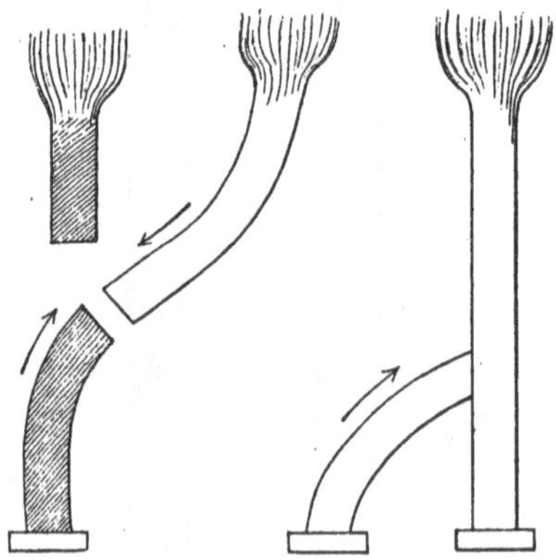

Fig. 5.

als Funktionsübertragung bezeichnen können. Es wird hierbei die gesunde Sehne völlig durchtrennt und dem Kraftempfänger zugeführt (Fig. 4). Vorbedingung für diese Methode ist, daß der Kraftspender ein funktionell unwichtiger oder durch seine einseitige Aktion geradezu schädlicher Muskel ist, der völlig entbehrt werden kann in seiner bisherigen Thätigkeit.

Nun hat allerdings die Erfahrung gelehrt, daß die Zahl der funktionell unwichtigen Muskeln gering ist, daß also die völlige Opferung eines in seiner Bedeutung unterschätzten Muskels unangenehme Ausfallerscheinungen zur Folge haben kann. Will man diese letzteren vermeiden und doch total überpflanzen, so hilft man sich wohl in der Weise, daß man den peripheren Stumpf des durchschnittenen Kraftspenders nicht sich selbst überläßt, sondern ihn seinerseits einer gesunden Nachbarsehne anheftet (Fig. 5) oder ihn mit der krafterhaltenden gelähmten Sehne peripher von der Überpflanzungsnaht wieder vereinigt (Fig. 6). Durch letztere Modifikation erhält der periphere Stumpf des Kraftspenders indirekt wieder Fühlung mit seinem ihm entrissenen Muskelbauch, nur ist seine Spannung und Wirkung geschwächt, wodurch die vorhin erwähnte Präponderanz des Kraftspenders gemildert wird.

Als dritte Möglichkeit der peripheren Stumpfversorgung, die allerdings praktisch kaum Bedeutung hat, wäre zu nennen

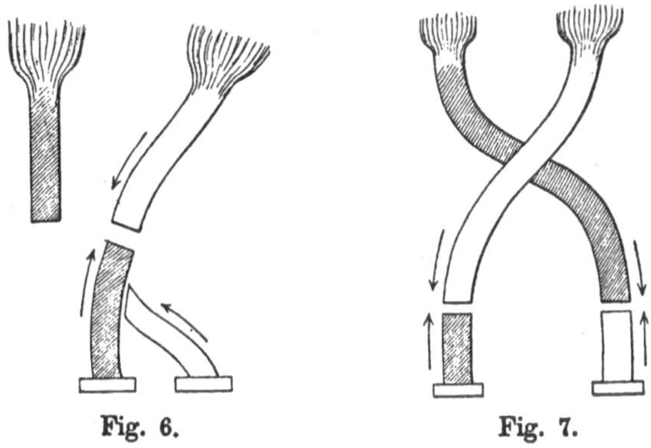

Fig. 6. Fig. 7.

die Vereinigung des peripheren Stumpfes des Kraftspenders mit dem zentralen Stumpfe des Kraftempfängers (Fig. 7). Voraussetzung hierfür wäre, daß der Kraftempfänger nicht völlig gelähmt, sondern nur paretisch ist, daß er aber trotzdem behufs Vereinigung mit dem Kraftgeber quer durchtrennt wurde. Es würde also hierdurch eine Verwechselung der Muskelbäuche und Sehnen stattfinden und so der stärkere Muskel der bedeutenderen Funktion zur Verfügung gestellt werden, der schwächere aber die weniger Kraft fordernde Thätigkeit übernehmen.

Wir haben bisher nur die Verlagerung des Kraftspenders dargestellt und als wesentlich die Versorgung seines peripheren Stumpfes betont. Wir müssen nun von der Art Kenntnis nehmen, in welcher er mit dem Kraftempfänger in Verbindung tritt. Der letztere kann einfach quer durchschnitten und mit der gesunden Sehne vereinigt werden, ein Verfahren, das ich als totale Anastomose bezeichne (Fig. 4).

Der zentrale Stumpf des gelähmten Muskels wird völlig vernachlässigt und darf es werden, wenn völlige Lähmung vorhanden ist. Besitzt aber der Kraftempfänger in sich einen Rest von Funktion, so wäre es verkehrt, diesen preiszugeben.

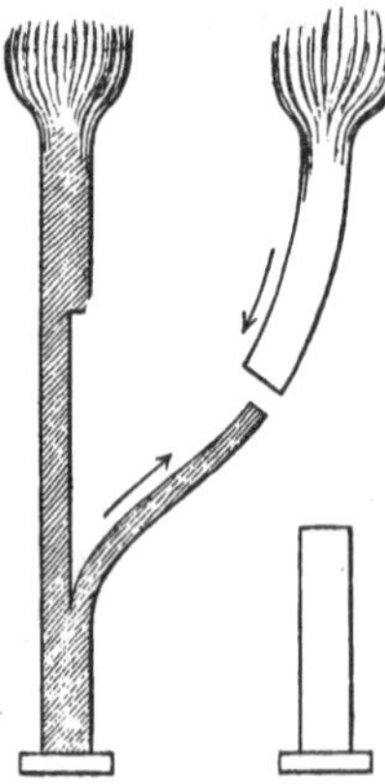

Fig. 8.

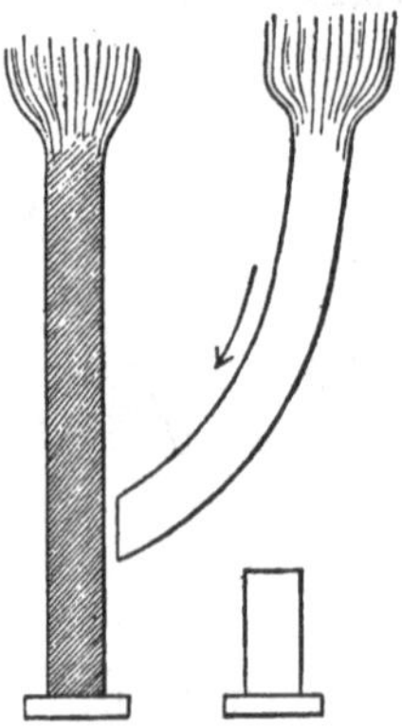

Fig. 9.

Diesen Verlust können wir unter Wahrung der Kontinuität des Kraftempfängers auf verschiedene Weise verhüten.

Entweder wir spalten von letzterem einen Zipfel mit peripherer Basis ab (Fig. 8) und führen diesen aufwärts dem Kraftspender entgegen, oder aber wir lassen die gelähmte Sehne unversehrt und befestigen an ihr die abgeschnittene gesunde Sehne (Fig. 9).

Den bisher genannten Methoden gemeinsam ist die gänzliche Durchschneidung des Kraftspenders, dessen Kraft völlig auf die gelähmte Sehne übertragen wird.

Eine andere Gruppe steht diesem durch die totale Funktionsübertragung charakterisierten Verfahren gegenüber, gekennzeichnet dadurch, daß hier die Bedeutung des gesunden Muskels seine völlige Opferung nicht gestattet, wohl aber seine Beteiligung an der Funktion der gelähmten Sehne — daher die Bezeichnung der „Funktionsteilung".

Dieser Zweck der Funktionsteilung kann wiederum in recht verschiedener Weise erreicht werden. Ist der Kraftempfänger völlig gelähmt, so kann seine Sehne abgeschnitten und der periphere Stumpf aufwärts zum intakt gelassenen Kraftspender geleitet werden (Fig. 10). Oder es gelangt dieser periphere Stumpf in Verbindung mit einem ihm sich nähernden Zipfel

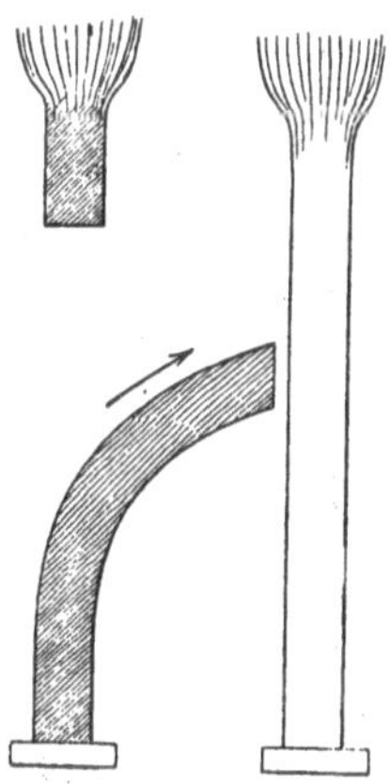

Fig. 10.

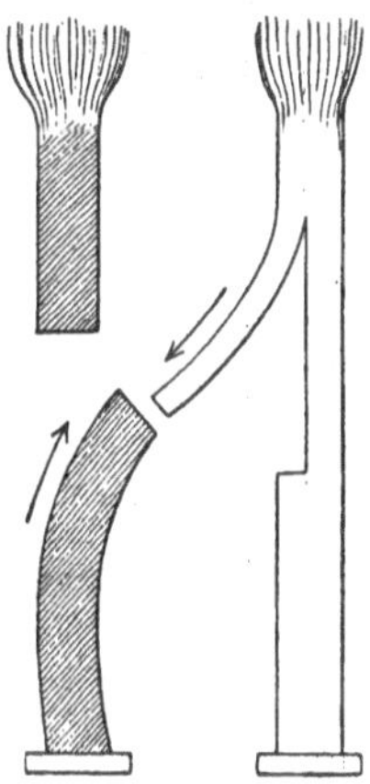

Fig. 11.

der gesunden Sehne (Fig. 11). Besteht nur Schwächung des Muskels, so muß seine Kontinuität ganz oder wenigstens teilweise gewahrt bleiben, gerade wie die des Kraftgebers. Es wird dann entweder ein Zipfel von der gelähmten Sehne mit peripherer Basis abgespalten und zu der intakten gesunden Sehne geführt (Fig. 12), oder es geben beide Sehnen je einen Zipfel ab, die sich von oben und unten einander nähern (Fig. 13). Oder endlich es steigt ein Zipfel der gesunden Sehne herab bis zu der intakt bleibenden gelähmten Sehne (Fig. 14).

Vergleichen wir die stattliche Reihe der beschriebenen Modifikationen hinsichtlich der Richtung, in welcher die Sehnen und Sehnenteile verlagert wurden, und machen wir uns diese Richtung durch Pfeile klar, so sehen wir drei verschiedene Möglichkeiten. Der Pfeil deutet abwärts oder aufwärts, oder es begegnen sich zwei Pfeile aus entgegengesetzten Richtungen kommend. Von diesem Gesichtspunkte aus können wir die absteigende, die aufsteigende, die beiderseitige Überpflanzung unterscheiden und finden, daß die Funktionsübertragung absteigend und beiderseitig, die Funktionsteilung auf jede der drei Arten sich ausführen läßt.

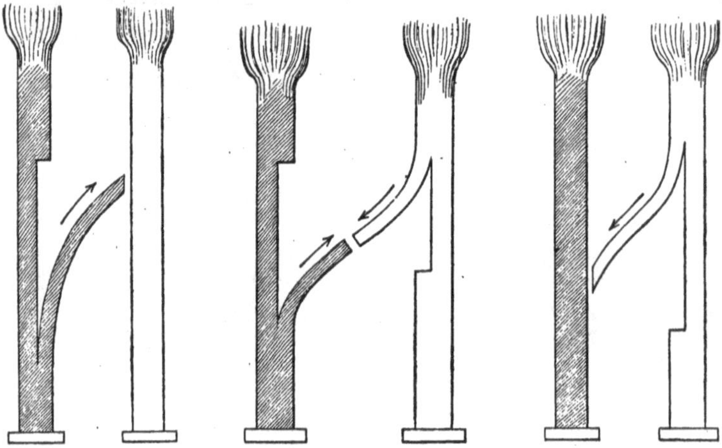

Fig. 12. Fig. 13. Fig. 14.

Die Funktionsübertragung ist absteigend gezeigt in Fig. 9, beiderseitig in Fig. 4, 7 u. 8.

Die Funktionsteilung aber ist absteigend ausgeführt in Fig. 14, aufsteigend in Fig. 10 u. 12, beiderseitig in Fig. 11 u. 13.

Endlich sei nochmals darauf hingewiesen, daß in Fig. 5 und 6 zu der beiderseitigen Überpflanzung noch eine Hilfsoperation in aufsteigender Form hinzutritt.

Die von **mir** seiner Zeit empfohlene Nomenklatur scheint mir den operativen Vorgang klar zu präzisieren. Eine andere Bezeichnung schlug Hoffa vor, indem er die absteigende Überpflanzung die „aktive“ nannte, weil die aktive gesunde Sehne verlagert wird. Die aufsteigende Methode heißt er die „passive“, da eine unthätige, gelähmte Sehne transplantiert wird. Die beiderseitige Überpflanzung nennt er dann „aktiv-passiv".

Ein dritter Vorschlag stammt von FRIEDRICH, der von einer „intraparalytischen" statt absteigenden, von einer „intra funktionellen" statt aufsteigenden Implantation spricht. Eine anderweitige Bezeichnung für die beiderseitige Überpflanzung giebt er nicht.

Seine Ausdrücke sind gewiß verständlich, aber nicht für alle Fälle ganz zutreffend, nämlich dann nicht, wenn es sich nur um geschwächte, nicht um paralytische Muskeln handelt, oder wenn es gilt, eine spastische Kontraktur, nicht eine eigentliche Lähmung zu beseitigen.

Da der HOFFA'schen Variante ähnliche Bedenken wie der FRIEDRICH'schen entgegenzuhalten sind, und nachdem die Mehrzahl der Autoren meine Nomenklatur angenommen hat, dürfte dieselbe wohl beibehalten werden können.

Der Vorschlag von FRIEDRICH, Implantation statt Transplantation zu sagen, bedeutet übrigens meines Erachtens keine Verbesserung. GLUCK hat schon früher und mit Recht gegen die übliche Benennung der Operation gesprochen, da das Wort Transplantation in der Chirurgie bereits für einen anderen als unseren Eingriff vergeben war. Ganz das gleiche gilt aber für Implantation. Richtiger wäre es entschieden, von Deviation der Sehnen zu reden. Allein das Wort „Sehnentransplantation" ist heute so eingebürgert, daß es wie so manches andere nicht ganz zutreffende kaum mehr zu beseitigen ist.

Zu verwerfen aber ist entschieden das Identifizieren von Sehnenplastik mit Transplantation, letztere stellt vielmehr nur eine besondere Art der Plastik dar.

In diesem Zusammenhange sei auch die Art erwähnt, in welcher CODIVILLA mit Hilfe origineller Zeichen die Art seiner Überpflanzungsoperationen beschreibt und seine Operationsgeschichte abgekürzt wiedergiebt. Zunächst bezeichnet er die Muskeln nur mit den Anfangsbuchstaben, also z. B. den Tibialis anticus mit T. A., den Extensor digitorum mit E. D.

Ist der Muskel gesund, so erhält er große Buchstaben, ist er gelähmt, kleine. = bedeutet „wird überpflanzt“. Eine Funktionsteilung bezeichnet er durch das vorgestellte $^1/_2$.

So bedeutet z. B. $^1/_2$ T. A. = e. d., daß von dem gesunden Tibialis anticus ein Teil abgespalten und absteigend mit dem gelähmten Extensor digitorum verbunden wird.

Werden, wie häufig, außer der Transplantation noch Verkürzung oder Verlängerung von Sehnen ausgeführt, so gebraucht er dafür das Zeichen < bezw. >. Es kann auf diese Weise eine ausführliche Beschreibung der Operation vermieden und durch eine übersichtliche Formel ersetzt werden. Freilich ist diese nur dem Eingeweihten verständlich und giebt keine Details des Befundes und des Eingriffes.

Doch kehren wir von diesen Äußerlichkeiten zur Sache zurück. Wir haben eine Reihe operativer Modifikationen kennen gelernt und stehen vor der Frage, wie unsere Wahl unter denselben in der Praxis ausfallen soll, von welchen Gesichtspunkten wir uns bei dieser Auswahl leiten lassen sollen. Es kommen hierbei zweierlei Erwägungen in Betracht, physiologische und technische.

Wir wollen die Kraft eines Muskels einem gelähmten Nachbar zuführen, also werden wir uns zur Verwirklichung dieser Absicht zunächst an den Kraftspender wenden und ihn ganz oder teilweise absteigend, intraparalytisch überpflanzen. Dadurch erhält der Kraftspender eine Ablenkung seiner anatomischen Lagerung wie seiner Funktion im Falle seiner totalen Transplantation. Handelt es sich um Funktionsteilung, so schafft die absteigende Methode für den gesunden Muskelbauch zwei Sehnen.

Hierdurch aber ist die anatomische Voraussetzung einer Differenzierung der Funktion geschaffen, die so weit gehen kann, daß aus dem ursprünglichen Muskel zwei neue Muskelindividuen werden, eine Möglichkeit, der durch Spaltung des untersten Teiles des Muskels Vorschub geleistet wird.

Anders das aufsteigende Verfahren:

Hier wird die gelähmte Sehne der gesunden seitlich angehängt, sie macht rein passiv die Bewegungen der letzteren mit, selbständige Aktivität wird die gelähmte Sehne nicht erhalten können, woraus die Minderwertigkeit des Verfahrens sich herleitet.

Die beiderseitige Überpflanzung endlich ist bezüglich des funktionellen Effektes vom physiologischen Standpunkte aus gleichwertig mit der absteigenden Methode.

In zweiter Linie sind technische Gründe für und gegen die einzelnen Verfahren geltend zu machen. Die gelähmte Sehne pflegt sich durch ihre Beschaffenheit kenntlich zu machen. Sie ist vor allem dünner als normal, sie ist wohl auch weniger derb und weniger widerstandsfähig. Eine an sich schon schmächtige Sehne zu spalten und einen Zipfel derselben aufsteigend an einer Nachbarsehne zu befestigen, ist unzweifelhaft schwieriger und weniger empfehlenswert als einen Teil der kräftigeren Sehne zu entnehmen und ihn zur Verstärkung der atrophischen Sehne zu benützen. Vollends schwierig aber ist die Vereinigung zweier Sehnenzipfel unter der nötigen Spannung, eine Aufgabe, welche bei der beiderseitigen Überpflanzung zu lösen ist. Es kommt hinzu die Rücksicht auf die Ernährung des Sehnenzipfels. In die Sehne treten vom Muskel aus Gefäße ein, welche bei absteigender Überpflanzung der Sehne erhalten bleiben, bei aufsteigenden durchschnitten werden.

So sprechen meines Erachtens nicht widerlegte physiologische und technische Gründe zu Gunsten des absteigenden Verfahrens, das ich wie früher schon auch heute noch überall anzuwenden rate, wo es ausführbar ist. Fig. 9 ist also das von mir und der Mehrzahl der Autoren empfohlene Schema für die Funktionsübertragung, Fig. 14 für die Funktionsteilung. Gelegentlich muß man freilich auch aufsteigend überpflanzen, wie bei der Versorgung des peripheren Stumpfes in Fig. 5 und 6. Goldthwait ist wohl der einzige, der, wenn möglich, aufsteigend überpflanzt, von der Erwägung geleitet, daß hierbei eine Schädigung des gesunden Muskels am sichersten vermieden werde.

Entsprechend den vorstehenden Erörterungen gehen wir

nunmehr an die Herrichtung der freigelegten Sehnen zur Überpflanzung. Dabei werden wir selbstverständlich bestrebt sein, möglichst die Funktionsverwandtschaft bei dem Versuch des Funktionsersatzes zu berücksichtigen. Wir werden also einen Extensor lieber durch einen Streck- als durch einen Beugemuskel ersetzen; wenn dies nicht angeht, dürfen wir uns aber im Notfalle auch nicht scheuen, die Anleihe bei Antagonisten zu machen.

Um den genannten Grundsatz möglichst einzuhalten, habe ich das etappenweise Überpflanzen versucht und darüber berichtet. Es wird z. B. der Tib. ant. durch einen Teil des Extensor digitor. ersetzt, letzterer seinerseits durch einen Peroneus wieder gekräftigt, anstatt den Peroneus direkt auf den Tibialis zu bringen. Freilich wird hierdurch die Operation kompliziert, so daß ich diese Modifikation nur unter besonderen Umständen gelegentlich zur Nachprüfung empfehle. Meist ist dies umständliche Verfahren unnötig dank der Anpassungsfähigkeit der Muskeln bezw. des Gehirns an neue Funktionen, wovon wir später ausführlicher handeln müssen.

Sehnen, die wir in toto verlagern wollen, werden erst durchschnitten, nachdem das Zurückschlüpfen des peripheren Stumpfes durch Schieber oder Fadenschlinge verhütet ist. An manchen Muskeln kann man die Sehne ganz durchschneiden, das zentrale Stück zur Überpflanzung benützen und doch den Zusammenhang des peripheren Sehnenanteiles mit dem Muskelbauch wahren. Das gilt für solche Muskeln, deren Fasern in großer Längsausdehnung entspringen, deren Sehne hoch oben schon sich bildet, wie dies z. B. beim Extensor halluc. long. der Fall ist. Wir machen hier also eine Funktionsteilung, indem wir den Muskel gewissermaßen in zwei übereinander liegende Etagen teilen. Die obere Hälfte des Muskelbauches mit dem zentralen Sehnenteil dient der neuen Funktion, die peripher von der Sehnenwunde sich an die Sehne ansetzenden Fasern bleiben der ursprünglichen Funktion erhalten (Fig. 15).

Meist aber geschieht die Teilung in der Längsrichtung der

Sehne. Nachdem die letztere mittels eines am oberen Ende angehängten Schiebers möglichst hochgezogen ist, um in großer Ausdehnung zugänglich zu sein, wird ein spitzes Skalpell oder auch ein Tenotom eingestochen und mit sägenden vorsichtigen Bewegungen der teilende Längsschnitt angelegt. Der zu überpflanzende Anteil darf nicht zu schmal ausfallen, damit er die Naht sicher anzulegen gestattet, lieber etwas zu breit, da der zurückbleibende die Kontinuität wahrende Sehnenrest sich nachträglich wieder verdickt.

Der Längsschnitt reicht nach oben wo möglich bis an den Muskelbauch heran, ja in denselben hinein, seine Länge richtet sich nach der Strecke, welche der Sehnenzipfel bis zum Kraftempfänger zurückzulegen hat. Will man sich hierbei auf das Augenmaß nicht verlassen, so kann man die nötige Länge mit einem Seidenfaden vorher bestimmen.

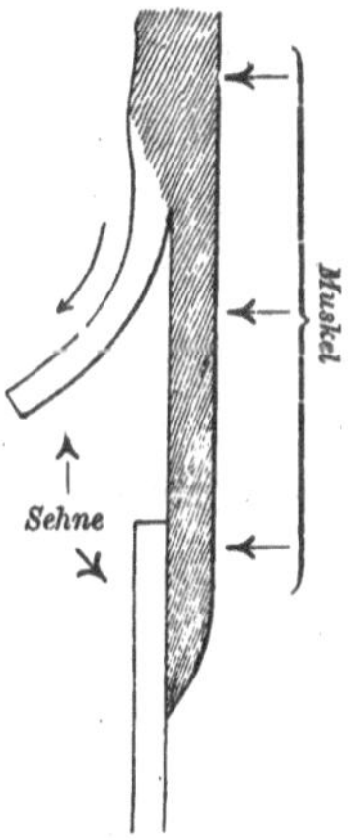

Fig. 15.

An der richtigen Stelle wird dann durch einen Querschnitt der Zipfel losgelöst, der besser etwas zu lang als zu kurz ausfallen soll.

Im allgemeinen wird man den Sehnenlappen wohl auf **der** Seite des Kraftspenders abspalten, welche der gelähmten Sehne zugewendet ist. Handelt es sich aber um einen gefiederten Muskel, so empfiehlt es sich, den Zipfel so zu legen, daß er nachher in der Richtung der zugehörigen Muskelfasern verläuft.

Wie vorhin schon kurz erwähnt, ist es berechtigt, im Interesse der funktionellen Differenzierung die Trennung noch eine Strecke aufwärts in den Muskelbauch fortzusetzen. Jedoch muß diese Spaltung nicht mit dem Messer, sondern stumpf, etwa mit der Hohlsonde oder mit dem Skalpellstiel, ausgeführt werden, um die Verletzung von Gefäßen und namentlich von Nerven zu vermeiden. Damit sicher der gewünschte Anteil des Muskelbauches abgelöst und auch genau die diesen Muskelfasern angehörende Sehnenportion ausgeschnitten wird, hat man empfohlen, die Trennung zunächst im Muskel zu beginnen und zwar möglichst unter Benützung stärkerer intramuskulärer Bindegewebssepta, dann erst die Sehne zu spalten.

Ich pflege diese Teilung mindestens so weit nach oben fortzusetzen, daß Muskel- und Sehnenzipfel in gerader Linie ihren neuen Insertionspunkten zugeführt werden können. Letztere Rücksichtnahme ist auch maßgebend bei der auf die Spaltung folgenden Verlagerung der Sehnen. Dieselbe geschieht nicht subkutan, nicht im Bereich des Fettpolsters, sondern womöglich subfascial, um die Gefahr der Verwachsung mit der Umgebung zu beschränken und um die Verhältnisse für die Neubildung einer glatten Bewegungsbahn, einer Art Sehnenscheide, günstig zu gestalten. Drobnik führt die zu transplantierende Sehne sogar unter den Nachbarsehnen an ihr Ziel, welche Modifikation er wegen der Ernährung für besser hält. Manche scheuen sich allerdings vor einer solchen Minierarbeit im Dunkeln und ziehen es vor, die longitudinalen Hautschnitte durch einen queren bezw. schrägen Schnitt zu verbinden, den so gebildeten Lappen zurückzuschlagen und die Verlagerung der Sehnen auf dem freigelegten Terrain vorzunehmen.

Ich möchte aus verschiedenen Gründen von dieser Komplikation der Operation abraten, zumal da ich von der Tunellierung nie einen Nachteil gesehen habe.

Wir gehen mit der Pinzette in der Nähe der gelähmten Sehnen unter die Fascie und schieben das Instrument stumpf bohrend in möglichst gerader Linie auf die Basis des Überpflanzungslappens hin. Durch Auf- und Abbewegen der Pinzette verbreitern wir den so geschaffenen Hohlgang, bis die gefaßte kraftspendende Sehne ohne winklige Knickung zur Nahtstelle hingezogen werden kann. Daß nur der geradlinige Verlauf der Sehne die Zugrichtung garantiert, ist ja ohne weiteres einleuchtend oder läßt sich durch ein Beispiel leicht klar machen.

Wir wollen den paralytischen Plattfuß dadurch beseitigen, daß wir den gesunden Peroneus longus auf den gelähmten Tibial. antic. bringen. Thun wir dies am Fußrücken, so verläuft nun die Sehne des Peroneus quer über das Dorsum pedis, die Kontraktion des Muskels bewirkt eine Abduktion, also es ist nichts weniger als eine Besserung des Zustandes erreicht.

Führen wir die Operation aber am Unterschenkel so aus, daß der Peroneus ausgiebig freigelegt und geradlinig an die Sehne des Tibialis ant. über dem Lig. cruciatum befestigt wird, so tritt der gewünschte Erfolg unzweifelhaft ein.

Das Streben nach geradliniger Überpflanzung hat auch dazu geführt, bei der Überpflanzung von Beugemuskeln auf Strecker und umgekehrt am Unterschenkel oder Vorderarm nicht etwa auf dem Umwege an der Außen- oder Innenseite der Extremität vorbei die Sehnen zu verlagern, sondern sie direkt durch das eröffnete Spatium interosseum hindurchzuleiten, wie dies von Codivilla und mir in einer Reihe von Fällen geschehen ist.

Nach geschehener Verlagerung gilt es, die Sehnen aneinander zu befestigen und zwar in zuverlässigster Weise. Es ist klar, daß von der richtigen Anlegung der Nähte alles abhängt. Und zwar muß die Vereinigung der Sehnen unter einer gewissen mittleren Spannung stattfinden.

Die wichtigen Experimente von Capurro haben, was a priori anzunehmen war, bewiesen, daß die überpflanzten Muskelsehnenlappen am besten erhalten bleiben, wenn sie durch die Naht in mäßige Spannung versetzt werden. Es scheint mir nach allem, was ich gelesen, gehört und gesehen habe, daß die ungenügende Beachtung gerade dieses Punktes wesentlich schuld ist an Mißerfolgen und daraus sich ergebender Geringschätzung der Methode überhaupt.

Wir legen z. B. den größten Wert darauf, daß nach vollendeter Überpflanzung der Fuß durch die erzielte Sehnenspannung in Mittelstellung oder selbst in leichter Überkorrektur ohne Unterstützung fixiert bleibt.

Daraus ergiebt sich auch, daß es unbedingt nötig ist, vor der Überpflanzung eine bestehende Deformität zu beseitigen, worauf schon an früherer Stelle nachdrücklich hingewiesen wurde.

Die Vernähung gelingt um so sicherer, je inniger die beiden Sehnen sich berühren. Handelt es sich um flache Sehnen, so genügt es wohl, die Sehnen in genügender Ausdehnung übereinander zu legen und mehrfach zu vernähen. Man kann hierbei die Nähte auch derart anlegen, daß der Kraftspender in die zu einer Halbrinne umgeformte gelähmte Sehne eingebettet und von derselben großenteils eingeschlossen wird. Dadurch werden die Berührungsflächen größer, die Aussichten auf feste Verheilung sicherer.

Sind die Sehnen rundlich, dann empfiehlt es sich, die herangeführte Sehne durch ein Knopfloch der anderen hindurchzuziehen und an der Stelle des Durchtrittes sowie zentral und distal von derselben mehrfach zu vernähen. Ja man kann die Sehne auch noch durch ein zweites Knopfloch leiten und so eine richtige Verflechtung herstellen (Fig. 16).

Dies Verfahren vereinigt große Sicherheit mit technischer Einfachheit: Durch das mit spitzem Skalpell angelegte Knopfloch wird eine feine Pinzette geführt, welche den freien Sehnenzipfel ergreift und durch den Schlitz zieht. Dann wird die Pinzette durch einen Schieber ersetzt, der den Zipfel fest anzieht. Die gelochte Sehne wird mit einem zweiten Schieber in entgegengesetzter Richtung angespannt, und während diese Spannung unverändert festgehalten wird, legt man die vier bis sechs notwendigen Nähte an. Schließlich wird das gequetschte freie Sehnenende abgetragen.

Es sind auch andere Modifikationen der Sehnenvereinigungen angegeben worden, die nur der Vollständigkeit halber kurz beschrieben werden sollen. So teilte Codivilla anfänglich den zu überpflanzenden Zipfel, führte die eine Hälfte durch ein Knopfloch, die andere außen um die Sehne herum und vereinigte beide Hälften jenseits des Knopfloches untereinander und mit der zweiten Sehne (Fig. 17).

Ghillini spaltete bei einer beiderseitigen Überpflanzung gar jede Sehne in vier Teile und vereinigte diese durch eine kunstvolle Flechtarbeit, deren Mühseligkeit mit der Haltbarkeit gewiß nicht im Einklang stand. Je dünner die Sehnenzipfel ausfallen, desto schwieriger und unzuverlässiger wird natürlich die Naht. Und darum ist auch die Teilung einer Sehne in mehr als zwei Zipfel zu widerraten, abgesehen von der Achillessehne. Eine Dreiteilung des Extens. halluc. long., die von einzelnen zum Ersatz von Extens. digit. und Tib. ant. empfohlen wurde, ist also nicht nachahmenswert.

Gewöhnlich geschieht die Vernähung mittels Knopfnähten. Wo die Beanspruchung der Sehnen besonders stark ist, wo eine

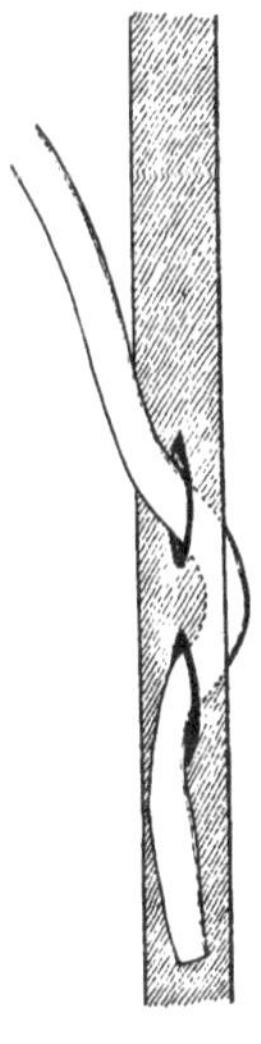

Fig. 16.

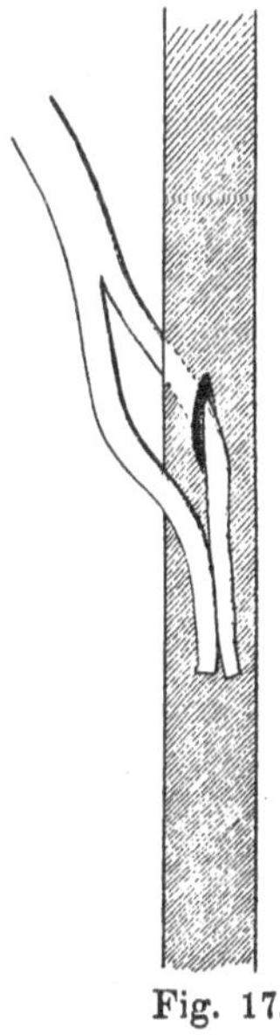

Fig. 17.

genügend lange Ruhigstellung der operierten Extremität nicht gesichert ist, oder wenn die Beschaffenheit der Sehnen ein Ausreißen der Sehnennähte befürchten läßt, kann man zwischen die Knopfnähte eine oder die andere durchschlungene Naht legen. Die sich kreuzenden Touren der Naht dürfen natürlich nur einen Teil der Sehne umfassen, um die Ernährung derselben nicht zu gefährden. Wir pflegen bei jeder Überpflanzung mindestens eine solche Kreuznaht anzuwenden, welche den Zug einer straffgespannten Sehne gut erträgt. Andere sind der

Ansicht, daß eine Fadenschlinge, die ein in jeder Richtung schräges U darstellt, das Ausreißen verhüte.

LANGE macht eine Raffnaht, welche die Sehne ebenfalls festhält, wir werden sie bei der Erwähnung der Sehnenverkürzung beschreiben und abbilden.

Als Nahtmaterial wird von den meisten Operateuren Seide verwendet. Auch wir gebrauchen solche ausschließlich. Es wird das für eine Operation nötige Quantum lose auf Glasspulen gerollt und in Sublimat 1:1000 gründlich gekocht. Die Seide läßt sich so ziemlich sicher sterilisieren.

Immerhin darf nicht behauptet werden, daß sie stets reaktionslos einheilt. Obwohl wir seit Jahren ausnahmslos glatte Heilungen erzielt haben, trat doch nach Wochen oder Monaten Ausstoßung einzelner Fäden in etwa 15—20% der Fälle ein, selbstverständlich ohne daß dadurch das Resultat notgelitten hätte.

In jüngster Zeit machen wir auch mit Zwirn Experimente, die noch nicht abgeschlossen sind, aber doch die Verwendbarkeit des Materiales dargethan haben, wenngleich der Zwirnfaden die Sehne etwas leichter spalten dürfte als die Seide. Catgut ist wegen der gelegentlich zu raschen Resorption unsicher, es wird für unseren Zweck wenig gebraucht.

WITZEL gebraucht, wie ich durch private Mitteilung erfuhr, feinen Silberdraht, über dessen Vorzüge mir eigene Erfahrungen fehlen. Doch möchte ich glauben, daß es hier geht wie bei Silbernähten am Knochen, daß es nämlich früher oder später doch zur Ausstoßung des Nahtmateriales kommt. GOLDTHWAIT endlich empfahl als bestes Nahtmaterial die Känguruhsehnen, die nicht so leicht durchschneiden sollen wie die Seide. Doch fand TUBBY, daß dies Material gelegentlich vorzeitig resorbiert wurde, er griff deshalb zu feinem Silk.

Bis auf weiteres scheint mir ein Grund nicht vorzuliegen, von der Seide abzugehen. Die Nadeln müssen natürlich fein und nicht zu scharfrandig sein.

Wir wenden uns nun zu einigen Modifikationen der Sehnenüberpflanzung, zunächst zu der periostalen Methode, deren Benennung von LANGE herrührt, deren Erfindung älter ist. Eine genaue Durchsicht der Publikation von DROBNIK aus dem Jahre 1896 ergiebt, daß dieser bereits 1893 einen paralytischen Hackenfuß mit der periostalen Überpflanzung behandelt hat. Er nähte nämlich den Flexor digitorum und den Peroneus longus direkt an das Periost des Calcaneus und erzielte einen vortrefflichen Erfolg (Fall 3 S. 479). Er wiederholte eine solche Operation 1894 bei paralytischem Plattfuß, indem er den gelähmten Tib. ant. zu ersetzen suchte durch den Extens. halluc. long. (Fall 9 S. 487). Er legte die Sehne des letzteren auf dem Fußrücken frei, führte sie zur medialen Seite des Cuneiforme I. und befestigte sie hier wie auf dem Dorsum der ersten Phalanx. Der Mißerfolg war nicht durch die Vernähung mit dem Periost bedingt, sondern, wie DROBNIK ausdrücklich sagt, veranlaßt durch den erzeugten bogenförmigen Verlauf der neugebildeten Sehne. Wir haben gerade hier ein Beispiel, wie wichtig die geradlinige Lagerung des Kraftspenders ist, worauf oben bereits zur Genüge hingewiesen ist. WEID beschrieb 1897 ebenfalls eine periostale Überpflanzung (vergl. Spez. Teil Hallux valgus). Müssen wir aber auch aus Gründen der Gerechtigkeit DROBNIK die erste erfolgreiche periostale Überpflanzung zusprechen, so bleibt für LANGE doch ungeschmälert zu Recht bestehen, daß er das Verfahren ausgebildet und bekannt gemacht hat.

Das Wesentliche der Methode besteht, wie aus dem Gesagten schon zu entnehmen ist, darin, daß die gesunde Sehne nicht mit der gelähmten Sehne verbunden, sondern an einem für die erstrebte Funktion günstig gelegenen Punkt des Skeletts befestigt wird.

Der periostalen Überpflanzung werden von LANGE zwei Vorzüge nachgerühmt: Einmal vermeidet man die Gefahr, daß die gelähmte, in ihrer Struktur geschwächte Sehne unter dem Zug des überpflanzten Muskels nachgiebt, sich dehnt, dadurch die nötige Spannung einbüßt, wodurch die Operation an Wert verliert oder unwirksam bleibt.

Dieser Einwand gegen die Überpflanzung von Sehne auf Sehne wäre vernichtend, wenn wirklich die gelähmten Sehnen so degenerieren würden, daß sie dem operativ erzeugten mäßigen Zug nicht gewachsen wären.

Ich habe aber bei meinen Operationen manches Hundert Sehnen zu sehen und auf Zugfestigkeit zu erproben Gelegenheit gehabt, ohne mich von einer solchen Schädigung überzeugen zu können. Es ist wahr, daß gelähmte Sehnen dünner werden, sich gelblich färben, den Glanz verlieren. Daß jedoch diese Veränderung bis zur Untauglichkeit für die Sehnennaht fortschreitet, das ist eine ungemein seltene Ausnahme.

Wohl aber bin ich überzeugt, daß eine solche degenerierte Sehne sich erholt, in ihrer Struktur sich wiederherstellt unter dem Einfluß der ihr neuerdings wieder zugemuteten funktionellen Inanspruchnahme. Und andererseits kann ich, kann auch Codivilla und neuestens Le Roy des Barres nicht einsehen, daß die Vernähung der Sehne mit dem stellenweise recht zerreißlichen Periost sicherer und dauerhafter sein soll als die mit sehniger Substanz.

Von diesem Gesichtspunkte aus halte ich die periostale Überpflanzung unter völliger Vernachlässigung der gelähmten Sehne nur in seltenen Fällen für unbedingt notwendig.

Der zweite Vorteil aber, den die Methode nach Lange hat, besteht in der Möglichkeit, den Ansatzpunkt für die Sehne nach Gutdünken zu wählen. Man kann dadurch, wie Lange sich ausdrückt, der außerordentlich verschiedenen Aufgabe, welche die Behandlung der Deformitäten stellt, in viel präziserer Weise entsprechen, als dies nach der alten Methode möglich war.

Ich hege auch gegenüber dieser Auffassung Bedenken, die mir durchaus stichhaltig zu sein scheinen. Wenn nämlich Lange weiter schreibt, daß man oft lange zu überlegen habe, welcher Knochenpunkt sich wohl am besten für die Insertion des neuen Muskels eigne, so muß ich ihm entgegnen, daß ich alles Kopfzerbrechen hierüber für unnötig halte. Die Natur hat sich die Sache nämlich bereits reiflich überlegt, und ich glaube nicht, daß wir eine bessere Lösung finden können als die natürliche. Halten wir uns an die bekannten Insertionen, sie sind die zutreffenden für die Erzielung des gewollten funktionellen Effektes! Es ist genug geleistet, wenn wir den durch die Lähmung entstehenden Schaden wieder gut machen, die Sache gar besser machen zu wollen, als sie ursprünglich war, ist zuviel gewagt. Es kommt aber, wie das Drobnik'sche Beispiel zeigt, nicht nur auf den Insertionspunkt, sondern auf die Richtung der Sehne und ihres Zuges an. Und aus diesem

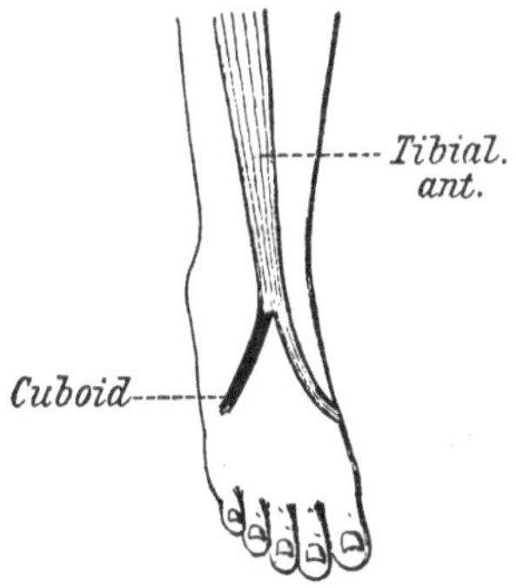

Fig. 18.

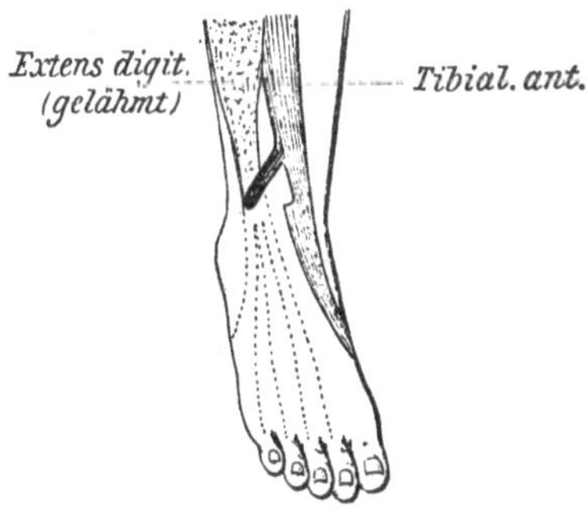

Fig. 19.

Grunde ist der an der natürlichen Sehne ausgeübte Zug (Fig. 19) besser als derjenige einer bogenförmig verlaufenden Sehne, wie sie das Lange'sche Schema zeigt (Fig. 18).

Ich kann also weder die technischen noch die physiologischen Gründe, welche zu Gunsten der periostalen Überpflanzung namhaft gemacht worden sind, anerkennen und muß davor warnen, die bisher geübte und bewährte Methode „Sehne auf Sehne“ zum alten Eisen zu werfen. Damit ist nicht gesagt, daß es nicht einzelne wenige Fälle giebt, wo die beiden Methoden konkurrieren können oder die periostale Fixation den Vorzug verdient.

Wir werden auf solche Ausnahmefälle zu sprechen kommen beim Quadricepsersatz, bei der Sehnenverkürzung.

Die von LANGE geübte Technik ist die, daß das Periost auf eine Länge von 1—2 cm gespalten und etwas abgehebelt wird, worauf die Befestigung der Sehne mittels der schon vorhin genannten Raffnaht erfolgt.

Eine Modifikation der periostalen Überpflanzung hat kürzlich WOLFF als ostale Methode bezeichnet und viermal ausgeführt.

WOLFF legt nämlich das zu transplantierende Sehnenstück in eine an der neuen Insertionsstelle mit Messer oder Meißel gemachte Knochenrinne und zwar so, daß das Ende der Sehne noch ein wenig jenseits der Rinne hinausragt. Dann vernäht er das Periost über der Rinne und der darin eingebetteten Sehne, deren freies Ende schließlich nochmals am Periost befestigt wird. So wird eine Sehneninsertion geschaffen, die der natürlichen Insertion am Knochen sehr nahe kommt und nach WOLFF's Ansicht eine zuverlässige Fixation gewährleistet. Anderer Meinung ist allerdings LE ROYS DES BARRES, welcher kürzlich die Herstellung einer solchen Knochenrinne geradezu als Gleitbahn für die zu überpflanzende Sehne vorgeschlagen hat. Er fürchtet also die Verwachsung zwischen wundem Knochen und Sehne nicht.

Es sei darauf hingewiesen, daß schon DROBNIK in der WOLFF'schen Weise vorgegangen ist und zwar in seinem vorhin bereits zitierten Fall 9. Er legte die Sehne des Extensor hallucis in eine Knochenrinne, die er nach Ablösung des Periosts in das Os cuboideum geschnitten hatte. Es dürfte eine solche subperiostale oder ostale Fixation der Sehne zuverlässiger sein als die rein periostale, jedoch erfordert die ostale Modifikation einen noch längeren kraftzuführenden Sehnenzipfel als die LANGE'sche periostale Transplantation. Gerade durch die ungenügende Länge des zur Transplantation verfügbaren Sehnenzipfels schien zunächst das Gebiet der periostalen Überpflanzung beschränkt zu sein.

Es hat keine Schwierigkeit, die Sehne des Peroneus longus ganz oder teilweise mit dem Proc. post. calcanei in Verbindung zu setzen. Dagegen ist es unmöglich, einen Zipfel der Achillessehne zum Ersatz des Peroneus brevis in die Gegend der Insertion des letzteren zu bringen.

Hier nun schaffte LANGE Rat, indem er die zu kurze Sehne mittels Seidenfäden künstlich verlängerte und die Enden der Seidenfäden am gewünschten Insertionspunkt befestigte.

Da diese Art der Sehnenplastik neuerdings wieder durch die schönen Versuche und Beobachtungen von LANGE erhöhtes Interesse gewonnen hat, so empfiehlt es sich wohl, an dieser Stelle zusammenfassend zu berichten, was wir bis heute über künstliche Sehnen wissen.

Man pflegt GLUCK als denjenigen zu bezeichnen, der als erster die Idee verwirklichte, den Kontinuitätsdefekt einer Sehne durch freie Implantation heterologen oder homologen Materials zu überbrücken.

Indessen hat schon fünf Jahre vor ihm, 1875, ANGER die retrahierten Sehnenstümpfe des Extens. digit. V, die einander nur bis auf 2 cm genähert werden konnten, nach Anfrischung durch eine Silberdrahtschlinge vereinigt in der Hoffnung, daß sich in der Lücke ein Zwischengewebe bilden würde. Er erreichte ein recht befriedigendes Resultat, das allerdings völlig unbeachtet geblieben zu sein scheint.

Durch diese vereinzelte Operation wird das außerordentliche Verdienst GLUCK's nicht geschmälert, der von 1880 an die Einschaltung künstlicher Sehnen in Defekte erst am Tier, dann in wachsender Zahl am Menschen erprobte und der trotz aller Angriffe für das Verfahren mit stets sachlich geäußerter Überzeugung eintrat.

Er exzidierte zunächst beim Huhn zwei Drittel des Gastrocnemius und seine Sehne. Das analoge, nur etwas größere Präparat entnahm er einem zweiten Huhn und nähte es in den Defekt des ersten, wo es glatt einheilte. Uns interessiert hier weniger, daß nach GLUCK's Bericht selbst der verpflanzte Muskel in solchen Experimenten häufig funktionstüchtig blieb, es genügt uns zu erfahren, daß die Kontinuität der Sehne wiederhergestellt wurde und ein Funktionsverlust nicht eintrat.

Auf Grund dieser ersten Versuche der Jahre 1880/81 empfahl GLUCK, beim Menschen den Ersatz räumlich beschränkter Muskelsehnendefekte durch Hundemuskeln und -sehnen zu riskieren. In der That ersetzte HELFERICH 1882, wie SALVIA mitteilt, einen wegen Fibrosarkoms großenteils entfernten Biceps brachii durch den Schenkelbiceps eines Hundes erfolgreich. Im gleichen Jahre machte CZERNY nach Mitteilung von HEUCK eine homologe Sehnenplastik, die allerdings von vornherein nicht beabsichtigt war.

Es sollte bei einem Tambour die zerrissene Sehne des Extens. poll. long. genäht werden, was wegen starker Diastase nur durch Halbierung des peripheren Stumpfes und Umschlagen dieses Sehnenlappens möglich war. Letzterer löste sich dabei gänzlich ab, so daß er an seinen beiden freien Enden in den Defekt eingenäht werden mußte. Es wurde ein Erfolg erzielt.

Weiter heilte BOUGLÉ eine acht Wochen alte Durchtrennung beider Extensoren des Daumens in folgender Weise: Er entnahm den Sehnen des Radial. extern. und des Abduct. poll. long. je ein 6—8 cm langes Stück und nähte diese freien Sehnenstücke in die Extensorendefekte. Nach zwei Monaten war Streckung, allerdings nicht bis zur Hyperextension möglich.

PEYROT gelang es 1886, ein 3·3 cm langes Stück der Beugesehne von der Hinterpfote eines Hundes zwischen die Enden der durchschnittenen Flexorsehne des Mittelfingers bei einem 14jährigen Knaben einzuheilen.

MONOD setzte 1887 einem Patienten eine 5 cm lange Kaninchensehne ein, die behufs Desinfektion versehentlich in heiße Sublimatlösung eingetaucht worden war, so daß sie durch Eiweißgerinnung erstarrt war. Die hierdurch vereinigte Sehne wurde wieder funktionstüchtig.

Ein ähnlicher Versuch von HOFFA führte zwar zur Einheilung der Kaninchensehne, aber nicht zu einem funktionellen Resultat.

Wölfler schreibt 1888, daß er als erster eine Sehnenplastik durch Einsetzen frischer Tiersehnen bei Tieren ausgeführt habe, doch scheint er die Experimente nicht publiziert zu haben.

Indessen haben schon 1885 Fargin und Assaky über derartige Plastiken referiert. In einer ersten Versuchsserie wurde die Transplantation von Sehnenstücken innerhalb der gleichen Tierart vorgenommen. Bei Kaninchen und Meerschweinchen wurde je ein 3 cm langer Defekt in der Achillessehne erzeugt und alsbald durch die Sehne eines anderen solchen Tieres ersetzt. Die Einheilung gelang in sehr zufriedenstellender Weise. In einer zweiten Versuchsreihe erhielten Kaninchen Sehnenstücke von Hund und Hammel, ferner Hunde vom Kaninchen, Kaninchen vom Vogel und umgekekrt. Die Resultate waren ebenso günstig.

Endlich wurden auch Plastiken mit Catgutfäden ausgeführt, indessen gaben beide Experimentatoren der Einfügung natürlichen Materials unbedingt den Vorzug.

Während des letzten Halbjahres habe ich endlich selber in Gemeinschaft mit meinem Assistenten Herrn Dr. Schmidt eine Serie derartiger Implantationen bei Kaninchen und Hunden meist an der Achillessehne ausgeführt und die äußerst glatt erfolgte Einheilung konstatieren können, so zwar, daß die Nahtstellen kaum oder gar nicht mehr zu erkennen waren.

Während die Zahl der am Menschen gelungenen Einheilungen von tierischem bezw. menschlichem Sehnenmaterial kaum ein halbes Dutzend von Fällen bisher beträgt, sind unsere Erfahrungen über die Plastik mit totem Material wesentlich größer.

Nachdem Anger in dem vorhin erwähnten Fall Silberdraht in den Sehnendefekt eingeheilt hatte, empfahl Gluck 1883 die Catgutseidenzopfimplantation. Im Fall völligen Fehlens des peripheren Sehnenendes z. B. nach phlegmonöser Exfoliation der Sehne schlug er vor, das periphere Ende des Zopfes direkt am Insertionspunkt zu befestigen, und zwar, wie auch Schueler

1888 berichtet, entweder mittels Annagelns oder mittels Durchbohrung des betreffenden Knochens. Schueler teilt auch einen derartigen Gluck'schen Tierversuch mit: es wurde das Insertionsende der Achillessehne beim Hund exstirpiert und durch einen Seidenzopf ersetzt, welcher am Calcaneus mit feinen Metallstiften festgenagelt wurde. Als Bedingung des Erfolges verlangte Gluck außer exakter und solider Naht genügendes Widerstandsvermögen und Volumen des verwendeten Materiales, glatte Verschieblichkeit auf der Unterlage und Wahrung einer gewissen Spannung des Muskels.

Wölfler führte 1887 Catgutseidenimplantation in die Fingerextensoren bis zu 10 cm Länge aus.

Auf dem Chirurgenkongreß 1890 demonstrierte dann Gluck Fälle derartiger Sehnenplastik, stieß aber damals auf lebhafte Anzweiflungen. Er sagt selber, die Sitzung sei „etwas stürmisch" verlaufen. In die nächste Zeit fällt ein Hoffa'scher erfolgloser Versuch und eine gelungene Implantation von Schreiber 1892. Ein 7 cm langer Catgutzopf wurde in die Defekte der Streck- und Abduktorensehnen des Daumens eingeheilt, wodurch die beiden Funktionen wieder hergestellt wurden.

1893 berichtete Kümmell über erfolgreiche Einpflanzung von Seidenfäden bis zu 5 cm Länge und zeigte 1896 ein sehr interessantes solches Präparat. Ebenfalls 1893 publizierte Petersen ein Tierexperiment, er hatte einen 1 cm großen Defekt der Achillessehne beim jungen Kaninchen durch zwei Silkfäden mit Glück ersetzt. Viel imponierender war aber eine Serie von 19 Fällen von Catgutseidenzopfimplantation, über welche Gluck 1892 eingehend und mit zahlreichen Demonstrationen berichten konnte. Die Zöpfe waren bis zu 20 cm lang und leisteten Erstaunliches, auch hinsichtlich des Dauererfolges.

Trotzdem brach sich die Methode nicht rasch Bahn. Die nächsten Jahre brachten außer den schon genannten spärlichen Mitteilungen, unter denen die von Kümmell ganz besonders das Gluck'sche Verdienst hervorhob, nur einen kasuistischen Beitrag von Dawbarn 1896, der eine 2 Zoll lange Diastase mit Silkworm überbrückte.

Erst Lange griff die Gluck'schen Versuche mit Energie auf und stellte sie in den Dienst der orthopädischen Chirurgie, insbesondere der Sehnenüberpflanzung. Seine erste Mitteilung stammt aus dem Jahre 1900, und zu Beginn des Jahres 1902 konnte er sich auf Erfahrungen stützen, welche er bei 56 Operationen gesammelt hatte.

Durch Lange angeregt machte Jochner 1899 eine solche Sehnenplastik am Vorderarm, ich selbst einige derartige Operationen am Oberschenkel und eine Reihe von Tierexperimenten am Kaninchen und am Hund.

Es wurde vorhin auseinandergesetzt, wodurch Lange zur Schaffung seiner „seidenen Sehnen" veranlaßt wurde. Bestrebt,

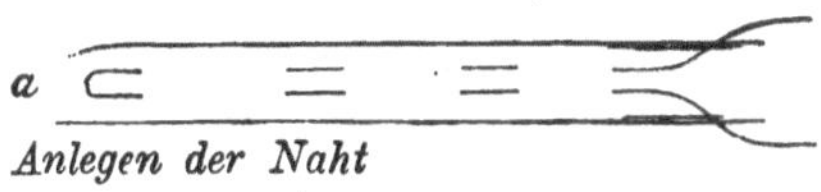

Fig. 20.

die periostale Methode der Sehnenüberpflanzung auszubilden, stieß er auf die Schwierigkeit, daß die kraftspendenden Sehnen zu kurz waren, um bis an den gewählten Insertionspunkt hinzureichen. Er verlängerte die Sehne mit einigen starken Seidenfäden, die an derselben mit der Raffnaht, d. h. einer mehrfach hintereinander eingestochenen Fadenschlinge (Fig. 20) befestigt wurden. Die freien Enden der Seidenfäden vernähte er am Periost. Durch die Erfolge ermutigt ging aber Lange neuerdings weiter. Er verzichtet auf die Spaltung einer gesunden Sehne behufs Überpflanzung gänzlich, befestigt vielmehr seitlich an derselben Seidenfäden und leitet diese zu einem neu gewählten Insertionspunkt am Skelett unter Vernachlässigung der gelähmten Sehne (Fig. 21).

Als Vorzüge der Bildung einer Seidensehne gegenüber der unmittelbaren Sehnenüberpflanzung führt er an: 1) Der operative Eingriff sei geringer, 2) der gesunde Muskel werde nicht geschädigt, 3) es seien keine Verwachsungen der Sehne zu befürchten, 4) es sei die stärkste Anspannung der Sehne ohne Gefahr der Nekrose erlaubt.

So interessant die Beobachtungen von LANGE sind, so scheint mir letzterer doch das Indikationsgebiet der „künstlichen Seidensehne“ jetzt zu weit ausgedehnt zu haben auf Kosten der natürlichen Sehnenüberpflanzung. Im Interesse der letzteren muß ich deshalb, so sehr ich die Verdienste LANGE's und die Berechtigung seiner Plastik am rechten Ort würdige, zur Kritik seiner Argumente schreiten.

ad 1) kann ich nicht zugeben, daß der Eingriff einer typischen absteigenden Überpflanzung größer ist als der von LANGE benötigte. Ich glaube vielmehr, daß er größere Incisionen braucht und dieselben an ungünstigere Stellen legen, so namentlich über das Sprunggelenk abwärts verlängern muß. Daß damit später Unannehmlichkeiten verbunden sind, zeigen einzelne seiner eigenen Erfahrungen, das Durchschneiden der Seidenfäden durch die in eine Falte emporgehobene Haut. Ferner legt er Fremdkörper ein, die gelegentlich nachträglich abgestoßen werden. Daß versenkte Seide trotz idealer Einheilung nach einiger Zeit doch noch gelegentlich ausgestoßen wird und zwar oft zu einer Zeit, wo mit der Seide auch das Resultat verloren geht, diese betrübende Beobachtung bleibt keinem Chirurgen erspart. Haben die Seidenfäden nur die Verwachsung von Sehnen bezw. Sehnenzipfeln zu sichern gehabt, so ist ihre Eliminierung schon wenige Wochen nach der Operation ziemlich gleichgültig. Stellt der Seidenfaden eine künstliche Sehne dar, an welcher die natürliche Sehne im Laufe von Monaten längswachsen soll, so ist der Verlust der implantierten Seide unersetzlich.

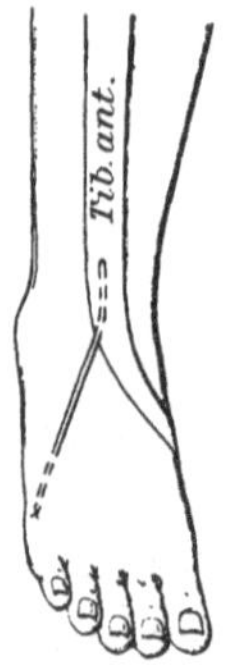

Fig. 21.

ad 2) ist es nicht zu bestreiten, daß der gesunde Muskel durch die seitlich angehängte Seidenschnur nicht wesentlich tangiert wird. Aber daß die blutige Spaltung der Sehne eine wesentliche Schädigung des Muskels bedeute, ist bis jetzt nicht bewiesen. Unsere Erfahrungen sprechen eher dafür, daß er der nun verdoppelten Funktion sich durch Hypertrophie anpaßt. Vor allem aber ist dieser Ersatz der Sehnenüberpflanzung nicht ganz und gar gleichbedeutend mit dieser, sondern höchstens mit der aufsteigenden Modifikation derselben, die ich in funktioneller Hinsicht, wie früher ausgeführt, für minderwertig halten muß. Es kann die LANGE'sche Seidensehne niemals zur Neubildung eines Muskelindividuums mit besonderer Funktion führen, wie dies bei der absteigenden Überpflanzung möglich ist. Ja das LANGE'sche Verfahren ist der aufsteigenden Überpflanzung gegenüber noch im Nachteil, weil es die Funktion des gelähmten Muskels nur teilweise wiederherstellt und wiederherstellen will. So erlaubt z. B. das am Cuboid einerseits, am gesunden Tibialis anticus andererseits angenähte Seidenbündel wohl eine Abschwächung der Tibialiswirkung, d. h. bei der Aktion des Muskels wird der Fuß in Mittelstellung gehoben. Es kann aber weder eine isolierte Hebung des äußeren Fußrandes, noch eine Extension der Zehen ausgeführt werden. Es gilt also für die Seidensehne im besonderen alles, was gegen die periostale Methode überhaupt eingewendet worden ist.

ad 3) kann ich nach meinen Erfahrungen nicht bestätigen, daß Verwachsungen der überpflanzten Sehnen an den Mißerfolgen der Operation die Hauptschuld tragen. Andererseits aber meine ich, daß die vom Seidenfaden ausgehende Reizung auch eine Verwachsung des um die Seidensehne sich bildenden jungen Gewebes mit der Nachbarschaft erzeugen kann.

ad 4) habe ich unter einem Vierteltausend Überpflanzungen noch nie eine Sehnennekrose durch übermäßige Spannung erlebt, obwohl ich stets den Wert genügender Spannung anerkannt und danach gehandelt habe. Stärkste Spannung, wie LANGE sich ausdrückt, ist aber weder nötig noch zweckmäßig. Daß der überdehnte Muskel notleidet, ist bekannt und durch die CAPURRO'schen Experimente neuerdings erhärtet. Stärkste Spannung ist aber auch für die Seidensehne verhängnisvoll, wie LANGE selber an dem Schicksal von drei Sehnen erfahren hat. Der starre Seidenfaden, der z. B. über das Sprunggelenk hinweggeleitet wird, hebt die Haut in einer Falte in die Höhe und durchschneidet früher oder später dieselbe, was sich schon aus LANGE's Abbildung vorhersehen läßt (Fig. 22).

Dieser Übelstand wird bei der Überpflanzung von Sehne zu Sehne unbedingt vermieden.

Jüngstens berichtete noch ROSENFELD, daß er in drei Fällen von Sehnendefekten die GLUCK'sche Methode verwendet habe. Zweimal fand der Ersatz durch Catgut statt, in einem dritten Falle verwendete er Seide. Die Erfolge waren in zwei Fällen ausgezeichnet, im dritten erzeugte das Catgut eine derartige Bindegewebswucherung, daß die Funktion zwar eintrat, aber durch die starre Narbe sehr behindert wurde.

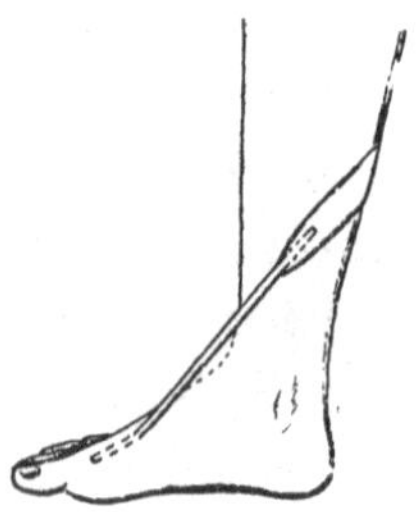

Fig. 22.

Trotz der gemachten Einwände halte ich die Seidensehne nach den zahlreichen Erfahrungen namentlich von GLUCK und LANGE für einen Konkurrenten der Sehnenüberpflanzung. Sie kommt in Betracht vor allem bei traumatischen Sehnendefekten und verdient hier meines Erachtens, wo sie ausführbar ist, den Vorzug. Sie bildet ferner eine wertvolle Verbesserung der Überpflanzungstechnik dann, wenn die Sehne des Kraftspenders zu kurz ist, um in dem nötigen geradlinigen Verlauf den Kraftempfänger zu erreichen, wie vornehmlich ab und zu bei der Überpflanzung der Beuger auf den Quadriceps femoris. Dagegen halte ich die Methode für ungeeignet, die natürliche Sehnenüberpflanzung außer Kurs oder auch nur in zweite Linie zu setzen.

Als indirekte Sehnenüberpflanzung bezeichnet MAINZER ein Verfahren, das er in zwei Fällen ausführte, veranlaßt durch die ungenügende Länge des Kraftspenders. Durch eine Seidensehne die Lücke zu überbrücken schien ihm nicht geraten, weil die über den Sehnen liegenden Hautpartien sehr dünn waren und voraussichtlich bei Herstellung der nötigen Spannung von der Seide durchschnitten worden wären.

Bei dem ersten Patienten sollte ein lateraler Zipfel der Achillessehne auf den gelähmten Extensor digit. gebracht werden. Letzterer zeigte eine Abnormität, insofern seine Sehnen erst sehr weit peripher auftraten. Um diese nun doch in Verbindung mit der Achillessehne zu bringen, wurde der ebenfalls gelähmte Peron. brevis an seiner Insertion abgeschnitten, über den Malleol. extens. aus seiner Scheide herausgezogen und nach vorne auf die Extensorensehne unter starker Spannung angenäht. Jetzt wurde der Achillessehnenzipfel am Peron. brevis befestigt und dadurch mittelbar auf den Extens. digit. überpflanzt.

In ähnlicher Weise wurde in einem zweiten Falle der Peron. tertius benützt, nur wurde er in seiner Kontinuität erhalten, und an ihm wurde absteigend die Achillessehne, aufsteigend eine Extensorensehne nach Anfrischung befestigt.

Der Erfolg war jedesmal günstig.

Noch sei eine Modifikation der Sehnenüberpflanzung erwähnt, die man als Muskelüberpflanzung kennzeichnen kann.

Im Grunde genommen stellt ja jede Sehnenüberpflanzung, die periostale ausgenommen, eine Überpflanzung des Muskels dar auf dem Umwege über die Sehne. Doch hat man auch versucht, den Muskel selbst auf den Nachbar zu nähen. Milliken hat zweimal den Sartoriusbauch in die Quadricepsscheide bezw. direkt in den Muskel genäht. Auch ich bin früher mit dem Sartorius in dieser Weise verfahren, die nicht zu umgehen ist bei dem analogen Versuch, ein Stück des umgeschlagenen Pectoralis auf den Deltoides zu bringen oder den Triceps mittels des Deltoides oder den letzteren mittels des Cucullaris zu verstärken.

Goldthwait vernähte die angefrischten Bäuche von Tib. ant. und Extens. digit. behufs Besserung der Fußstellung.

Péraire vervollständigt seine beiderseitige Sehnenüberpflanzung durch eine Vernähung der angefrischten, vom Perimysium entblößten Muskelbäuche.

Das Verfahren ist gewiß nicht empfehlenswert. Es werden die Gefäße und Nerven des Muskels verletzt, es leidet die Muskelsubstanz durch die nötig werdenden tiefgreifenden Nähte.

Zudem ist die Technik sehr schwer, es ist unmöglich, den weichen Muskelbauch unter der nötigen Spannung anderswo festzunähen, da die Nähte ausreißen und durchschneiden.

In der letzten Zeit ist wiederholt und eindrücklich auf die Sehnenverkürzung bezw. -verlängerung in Kombination mit der Überpflanzung hingewiesen worden.

Die Forderung derartiger Nebenoperationen war eigentlich schon enthalten in den Bedingungen, die ich von Anfang meiner Thätigkeit auf diesem Gebiete an stets für eine erfolgreiche Transplantation aufstellte: 1. Vernähung unter Spannung, 2. Vernähung in leichter Überkorrektur.

Indem wir bei absteigender Überpflanzung den Kraftempfänger kräftig zentripetal anziehen, verkürzen wir seine Sehne und fixieren diese Verkürzung durch die Überpflanzungsnaht. Wie bedeutend diese Verkürzung ist, zeigt sich nach vollendeter Naht an der Erschlaffung der zentral von der Nahtstelle liegenden Partie der gelähmten Sehne, welch letztere deshalb gelegentlich gefältelt werden muß. Es fällt also Spannung und Verkürzung in eins zusammen.

Ferner aber läßt sich eine Überkorrektur nur erzielen nach Durchschneidung der geschrumpften, dem Redressement sich widersetzenden Sehnen, z. B. der Achillessehne beim Spitzfuß. Voraussetzung der Überkorrektur ist also die Verlängerung antagonistischer Sehnen.

Bei einer totalen Lähmung, bei einem Schlottergelenk müssen wir uns, wenn wir überhaupt die Sehnenoperation statt einer Arthrodese ausführen wollen, auf die Verkürzung und Verlängerung der verschiedenen wichtigeren Sehnen beschränken. Wir erhalten dann eine tendinöse Fixation. Bei partieller

Lähmung aber muß die tendinöse Fixation zurückgedrängt werden durch das Streben nach funktioneller Restitution. Wir dürfen die tendinöse Verkürzung nicht so weit treiben, daß die aktive Beweglichkeit darunter notleidet.

Die Verkürzung kann nicht nur an der Sehne nötig werden, welche durch die Überpflanzung gestärkt werden soll, sondern sie kann gelegentlich sich nach geschehener Transplantation und infolge derselben an Nachbarsehnen als wünschenswert erweisen.

Nehmen wir z. B. den Fall eines alten paralytischen Spitzplattfußes, der nach erzielter Stellungskorrektur durch Überpflanzung des gesunden Peroneus longus auf den gelähmten Tibialis anticus behandelt worden ist. Das Sprunggelenk steht nun gut in Mittelstellung, aber die Großzehe hängt extrem plantarwärts herab, da der an sich schon geschwächte Extens. hallucis jahrelang um viele Centimeter überdehnt war. Die schlaffe Zehe bildet ein großes Hindernis für das Anziehen des Strumpfes, des Stiefels. Sie muß dorsalwärts fixiert werden durch ausgiebige Verkürzung ihrer Strecksehne. Aus dem nämlichen Beispiel läßt sich entnehmen, in welcher Reihenfolge die verschiedenen Eingriffe am besten ausgeführt werden.

Wie wir schon früher angegeben haben, beginnt man mit dem Redressement des Plattfußes, vollendet aber die Beseitigung der restierenden Deformität, des Spitzfußes nicht etwa durch subkutane Tenotomie behufs Verlängerung der Achillessehne, wenigstens dann nicht, wenn man letztere vielleicht teilweise zur Überpflanzung nötig hat. In solchem Falle legt man vielmehr die Achillessehne ausgiebig frei, spaltet den Überpflanzungszipfel ab und verlängert den Rest durch eine der verschiedenen plastischen Methoden. Dann folgt die Überpflanzung und mit oder nach ihr die Verkürzung.

Wenn man nach Eve zunächst überpflanzt und erst nach der Heilung die zur Stellungskorrektur nötige Verlängerung hinzufügt, so geht die Spannung der Überpflanzungsnähte und das Resultat selbstverständlich nachträglich verloren.

Wir pflichten nach dem Gesagten der erneuten Empfehlung der kombinierten Sehnenplastik, wie sie von Codivilla, Hoffa, Lange, Kunik, Alessandrini, Franke ausgegangen ist, durchaus bei.

Was die Technik der Sehnenverlängerung angeht, so stehen uns mehrere Methoden zur Wahl, auf die wir hier nicht ausführlicher einzugehen brauchen. Wir begnügen uns bei leichter Verkürzung mit der subkutanen Tenotomie, führen dagegen in Fällen, bei denen nach querer Durchschneidung beträchtliche Dehiscenz eintreten würde oder welche das Freilegen der Sehne schon zu Überpflanzungszwecken nötig machen, eine Plastik aus. Die beigegebenen Abbildungen erinnern rascher als eine Beschreibung an den Bayer'schen Treppenschnitt (Fig. 23 u. 24). Eine Variante desselben, welche die Sehne durch frontale Spaltung in eine vordere und eine hintere Hälfte zerlegt, verdient deshalb den Vorzug, weil sie die ganze Breite der Sehne erhält und dadurch große Berührungsflächen, leichtere Naht, günstigere Heilungsverhältnisse darbietet. Noch einfacher ist die Durchschneidung der Sehne höher oben, wo sie noch dem Muskelbauch aufliegt und gewaltsame Verschiebung des peripheren Stumpfes auf dem Muskel nach abwärts, wobei keine Naht erforderlich wird.

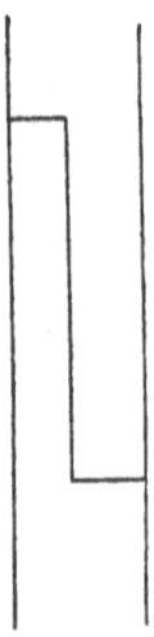

Fig. 23.

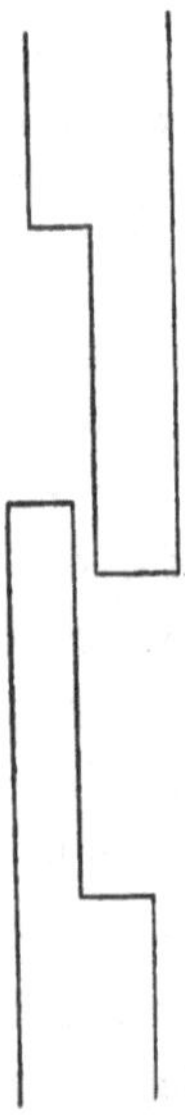

Fig. 24.

Auch die Verkürzung kann in verschiedener Weise ausgeführt werden. Am meisten wird wohl die quere Durchschneidung mit nachfolgender Verschiebung der Stümpfe geübt. Sie hat den Nachteil, daß durch Nachgeben bezw. Ausreißen der Naht eine völlige Kontinuitätstrennung eintritt, der Zustand also schlechter ist als früher vor der Operation. Vor solchem Mißerfolg schützt die Verkürzung durch Faltenbildung. Ein Schieber zieht die Sehne an der Stelle in die Höhe, welche den Scheitel der Falte bilden soll, worauf die Schenkel der letzteren mit einigen Nähten aneinander gezogen werden.

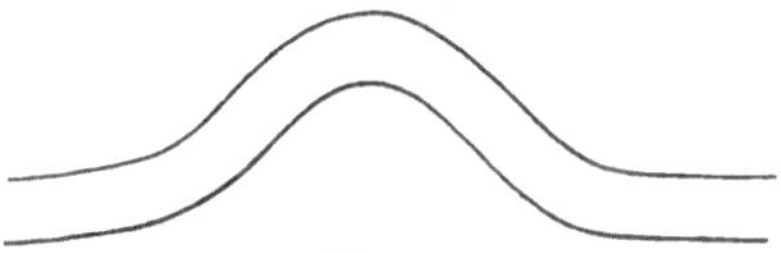

Fig. 25.

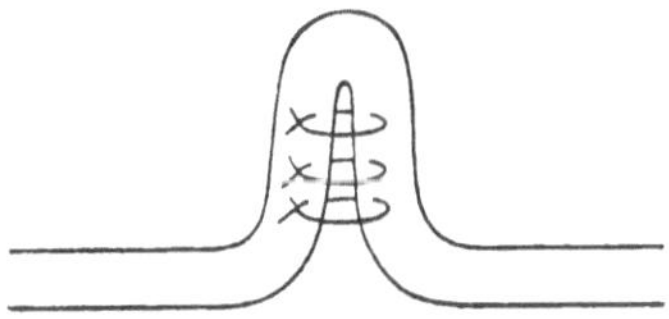

Fig. 26.

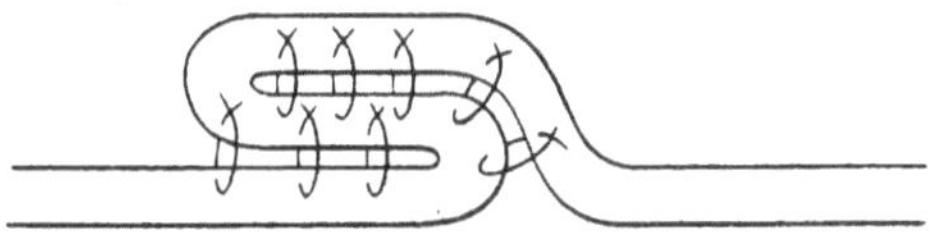

Fig. 27.

Schließlich kann die Kuppe noch weiter zentralwärts an der Sehne abermals befestigt werden (Fig. 25, 26, 27).

Lange benutzt seine Raffnaht zugleich zur Verkürzung,

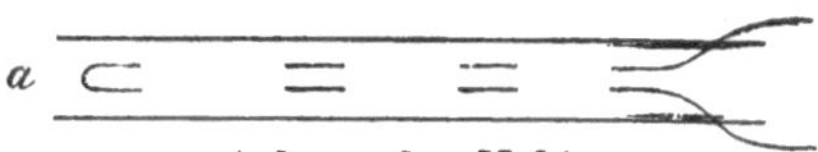

Anlegen der Naht

Fig. 20.

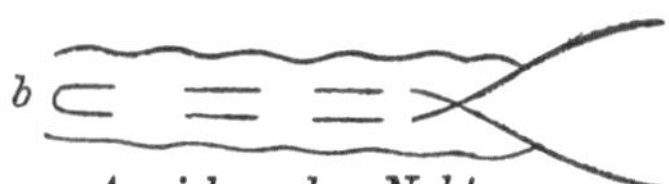

Anziehen der Naht.

Fig. 28.

indem durch starkes Anziehen der Fäden die Sehne gewissermaßen gekräuselt wird (Fig. 20 u. Fig. 28).

Codivilla führt die gleiche Operation in aufsteigender Form behufs Verkürzung aus, welche Wolff als periostale absteigende Überpflanzung kürzlich beschrieben hat.

Codivilla legt die Sehne, welche mittels Verkürzung der tendinösen Fixation dienen soll, aufsteigend in eine Knochenrinne, die er nach Zurücklegung des Periostes ausgehöhlt hat. Letzteres wird über der Sehne wieder zusammengenäht. So versenkt er z. B. bei schlotterndem Sprunggelenk die Peronealsehnen subperiostal in die Fibula.

In ähnlicher Weise versorgt Tilanus den peripheren Stumpf eines total überpflanzten Muskels. So befestigt er z. B. die Sehne des ganz durchschnittenen Extens. hallucis aufsteigend am Periost des Talus, um die Großzehe hoch zu halten, er nennt diese Modifikation „Transplantatie met pees fixatie".

Die Sehnennähte sind beendigt, wir schreiten zum Wundverschluß.

Die geöffneten Sehnenscheiden sind bei der Naht meist unberücksichtigt geblieben. Milliken hat allerdings schon 1895/96 den Verschluß der Sehnenscheiden angestrebt. Er vernähte nach der Überpflanzung zweier benachbarter Sehnen die äußeren Hälften der Scheiden, so daß eine gemeinsame Hülle die Naht bedeckte. Fig. 29 und 30 zeigen seine Sehnenscheidennaht bei der Überpflanzung des Sartorius auf den Quadriceps. Das gleiche that Le Dentu und Piéchaud; Alessandrini (Codivilla) betont den Wert der Scheidennaht ausdrücklichst.

Ich selbst bin auch neuerdings zu der Überzeugung gekommen, daß es besser ist, die Sehnenscheiden überhaupt möglichst zu schonen, oder aber, sofern dies ohne Mühe ausführbar, wieder zu schließen, was ich früher stets unterlassen hatte. Und zwar wurde ich dazu gedrängt einmal durch die autoptischen Befunde bei Nachoperationen, dann aber auch durch den Verlauf unserer Tierexperimente, worauf im nächsten Kapitel nochmals zurückgekommen werden wird.

Auch die Fasciennaht ist ziemlich vernachlässigt worden, sie kann aber unterbleiben, da ihre Regeneration leichter zu erfolgen scheint als die der Sehnenscheide. Ein exakter Nahtverschluß der Fascie ist auch kaum möglich, da sie sich meist stark retrahiert, ein übermäßiges Anziehen der Nähte aber schädlichen Druck auf die darunter liegenden Weichteile ausüben würde. Man kann sich also sehr wohl damit begnügen, ihre Ränder mit einigen Fäden lose zusammenzuziehen oder sie mit einer und der anderen Hautnaht mitzufassen. Nur Le Roy des Barres empfiehlt den möglichst exakten Verschluß

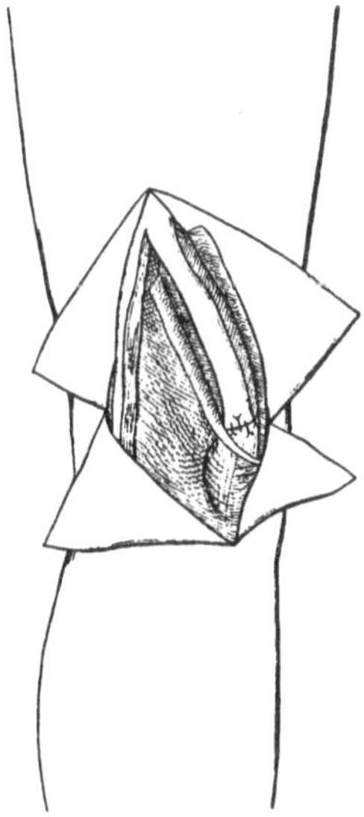

Fig. 29.

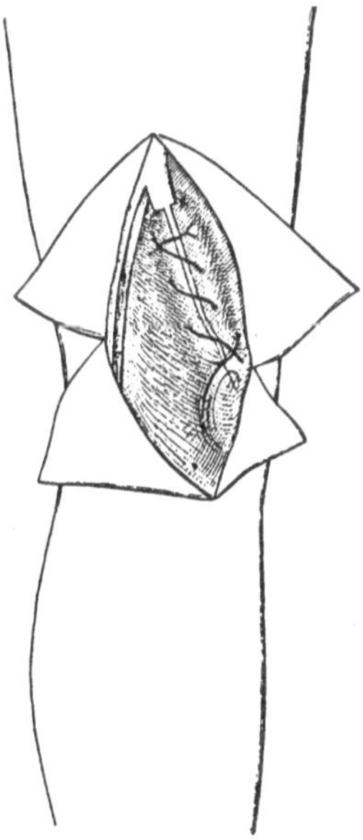

Fig. 30.

der Fascie mittels kurzer und dazwischengelegter weitgreifender Catgutnähte.

Die Hautwunde wird wohl am besten völlig geschlossen, eine vorübergehende Drainage mit Gazestreifen oder Docht, wie sie Lange und Sudaka anwenden, habe ich nie gemacht. Sie wird auch von anderen, wie mir scheint mit Recht, widerraten. Je abgeschlossener die Nahtstelle der Sehnen liegt, desto sicherer sind wir vor sekundärer Infektion des versenkten Nahtmateriales. Es empfiehlt sich deshalb auch, die Hautnähte oberflächlich zu legen, so daß eine Kommunikation der Oberfläche mit den tieferen Gewebsschichten durch die Stichkanäle vermieden ist. Ich nähe die Haut stets mit Silkworm, das nicht imbibitionsfähig ist und längere Wochen liegen bleiben kann. Metallsuturen haben den gleichen Vorteil. Dadurch ist man der Notwendigkeit einer Fensterung oder eines Wechsels des Verbandes enthoben.

Hiermit sind wir in die Periode der Nachbehandlung eingetreten.

Dieselbe besteht zunächst in Anlegung eines Verbandes, der die operierten Sehnen, also auch das beteiligte Gelenk fixiert.

Besser als Heftpflasterverband und als Gipshanfschienen, die von Kunik und Ludwig empfohlen werden, scheint mir der zirkuläre Gipsverband zu sein, der sofort nach beendigter Operation angelegt wird und jede schädliche Zerrung der Nahtstelle unmöglich macht.

Wir haben dann nur die Zirkulation in den Zehen und die Temperatur zu kontrollieren und lassen die Heilung sich ungestört vollziehen.

Gewöhnlich sind Schmerzen vorhanden, die anfallsweise auftreten und durch Kontraktion der überpflanzten Muskeln bedingt sind. Nach drei Tagen sind die Schmerzen im wesentlichen vorüber, überheftiges Fortdauern derselben deutet auf eine Störung der prima intentio hin. Letztere stellt selbstverständlich den normalen und wünschenswerten Verlauf dar. Maydl's Meinung, die reaktionslose Heilung erzeuge eine wenig widerstandsfähige Narbe, wird durch die Tierexperimente widerlegt. Andererseits ist zuzugeben, daß eine Eiterung nicht immer den Verlust des Überpflanzungsresultates bedeutet.

Ich selbst habe diese erfreuliche Beobachtung gemacht, daß trotz starker Suppuration die Sehnennähte hielten, und Gönczy berichtete kürzlich über einen ähnlichen Fall.

Allerdings bedarf die Sehnennarbe zu ihrer Konsolidation einer Reihe von Wochen. Es ist rätlich, den Fixationsverband in einfachen Fällen 6 Wochen, bei gleichzeitig vorhanden gewesener Deformität bis zu 8 Wochen liegen zu lassen. Manche freilich haben alsbald nach der Wundheilung, also schon nach 10 bis 14 Tagen die freie Nachbehandlung eingeleitet, doch möchte ich hiervor warnen.

Etwas kürzer kann man eventuell den Gipsverband liegen lassen, wenn die Gefahr der Verwachsung der Sehnen mit der Umgebung vorhanden ist, wenn also z. B. die Sehne nicht subfascial verlagert werden konnte, oder wenn sie durch ein Spatium interosseum hindurchgeschoben wurde (Codivilla). Nach 2 Monaten entferne ich stets den Verband. Lange freilich verlängert die Fixationsdauer bei seinen Seidensehnen bis zu 3 Monaten, wobei mir außer der Möglichkeit der Verwachsung auch die Inaktivitätsatrophie bedenklich erscheint. Aber nicht nur den Verband lasse ich ruhig liegen, sondern den ganzen Patienten. Der Verband macht wohl Gelenkbewegungen unmöglich, nicht aber verhindert er Muskelkontraktionen, die ihrerseits bei heftigem oder häufig wiederholtem Eintreten der Sehnennaht gefährlich werden könnten. Und zwar lasse ich die Bettruhe mindestens während der ersten 4 Wochen durchführen. Während dieser Zeit vollziehen sich die ersten und wichtigen Vorgänge der Heilung.

Auf die Fixationsperiode folgt die eigentliche Nachbehandlung, deren Zweck, die möglichst vollkommene Wiederherstellung normaler aktiver Beweglichkeit, erreicht werden muß durch Pflege der Muskulatur sowohl als durch Übung und Kräftigung der Innervation. Wir haben also einmal an der Peripherie, am Muskel, dann aber auch am Zentralnervensystem therapeutische Maßnahmen zu ergreifen. Freilich decken sich beide Aufgaben vielfach hinsichtlich der anzuwendenden Mittel.

Warme Bäder und Einpackungen, kurz feuchte und trockene Wärme erzeugen eine Hyperämie des betreffenden Gliedabschnittes und dadurch gesteigerte Ernährung der Muskulatur.

Dem gleichen Zweck dient die Massage, die aber mit einzelnen Handgriffen, so namentlich dem Tapotement, zugleich eine direkte Erregung der Muskelsubstanz erzeugt.

Auch die Elektrizität ist in der ersten Zeit von Nutzen, solange aktive Bewegungen nicht oder nur in geringem Grade ausführbar sind.

Erwähnt sei hier das kürzlich von LE ROYS DES BARRES ausgesprochene Bedenken, die gleichmäßige Pflege der gesamten Muskulatur könne dem Resultat gefährlich werden. Man müsse deshalb die geschwächten Muskeln ausschließlich pflegen oder diese wenigstens öfter und energischer elektrisieren und massieren als die gesunden. Ich glaube, daß diese Ängstlichkeit nicht am Platze ist.

Sobald als möglich hat die Gymnastik zu beginnen, und ihre korrekte und im Verein mit der Massage lange Zeit fortgesetzte Anwendung ist von der größten Bedeutung für das endgültige Resultat. Haben doch die höchst interessanten Mitteilungen von THILO uns gelehrt, in wie erstaunlichem Grade geschwundene Nerventhätigkeit durch zweckmäßig eingerichtete und geduldig fortgesetzte Übung wieder geweckt und gesteigert werden kann. Es ist eine bei Kindern nicht immer leichte Aufgabe, die zweckmäßigen aktiven Bewegungen ausführen zu lassen, doch erreicht man mit Geduld gewöhnlich doch das Ziel.

Man kann wohl auch kleine Kunstgriffe anwenden, so z. B. die gewollte Bewegung gleichzeitig am gesunden und kranken Glied vornehmen lassen oder dieselbe reflektorisch auslösen etwa durch Kitzeln oder durch Nadelstiche.

Zur aktiven Gymnastik gehören auch die Gehversuche. Dieselben dürfen zunächst nur im Laufstuhl oder unter Führung unternommen werden, da ein unglücklicher Fall vielleicht doch noch eine Zerreißung oder Überdehnung der jungen Sehnennarbe herbeiführen könnte.

DROBNIK läßt zunächst barfuß gehen in dem Glauben, daß durch das Auftreten der nackten Fußsohle auf den harten Boden die Reflexe viel genauer ausgelöst werden, und daß dies zur rascheren Ausbildung des Gleichgewichtsgefühles auf dem Boden neu geschaffener Muskelgruppierung viel beitrage. Insbesondere läßt er auch den Langsamschritt nach militärischem Kommando ausführen.

Passive Gymnastik käme höchstens in Betracht in Form täglich auszuführenden Redressements behufs Dehnung der Gelenkkapseln und -bänder, in deren Neigung zu erneuter Schrumpfung CODIVILLA eine Quelle des Rezidivs erblickt.

Dagegen ist die passive Apparatgymnastik, z. B. an Pendelapparaten, unter Umständen durch Überdehnung der Sehnennarbe eher schädlich als förderlich.

An der unteren Extremität, an welcher die überpflanzten Sehnen alsbald stark beansprucht werden, empfiehlt es sich, zu Beginn wenigstens das Operationsresultat durch äußere mechanische Mittel zu sichern.

In erster Linie muß der Stiefel zweckmäßig gebaut sein. Die Schnürung muß so weit nach vorne reichen, daß der Fuß bequem hineinzulegen, nicht gewaltsam einzuschieben ist. Er muß stark gebaute und lange Kappen tragen, die das Sprunggelenk fixieren. Auch der Winkel, in dem der Schaft gegen die Sohle geneigt ist, verdient Beachtung. Die Sohle selbst kann durch ihre Schweifung wie durch seitliche Abschrägung die Fußstellung beeinflussen.

In einfachen Fällen, bei denen der Muskeldefekt beschränkt, die erhaltene Muskulatur kräftig entwickelt war, genügt ein solcher, eventuell im Schaft noch versteifter Stiefel.

Ist dagegen die Muskulatur recht atrophisch gewesen, so ist sie schonungsbedürftig, bis sie sich unter dem Einfluß der Funktion allmählich erholt hat. Und dieser Schonung entspricht dann eine leichte seitliche Schiene, die das Sprunggelenk und die Muskeln vor Distorsion durch Umknicken schützt, die Bewegungen in richtige Bahnen leitet und ihre Exkursionsweite bestimmt.

Statt der Schiene giebt DROBNIK einen Heftpflasterverband. Derselbe besteht aus einem 4 cm langen Stück gewirkter Gummiborde und aus daran genähten Heftpflasterstreifen. Ein Heftpflasterstück wird mit dem einen Ende um den Fuß gewickelt, während man das andere unter entsprechendem Anziehen des elastischen Bandes nach Bedarf an der inneren oder äußeren Seite des Unterschenkels anheftet. Dieser Verband hat den Vorzug der Einfachheit und exakter Wirkung. Ähnliche elastische Züge, die mit einer Gamasche in Verbindung gebracht werden, benützen auch Codivilla, Hoffa und Alessandrini. Kompliziertere Schienenhülsenapparate sind jedenfalls nur in Ausnahmefällen am Platze. Für die Nacht können einfache Schienen, wie sie z. B. auch bei der Nachbehandlung des angeborenen Klumpfußes in Betracht kommen, dazu dienen, den Fuß vor Insulten, namentlich auch vor dem schädlichen Druck der Bettdecke zu bewahren.

Die geschilderte Nachbehandlung erfordert nach dem Gesagten eine sachverständige Hand und kann deshalb von den Angehörigen nicht in gleichwertiger Weise durchgeführt werden wie vom Arzt. Je gründlicher und sorgfältiger die Nachkur, desto vollkommener das Dauerresultat.

Die Richtigkeit dieses allgemein anerkannten und befolgten Satzes wird nicht erschüttert durch die Beobachtung, daß in einzelnen günstigen Fällen auch ohne eigentliche Nachbehandlung Erfolge eintreten können nur unter dem Einfluß der alltäglichen Inanspruchnahme des Gliedes.

Wir haben geglaubt, die Technik aufs eingehendste darstellen zu sollen, und hoffen, daß dieses Kapitel, das dem Spezialisten vielleicht unnötig weitläufig erscheinen mag, gründlich gelesen werde von jedem, der erstmals die Operation ausführt. Aus fehlerhafter Technik entstehen die Mißerfolge, entstehen auch abfällige Urteile über den Wert der Methode.

Viertes Kapitel.

Die Resultate.

Es kann von einem sofort nach Beendigung der Operation vorhandenen Erfolg insofern geredet werden, als das durch die Lähmung getroffene Gelenk alsbald in Mittelstellung festgestellt ist, eine Folge der durch die Überpflanzung bedingten tendinösen Spannung.

Dieser Zustand wird während der Fixationsperiode im Verband zu einem dauernden gestaltet durch die Vorgänge der Sehnenverheilung, über die wir genaueren Aufschluß erhalten können durch Tierexperimente wie durch autoptische Befunde bei Nachoperationen.

Über Tierexperimente hat bisher nur HOFFA berichtet, der neben verschiedenen Sehnenplastiken, Verlängerungen und Verkürzungen auch echte Überpflanzungen bei Hund und Katze ausführte und die gewonnenen Präparate einem Pathologen (Dr. BORST-Würzburg) zur Untersuchung übergab. Er faßt die wesentlichen Ergebnisse folgendermaßen zusammen: „Die nach den verschiedenen Methoden der Sehnenplastik im Verlauf der nächsten Wochen sich abspielenden Prozesse führen zur Bildung einer Narbe, an deren Aufbau einerseits das Sehnengewebe selbst, andererseits das Peritenonium internum und externum, sowie das peritendinöse Bindegewebe Anteil nimmt. Es spielen sich dabei histologisch annähernd die gleichen Vorgänge ab, wie sie uns nach den Untersuchungen von ENDERLEN, BUSSE und neuerdings von SCHRADICK für die Heilungsvorgänge nach der einfachen Tenotomie geschildert worden sind.

Die Neubildung des Sehnengewebes ist in der Regel eine sehr bedeutende; es entstehen zahlreiche Bündel junger Sehnen, die in die Narbe einstrahlen, und mit gleichgearteten Fascikeln innige Geflechte eingehen. In den ersten Wochen erscheint die Narbe noch mehr oder weniger bindegewebig, später aber wird sie vorwiegend sehnig. Alte und neugebildete Sehne sind aber auch noch nach Monaten durch den verschiedenen Zellreichtum, sowie durch die Farbenunterschiede (bei Hämatoxylin-Eosinfärbung) gut zu unterscheiden.

War die Operation nicht ganz aseptisch verlaufen, hatte vielmehr eine leichte Infektion stattgehabt, so überwog die Proliferation des Bindegewebes entschieden die von der Sehne ausgehende Neubildung. Die Heilung wird ferner bedeutend verzögert, wenn sich größere Hämorrhagien im Operationsgebiet einstellen. Sehr interessant ist das Verhalten der Sehnenpartien, welche zwischen die einzelnen Nähte gefaßt, gewissermaßen abgeschnürt werden. Man erkennt dann zunächst deutlich eine Degeneration der abgeschnürten Sehnenbündel. Die regressiven Prozesse am Sehnengewebe verlaufen unter Kernschwund, unter Auffaserung und homogener Quellung der Fasern. In die degenerierten Sehnenabschnitte wandern dann zahlreiche Leukocyten und Wanderzellen ein, durch deren Umwandlung dann wieder zunächst Bindegewebe und später sehniges Gewebe entsteht.

Mit dem Alter der Narbe nimmt deren Zellgehalt und Gefäßreichtum allmählich ab, während die Zwischensubstanzen zunehmen, aber auch noch nach Monaten sind die Prozesse der Emigration und Immigration, sowie die Bildung und Rückbildung der Narbe nicht beendet.

Auch ich habe in den letzten Monaten mit meinem Assistenten Herrn Dr. Schmidt eine Serie von Überpflanzungen ausgeführt beim Kaninchen und mit mehr Glück beim Hunde. Unsere Untersuchungen sind noch nicht beendigt, insbesondere steht die mikroskopische Prüfung noch aus. Was wir makroskopisch sahen, deckt sich im wesentlichen mit unseren Beobachtungen beim Menschen, denen wir uns nunmehr zuwenden. Wir kamen in einigen zwanzig Fällen in die Lage, wegen unvollständig ausgeführter Operation, wegen unvollkommenen Resultates oder wegen Rezidivs den Fehler gut zu machen durch eine zweite Operation, die einige Wochen bis zwei Jahre nach der ersten folgte.

Wenngleich dabei ein unnötiges Präparieren natürlich im Interesse der Patienten nicht erlaubt war, so konnte immerhin eine Reihe von Thatsachen bezüglich des Heilresultates festgestellt werden. Der Fascienschlitz war stets wieder vereinigt, wenngleich der unregelmäßige Faserverlauf in der Fascie die stattgehabte Verwundung erkennen ließ.

Dagegen war die Bildung von Sehnenscheiden nicht im erwarteten Maße eingetreten. Es bestand zwar eine Verschieblichkeit der Sehnen und eine Abgrenzung gegen das umgebende Gewebe, es fehlte aber der spiegelnde Glanz und die Zartheit der Hüllen, die wir an der intakten Sehnenscheide finden. Die überpflanzten Sehnenzipfel zeigten öfters eine entschieden narbige Veränderung, die sich durch die weißgraue Färbung kund gab. Die steril gebliebenen Seidenfäden waren in Gestalt kleiner Knötchen in durchscheinendem Gewebe eingekapselt. Die von der Verkürzung herrührenden, zunächst als Wülste imponierenden Faltungen und Verdoppelungen der Sehnen verschwanden regelmäßig im Laufe von Monaten, an ihrer Stelle fand sich eine narbig aussehende leichte Verdickung.

Die spärlichen Beobachtungen, die bisher vorliegen, haben gezeigt, daß auch bei glattester Wundheilung ein auffallender Unterschied zwischen anatomischer und funktioneller Restitution zu Ungunsten der ersteren bestehen kann. Weitere Erfahrungen, insbesondere auch am Tiere gesammelte, thun uns not, da wir aus ihnen Verbesserungen der Technik herleiten können. Es scheint mir so heute schon festzustehen, daß eine sorglichere Schonung der Sehnenscheiden notwendig ist.

Erwähnt werden müssen hier auch die interessanten Experimente von Capurro, obwohl derselbe sich nicht sowohl mit Sehnenüberpflanzung als mit der Verlagerung des Muskels selber ohne seine Sehne befaßte. Immerhin berühren seine zahlreichen und mit großer Umsicht ausgeführten Untersuchungen unser Gebiet, so daß die Anführung seiner Ergebnisse gerechtfertigt ist, wenn auch dieselben sich nicht ohne weiteres und ausnahmslos für unsere Operation, für die Sehnenverlagerung anwenden lassen.

Die Transplantation gestielter Lappen entspricht dem Zwecke der Plastik unter dem doppelten Gesichtspunkte der mechanischen Verstärkung eines Teiles und der Erhaltung der Funktionsfähigkeit des speziellen Gewebes. Die Kontraktionskraft wechselt jedoch beträchtlich je nach der Einpflanzungsart des Lappens.

1. Sie ist unter sonst gleichen Verhältnissen größer in den partiellen Lappen als in den totalen Lappen, in den mäßig gespannten größer als in stark gespannten, in den Lappen, welche auf solche Muskel transplantiert sind, die den ursprünglichen Muskeln nahe liegen und mit ihnen parallel laufen, größer als in jenen, welche auf entferntere Muskel verpflanzt sind und in schiefer oder in perpendikulärer Richtung zu dieser verlaufen.

2. Sie ist größer bei geringerer Reklination zum rechten Winkel, bei einfacher Drehung und bei Biegung des Stieles.

3. Sie ist größer bei der Einpflanzung auf die Bekleidungsaponeurose eines Muskels als bei Aufpflanzung auf das Fleisch des Muskels selbst.

4. Sie ist beträchtlich reduziert bei Schlaffheit des Lappens, bei vollständiger Dehnung und bei größerer Reklination zum rechten Winkel, bei Einpflanzung auf nachgiebiges Gewebe ohne autochthone Bewegungen.

5. Sie wird nicht merklich beeinflußt von dem Sitze des Stieles, von dem Antagonismus oder von der Synergie des Receptionsmuskels mit dem ursprünglichen Muskel des Lappens, von den Beziehungen zur Bekleidungsaponeurose und zur Scheide des primitiven Muskels. (Capurro.)

Schließlich seien noch die Versuche von Rydygier über Transplantation gestielter Muskellappen genannt.

Dieser ersetzte beim Hunde die untere Hälfte des Kopfnickers durch die aufwärts verlagerte Klavikularportion des Pectoralis major und erzielte einen vollen Erfolg. Selbst mikroskopisch zeigte der Muskel nach 4 Monaten keine wesentlichen degenerativen Veränderungen.

In einem zweiten Falle hatte er einen großen Lappen mit peripherer Basis aus dem Rectus femoris herausgeschnitten, dicht an der Patella umgeklappt und in den Extensor digit. eingelegt. Nach 4 Monaten war der Lappen funktionsfähig geblieben, er zeigte aber ausgiebigere Degeneration, wohl eine Folge der starken Stielabknickung um 180° und der ungünstigen Lage desselben hinsichtlich der Ernährung. Rydygier stellt folgende Bedingungen als notwendig zum Gelingen auf:

1. Vor allem muß vollständige Asepsis gelingen.

2. Der Hautschnitt muß seitlich vom transplantierten Muskellappen liegen.

3. Der Muskel muß möglichst wenig maltraitiert, der Lappen also entsprechend größeren Bindegewebssepten gebildet werden.

4. Der Stiel ist nach der Seite zu legen, von welcher die Gefäße und Nerven kommen.

5. Der Muskellappen soll nicht stark gedreht werden.

6. Die Muskelfascie soll möglichst erhalten bleiben.

Was nun das Schicksal der künstlichen Sehnen und zwar zunächst der aus Sehnenmaterial gebildeten angeht, so liegen klinische Beobachtungen über den völligen Erfolg des Verfahrens mehrfach vor (vergl. das vorhergehende Kapitel), über experimentell gewonnene Präparate verfügen meines Wissens nur Gluck und ich.

Dieselben zeigen, daß eine Einheilung ohne jede Störung oder makroskopisch wahrnehmbare Veränderung des Sehnenstückes möglich ist, so daß es später unmöglich wird, die Nahtstelle nachzuweisen.

Auch die Funktionstüchtigkeit der aus heterologem Material hergestellten Sehnen ist durch die glänzende Serie von neunzehn klinischen Fällen, deren Details Gluck 1892 mitteilte, unwiderlegbar bewiesen.

Für das weitere Verhalten des Catgutseidenzopfes giebt Gluck drei Möglichkeiten an:

1. Derselbe wird gar nicht verändert, erhält nur im Laufe der Zeit eine bindegewebige Hülle, in welcher der Zopf gleitet. Die Hülle enthält eine der Synovia ähnliche Flüssigkeit.

2. Das Fremdkörperbündel wird allmählich vom Bindegewebe substituiert, in ein fibromatöses Segment umgewandelt.

3. Noch nach längerer Zeit können größere Stücke des Zopfes ausgestoßen werden, die gebildete Bindegewebsbrücke bleibt bestehen.

Gluck demonstrierte auch das bei einer Nachoperation gewonnene Präparat einer solchen Sehne, ein dicker Bindegewebswall umschließt die Seidenfäden. Er bezeichnete die Fremdkörpersehnen als das Spalier, an welchem das neugebildete Gewebe entlang rankt. Ganz den gleichen Befund zeigte ein von Kümmell 1896 demonstriertes mikroskopisches Präparat, die Doppelfärbung zeigte deutlich das Wachstum der Bindegewebszüge längs den Seidenfäden. Das Präparat entstammte einem Manne, der einige Monate nach der Operation gestorben war. Und ähnliches zeigen einzelne meiner experimentell gewonnenen Präparate, die Mehrzahl der operierten Tiere ist allerdings noch am Leben.

Die größte klinische Erfahrung auf diesem Gebiete aber hat Lange, der kürzlich über 56 Seidensehnen berichtete, unter denen solche von 20 cm Länge sich befanden. Fast alle sind zunächst eingeheilt geblieben, ihre Leistungsfähigkeit hat ihn durchaus befriedigt, wir werden im speziellen Teile darüber Genaueres hören.

Auch das Bedenken ob ihrer Dauerhaftigkeit beseitigt Lange durch den Nachweis, daß die seidene Sehne unter dem Einfluß der Funktion deutlich dicker wird. Er sah Seidenbündel von Stricknadelstärke im Laufe von zwei Jahren die Dicke eines Fingers erreichen. Er hatte auch Gelegenheit, eine solche Sehne bei einer Nachoperation teilweise zu excidieren und zu untersuchen.

Diese Sehne — sie diente dem Quadricepsersatz und war an den Biceps femoris zu dessen Verlängerung angehängt —

war von einer Schicht lockeren und verschieblichen Bindegewebes umgeben, besaß aber keine eigentliche Sehnenscheide. Sie präsentierte sich als bleistiftstarker, derber, runder Strang von blauer Farbe ähnlich dem Blau mancher Ligamente oder Gelenkkapseln.

Ein Längsschnitt drang durch ein derbes Gewebe von 2—3 mm Dicke und legte die Seidenfäden frei, die durchaus keine Brüchigkeit oder Anzeichen des Zerfalles aufwiesen.

Die mikroskopische Untersuchung ergab einen höchst interessanten Befund: In den zentralen, dem Seidenstrang naheliegenden Schichten ist der Aufbau des Gewebes identisch mit dem einer normalen Sehne. Die Bindegewebsfasern sind parallel angeordnet, elastische Fasern und Gefäße fehlen fast völlig. In den peripheren Schichten sind die Zellen und Fasern die gleichen wie die einer Sehne, aber außerdem finden sich Gefäße und hier und da Fettzellen dazwischen gesprengt. Es steckte also die 12 cm lange seidene Sehne in einem Schlauche, der aus Sehnengewebe bestand, dessen Wand 2—3 mm dick war und dessen unteres Ende in das Periost der Tibia auslief. (LANGE.)

Es ist zu hoffen, daß dieser in der That das größte Vertrauen hinsichtlich des Wertes der Seidensehnen erweckende Befund bald in zahlreichen Fällen bestätigt werden wird. Wir werden nicht versäumen, nach Ablauf der nötigen Beobachtungsfrist unsere Tierpräparate im Sinne von LANGE zu untersuchen und über das Ergebnis zu berichten. Es wird sich dann vielleicht ein ähnlicher Vorgang auch nachweisen lassen an den ohne Sehnenabspaltung seitlich angehängten LANGE'schen Seiden- bezw. Zwirnsehnen, was mir freilich fraglich scheint. Denn hier bestehen nicht durchschnittene Sehnenfasern, die in Seidenfäden ihre geradlinige Fortsetzung finden, es kann also auch kaum zu einem seitlichen Auswachsen von sehnigen Elementen längs der Fäden kommen. Ein definitives Urteil hierüber muß indessen der Zukunft überlassen bleiben.

Durch die geschilderten verschiedenartigen Heilungsvorgänge erhalten wir also das erste Resultat. Dasselbe bedeutet zunächst weiter nichts als die tendinöse Fixation eines Gelenkes in einer gewünschten Stellung. Es ist die paralytische Deformität beseitigt, das völlige oder partielle Schlottern des Gelenkes aufgehoben.

Dieser Zustand stellt unter Umständen schon einen wesentlichen Erfolg dar, wenn durch die Feststellung des betreffenden Gelenkes die Funktion benachbarter Gelenke begünstigt wird, oder wenn die Festigung des Gelenkes die Kraft und Gebrauchsfähigkeit vielleicht der ganzen Extremität beeinflußt.

Wir werden uns mit diesen Erfolgen umsomehr zufrieden geben müssen, je weniger gesunde Muskeln für die Überpflanzung zur Verfügung gestanden haben, wir werden bei völliger Lähmung natürlich überhaupt nichts Weiteres erwarten.

Ausschlaggebend für den Wert eines solchen Resultates ist der Nachweis, daß die tendinöse Fixation dauernd bestehen bleibt, daß also die gelähmten, atrophischen Sehnen sich nicht neuerdings dehnen. Davon hängt die Konkurrenzfähigkeit der Methode mit der Arthrodese ab. Unsere Erfahrungen sind noch zu jung, um ganz beweiskräftig zu sein. Aber daß für einzelne Gelenke die tendinöse Fixation ausreicht, so namentlich für das Handgelenk, das läßt sich heute schon behaupten. Ich habe aber auch an dem viel mehr beanspruchten Sprunggelenk Dauerresultate neben Mißerfolgen erzielt. An letzteren kann immerhin noch die Technik schuld gewesen sein, vielleicht wird die Codivilla'sche periostale Fixation zuverlässiger sein. Bekanntlich giebt auch die Arthrodese gerade am Sprunggelenk bisweilen nicht den gewünschten Grad von Versteifung, so daß erst die Kombination mit der Sehnenplastik zum Ziele führt.

Der eigentliche und wertvolle Erfolg der Sehnenüberpflanzung kann nur in Erscheinung treten, wenn genügend gesundes Muskelmaterial verwendet werden konnte.

Je enger begrenzt die Lähmung war, desto vollkommener muß das Resultat, die Neuschaffung verloren gegangener Funktionen, ausfallen. Es kann ideal werden und einer völligen

Restitution gleichkommen, wenn nur eine einzige Funktion zu ersetzen war.

Zwischen den Extremen der tendinösen Fixation und der einwandfreien Heilung liegt nun eine endlose Reihe von Teilerfolgen, die in ihrer Wertigkeit nur durch den Lähmungszustand bedingt sind.

Waren z. B. zwei Drittel der Muskulatur irgend eines Gelenkes verloren und ist es gelungen, mit dem übriggebliebenen Drittel die wichtigsten Funktionen wiederherzustellen, so ist der technische, um nicht zu sagen künstlerische Erfolg gewiß bedeutender als wenn nur ein einziger Muskel gelähmt war und mit leichter Mühe durch einen Nachbar ersetzt wurde.

Der funktionelle Erfolg ist freilich im letzteren Falle der vollständigere.

Wir sehen also, wie ungemein schwierig, ja unmöglich es ist, in allgemeiner Form die Resultate zu präzisieren. Wie von Fall zu Fall der Operationsplan wechselt, so auch der Erfolg und die Bedeutung desselben.

Es muß die eingehendere Darlegung der Erfolge dem speziellen Teil vorbehalten bleiben, während an dieser Stelle nur ein summarisches Urteil Platz finden kann.

Völlige Mißerfolge sind bei richtiger Auswahl der Fälle, zutreffendem Operationsplan, exakter Technik als äußerst selten zu bezeichnen. Wohl aber kommt es vor, daß ein erst sehr gutes Resultat wieder teilweise verloren geht, namentlich wenn die Nachbehandlung unmöglich ist.

Das Eintreten eines Rezidivs aber darf uns nicht völlig entmutigen. Wir müssen nach der Fehlerquelle suchen und finden oft, daß ein übersehener oder unterschätzter Muskel die Schuld trägt. Durch eine Nachoperation können solche Fehler recht oft noch gut gemacht werden.

Ich habe mehr als 20 solche Nachoperationen, einmal sogar drei Operationen ausgeführt, bis das Mögliche geleistet war. Mit wachsender Übung und Erfahrung werden solche Versehen und Mißerfolge natürlich seltener.

Der Erfolg hängt nicht nur von der Menge der gesunden Muskulatur, sondern auch von ihrer Lokalisation ab.

Je funktionsverwandter Kraftspender und Kraftempfänger sind, desto eklatanter ist der Erfolg und um so rascher tritt er ein. Er bleibt aber nicht etwa unbedingt aus, wenn gar kein Nachbarmuskel zu finden war und statt seiner ein Antagonist verwendet werden mußte.

Der Zeitpunkt, zu dem der Erfolg sich zeigt, ist recht verschieden. Niemals ist er in ganzer Ausdehnung schon bei der Abnahme des Verbandes vorhanden. Wohl aber kann er sich in diesem Moment schon in seinen Anfängen zeigen, um allmählich während der Nachbehandlung auszureifen.

Ich habe selber häufig und namentlich am Fuße diese Beobachtung machen können, der Extens. halluc., der Peroneus begann alsbald die Arbeit des Tibialis anticus zu verrichten. Alessandrini überpflanzte z. B. den Tib. post. durch das Spatium interosseum hindurch auf den Extensor digitorum und erzielte schon nach 30 Tagen Dorsalflexion. Franke gar nähte den Flexor carpi ulnaris auf den Extensor digitorem und sah nach 14 Tagen Streckfähigkeit der Finger.

Solche Fälle sind immerhin Ausnahmen, im allgemeinen kommt der Erfolg erst allmählich zum Durchbruch. Und häufig ist es ungemein interessant, zu beobachten, wie die Bewegungen zunächst unsicher, ungeregelt sind. Das Gehirn muß, um mich bildlich auszudrücken, erst lernen, auf der verschobenen Muskelklaviatur zu spielen.

Wir werden uns alsbald mit den physiologischen Problemen der Sehnenüberpflanzung zu beschäftigen haben.

Vorher sei noch darauf hingewiesen, daß der Erfolg nicht nur der ist, daß vorher unmögliche Bewegungen wieder möglich werden.

Vielmehr wirkt unterstützend für den Erfolg oft noch die Thatsache mit, daß die Wirkung des zur Funktionsübertragung bezw. Funktionsteilung verwendeten Muskels ganz oder teilweise ausfällt, was natürlich besonders ins Gewicht fällt, wenn es sich um Antagonisten handelt.

Und ferner wirkt der Wiedereintritt geregelter Bewegung häufig erstaunlich günstig auf solche Muskeln, die durch Inaktivität atrophiert waren. Sie erholen sich und vervollständigen den Erfolg oft in unerwartetem Grade.

Nicht unwichtig ist endlich der Einfluß der neugeweckten Funktion auf die Zirkulation.

Die Cyanose, das Kältegefühl, die Frostbeulen, die nicht seltenen Geschwürsbildungen der Haut verschwinden, die Patienten geben selber bisweilen an, daß sie „neues Leben" spüren, worauf schon Drobnik aufmerksam geworden ist. Auch das Längenwachstum der gelähmten Extremität scheint eine Förderung zu erfahren.

Wir kommen schließlich noch auf die Physiologie der Sehnenüberpflanzung, wenn ich so sagen darf, zu sprechen.

Daß sich in physiologischer Hinsicht interessante Beobachtungen machen lassen, ist von verschiedenen Autoren schon erwähnt worden. Leider sind diese Beobachtungen zur Zeit noch mehr interessant als erklärt.

Die genaue Analyse der Lähmungszustände vor der Operation zusammen mit dem bei der Operation erhobenen Muskelbefund vertieft unser Verständnis für die isolierte oder kombinierte Wirkung der Muskeln.

Bedeutsamer, aber auch schwieriger ist das Studium der durch die Operation modifizierten Motilität.

Es sei zunächst der Fall einer totalen Überpflanzung einer Sehne, also einer Funktionsübertragung ins Auge gefaßt. Findet diese Übertragung zwischen zwei funktionell sich nahestehenden Muskeln statt, so ist das Eintreten der intendierten Bewegung durchaus nicht wunderbar.

Wenn wir eine Dorsalflexion des Fußes ausführen, so kontrahiert sich mit dem Tib. anticus zugleich der Extens. halluc. long. Es erfordert bekanntlich geradezu eine gewisse

Anstrengung, um mit gebeugter Großzehe den Fuß zu heben. Ersetzen wir also den gelähmten Tib. ant. durch den gesunden Großzehenstrecker, so übernimmt dieser ohne praktische oder theoretische Schwierigkeiten die neue Funktion.

Aber um so weniger leicht zu begreifen wird der physiologische Vorgang, je verschiedener die Funktion des Kraftspenders von der des Empfängers ist, er erscheint zunächst rätselhaft, wenn die Beiden direkte Antagonisten sind.

Zweierlei Erklärungsversuche sind gegeben worden. Es ist bekannt, daß das nervöse Zentralorgan nicht eine angeborene, präformierte Maschine darstellt, sondern daß in ihm eine Entwickelung stattfindet. Von außen zu den Muskeln gelangende Einwirkungen werden vom Muskelgefühl zum Gehirn geleitet und veranlassen durch häufige Wiederholung die Bildung von Zentren, welche von nun an einer Summe bestimmter koordinierter Bewegungen vorstehen.

Ändern sich nun die peripheren Einwirkungen, ändert sich die Perzeption durch das Muskelgefühl, so kann auch eine Änderung in der Anordnung der Zentren, eine Umbildung derselben oder eine Neubildung zu stande kommen. Es würden sich also nach geschehener Sehnentransplantation die Nervenzentren der neuen Muskelgruppierung zweckmäßig anpassen (Drobnik). Eine solche Umformung und Anpassung bedarf eines gewissen Zeitraumes, vor dessen Ablauf die Bewegungen noch nicht richtig koordiniert erscheinen. Es ist in der That merkwürdig, wie bisweilen anfangs die Bewegungen unsicher, wie tastend ausgeführt werden, um nur langsam an Exaktheit wie Energie zuzunehmen.

So beschreibt ein Erwachsener, dem von Müller der Flexor carpi ulnaris auf den Extensor digit. genäht wurde, „daß er zunächst irre geworden sei, daß die Hand nicht gleich gewollt habe wie er gewollt habe, und daß er auch bei den ersten gelungenen Streckbewegungen nicht das Gefühl gehabt habe, als strecke er“. Später aber stellten sich normale Bewegungen und normale Empfindungen ein.

Wir werden hernach nochmals auf die überaus wichtige Anpassungsfähigkeit des Gehirns an veränderte periphere Verhältnisse zurückkommen.

Die Erklärung der allmählichen Angewöhnung reicht nicht aus, wenn ungemein rasch die Streckfähigkeit eines Beugers zu beobachten ist. Und solche Fälle sind bekannt, ein von FRANKE mitgeteilter wurde vorhin erwähnt.

Warum wird der überpflanzte Flexor innerviert, wenn eine Extension gewollt ist?

Zur Beantwortung dieser Frage müssen wir uns mit der Physiologie der Bewegungen kurz beschäftigen. Hier herrscht aber durchaus nicht eitel Klarheit namentlich hinsichtlich des für uns wichtigsten Punktes, der Rolle der Antagonisten. GALEN war der Ansicht, daß eine bestimmte Bewegung von einem bestimmten Muskel, die entgegengesetzte Bewegung vom Antagonisten hervorgebracht wurde.

Diese Lehre galt bis zu DUCHENNE. Dieser nahm an, daß beide Muskeln bei jeder Bewegung aktiv beteiligt sind und daß das geringe Überwiegen des einen oder anderen die Bewegungsrichtung bestimme. Auch BRÜCKE und VON KRIES waren dieser Meinung.

In neuester Zeit wendet sich die Lehre der Physiologen wieder von DUCHENNE ab, wie namentlich die Arbeiten von HERING und SHERRINGTON zeigen. Man will sogar experimentell nachgewiesen haben, daß der Innervationsreiz für einen Muskel verbunden sei mit einem erschlaffenden Einfluß auf dessen Antagonisten.

Ich bin der Ansicht, daß gerade die Beobachtungen nach der Sehnenüberpflanzung zu Gunsten von DUCHENNE sprechen.

Fordern wir z. B. einen Patienten mit Lähmung des Extensor digitorum bei erhaltenen Flexoren auf, die Zehen zu heben, so bekommen wir eine Beugung derselben zu sehen. Besteht die Lähmung schon sehr lange, dann tritt diese Beugung allerdings nicht ein.

Ursprünglich arbeiteten Beuger und Strecker bei gewollter

Extension zusammen, die Beuger überlebten und thaten eine Zeitlang ihre Pflicht noch allein weiter. Schließlich kam diese Koordination in Wegfall, in Vergessenheit.

Überpflanzen wir also den Beuger bei nicht zu alter Lähmung auf den gelähmten Strecker, so muß der Erfolg, die Wiederherstellung der Extensionsfähigkeit alsbald eintreten und durch Übung an Kraft zunehmen. Handelt es sich um eine alte Lähmung, so muß das Koordinationszentrum erst aus seinem Schlummerzustand geweckt und den neuen Verhältnissen entsprechend umgeformt werden.

Als ich vor einigen Jahren diese Ansicht aussprach, wußte ich von der Unsicherheit der physiologischen Kenntnisse auf diesem Gebiete nichts.

Ich setzte die Inanspruchnahme des Antagonismus zur Regelung der Bewegungen als ganz selbstverständlich voraus und thue dies auch heute noch. Betrachtet und betastet man z. B. den Unterschenkel während aktiven Dorsalflexion des Fußes, so erkennt man entschieden die Thätigkeit der gesamten Muskulatur in verschiedenartiger Abstufung und Kombination je nach der Phase der Bewegung.

Nur durch die Mitarbeit der Wadenmuskulatur, die ich einer Bremse vergleichen möchte, kann ich mir die beliebig l a n g s a m e Dorsalflexion des Eußes verständlich machen, nur durch gleichzeitige Thätigkeit der Pro- und Supinatoren das Erhaltenbleiben einer Mittelstellung des Fußes während der Dorsalflexion (vergl. auch spez. Teil Überpflanzungen am Vorderarm).

Ich war darum erstaunt, als BRUNNER-SCHULTHESS meine Theorie als unzutreffend und den thatsächlichen Verhältnissen nicht entsprechend zurückwiesen. Einen Beweis für die Unrichtigkeit meiner Anschauungen konnte ich ihren Äußerungen nicht entnehmen. CODIVILLA und GERULANOS nahmen dagegen meine Anschauungen ohne weiteres auf, die bezüglich der normalen Physiologie auch von THILO geteilt werden. Es scheint mir nach dem Gesagten also eine Vereinigung beider Theorien in der Weise am zutreffendsten zu sein, daß der erste Anstoß zur Übernahme der neuen Funktion in der stets vorhandenen antagonistischen Mitthätigkeit gegeben ist, daß die weitere Schulung in der neuen Thätigkeit auf einer Übung und Anpassung der Zentren beruht.

Bisher wurde nur die Funktionsübertragung hinsichtlich ihrer Physiologie besprochen, es bleibt die Funktionsteilung übrig.

Daß die gespaltene Sehne bei der Kontraktion des einheitlichen Muskelbauches an zwei Insertionspunkten einen Zug und also zwei Funktionen gleichzeitig ausübt, ist selbstverständlich. Daß aber aus einem Muskel zwei neue Individuen mit differenzierter Funktion entstehen können, deren jedes unabhängig vom anderen thätig sein kann, wurde von Brunner-Schulthess als kaum annehmbar bezeichnet, von Lange und mir aber wenigstens am Tibialis anticus wiederholt festgestellt. Die innere Hälfte wirkt dann supinierend, die äußere pronierend.

Das erstaunliche Faktum wird von Codivilla dadurch dem Verständnis nähergebracht, daß er sich auf die phylogenetische Differenzierung der Muskulatur beruft und in unserem Falle eine ontogenetisch herbeigeführte Fortsetzung dieses Vorganges erblickt. Moritz aber greift zu der Annahme, daß ein so großer Muskel wie der Tib. ant. nicht von einer Rindenzelle im Großhirne allein, sondern von einer ganzen Anzahl von Zellen innerviert wird, die normalerweise gemeinsam arbeiten. Jedenfalls kann bei einheitlicher Insertion des Muskels eine Funktion nur einer Gruppe dieser Ganglienzellen einzig und allein den Erfolg haben, daß die Muskelaktion schwächer ausfällt, während die Wirkung hinsichtlich der Bewegungsrichtung unverändert bleibt.

Anders liegt die Sache, sobald einer Hälfte des Muskels eine andere Insertion gegeben wird. Tritt jetzt gelegentlich einmal nur die Gruppe von Zellen in Thätigkeit, welche die operativ verlagerte Muskelhälfte versorgt, so entsteht eine ganz neue Bewegung und damit auch eine neue

Bewegungsvorstellung für das Individuum. Wiederholt sich diese Vorstellung öfter, so kann es auf Grund derselben dem Individuum allmählich gelingen, die Gruppe motorischer Rindenzellen für die betreffende Muskelhälfte auch willkürlich gesondert in Thätigkeit treten zu lassen. Eine solche Differenzierung in der Anwendung des Muskelapparates ist, wenn die mechanischen Bedingungen in der Peripherie einmal gegeben sind, ausschließlich Sache des Gehirns und durch Übung zu erreichen. Um die zur Einübung der neuen Kombination von motorischen Rindenzellen nötigen neuen Bewegungsvorstellungen dem Individuum zu schaffen, wäre eine gesonderte elektrische Reizung der beiden gespaltenen Muskelhälften vielleicht angezeigt. (Moritz.)

Es wurden bisher die Erfolge der Sehnenüberpflanzung bei schlaffen Lähmungen und ihre physiologische Begründung erörtert, es erübrigt noch, die Gruppe der spastischen Lähmungen zu besprechen.

Das wesentlichste Symptom dieser Affektionen ist die Deformität durch spastische Kontraktur, letztere bedingt durch abnorme, irregulär verteilte Innervation.

Indem wir einen Ausgleich herbeiführen, das „Zuviel“ von motorischen Impulsen in geeigneter Richtung ablenken und dem „Zuwenig“ zuführen, beseitigen wir die Deformität, erzielen die geeignete Mittelstellung des Gelenkes und ermöglichen bezw. erleichtern den normalen Kontraktionen fähigen Muskeln das Überwinden des Widerstandes, welcher von den übrigen, sich bei jedem Bewegungsversuch spastisch kontrahierenden Muskeln ausgeht.. Außerordentlich merkwürdig ist aber eine weitere Wirkung der Operation, die krampflösende, die erst von Eulenburg, dann von Codivilla und mir an einer Reihe von Fällen beobachtet worden ist. Hierdurch erhält das Resultat eine höchst erfreuliche Vervollkommnung, es werden aktive freie Bewegungen möglich, und zwar nicht nur in dem von der Operation direkt betroffenen Gelenke, sondern oft auch an Nachbargelenken. Eine Erklärung dieser unerwarteten, überaus wichtigen Wirkung der Operation wurde von Eulenburg und Codivilla gegeben.

Eulenburg spricht sich folgendermaßen aus: Wenn den Rigiditäten und Zwangsstellungen des Spastikers eine perverse Muskelinnervation, eine Gleichgewichtsstörung der antagonistisch-tonischen Impulse als wesentlicher Faktor zu Grunde liegt, so ist es in hohem Grade wahrscheinlich, daß in den die Koordination beherrschenden Rindenapparaten auf zentripetalem Wege Erregungen ausgelöst werden. Alle peripheren Reize erhöhen den zentralen Erregungszustand, so namentlich die Zerrungen an den spastisch gespannten Sehnen beim Gehen, dessen Schwierigkeit an sich schon den Spastiker zu heftiger Anstrengung der motorischen Zentren zwingt.

Die durch die Transplantation künstlich erzeugte periphere Ablenkung des Innervationsstromes muß natürlich zu entsprechend veränderten zentripetalen Einwirkungen, vielleicht zur Verschließung schon bestehender und Erschließung neuer Bahnen und somit zu einer Neuregelung der gesamten Innervationsverteilung Veranlassung geben.

Und ähnliches meint Codivilla, der in der peripheren Equilibrierung durch Überpflanzung ein „Sedativum für die Vorderhörner" erblickt, welch letztere durch die mangelhafte Funktion der Pyramidenbahnen den Innervationsreiz diffundieren, statt denselben in die normalen Bahnen zu leiten. Erst wenn die Erregbarkeit der Vorderhörner herabgesetzt ist, kann die cortico-medulläre Bahn mit Erfolg geübt werden.

Wie dem auch sei, wie hypothetisch solche Erklärungsversuche erscheinen mögen, die Thatsache der krampflösenden Wirkung ist durch die praktische Erfahrung festgestellt.

Wie überall stehen auch auf unserem Gebiete neben Erfolgen Mißerfolge. In erster Reihe ist da zu nennen die Entgleisung der Asepsis, die das Resultat völlig aufheben kann, aber nicht muß, wie oben schon erwähnt wurde.

Durch übermäßige Anspannung der Sehnen kann die Naht

reißen, was freilich durch den gleich angelegten Fixationsverband ziemlich unmöglich gemacht wird.

Lange hat einmal Nekrose der überdehnten Sehne erlebt, ich habe ähnliches nicht gesehen.

Außer solchen technischen Fehlern kann ein Irrtum im Operationsplane die Ursache des Mißerfolges abgeben. Und zwar kann entweder zu wenig oder zu viel geschehen sein. Im ersteren Falle genügt die überpflanzte Muskelkraft nicht, um die normale Gelenkstellung, die Bewegung in normalen Bahnen zu sichern, die Antagonisten haben immer noch das Übergewicht und beginnen alsbald wieder, ihren schädlichen Einfluß auf Position und Funktion der Extremität auszuüben.

Es bleibt nichts übrig, als durch eine Nachoperation den Fehler zu beseitigen, der besonders leicht bei spastischen Fällen eintreten kann. In der Narkose sind hier ja alle Muskeln erschlafft, es läßt sich denselben nicht ansehen, in welchem Grade sie hyperinnerviert sind. Um so vorsichtiger muß die vorausgehende Beobachtung des Patienten sein.

Auch das Zuviel passiert wohl am leichtesten bei der spastischen Lähmung, die Operation erzeugt eine neue Deformität, etwa einen Plattfuß statt eines Klumpfußes.

Da Rückverpflanzungen ihre Schwierigkeiten haben, ist es dann wohl besser, durch vorsichtige Dehnung der Sehnen eventuell in Narkose die Mittelstellung zu gewinnen. Ein gewisses Nachgeben der Sehnennarben ist übrigens die Regel, dem wir ja dadurch stets Rechnung tragen, daß wir als erste Stellung eine geringe Überkorrektur wählen.

II. Spezieller Teil.

Einleitung.

Wir haben im ersten Teile erfahren, wie unsere Operation sich allmählich entwickelt hat, unter welchen Umständen sie ausgeführt wird und wie sich die Technik gestaltet, endlich wie die Heilung vor sich geht und in welcher Weise das Resultat zu stande kommt.

Jetzt treten wir in die spezielle Besprechung der Krankheiten ein, welche der Sehnenüberpflanzung zugänglich sind. Es gilt die Methoden festzustellen, welche bestimmten Krankheits- bezw. Lähmungszuständen am besten gerecht werden und vor allem auf die Resultate genau einzugehen. Die Litteratur über die Sehnenüberpflanzung ist ja bereits recht umfangreich und reichhaltig. Aber es fehlt bisher noch an einer Ordnung und Sichtung der Erfahrungen, wodurch allein ein Überblick, ein Urteil und zugleich Anhaltspunkte für das eigene Weiterarbeiten gewonnen werden können, wodurch allein aber auch die geleistete Arbeit belehrend und befruchtend wirken kann.

Die zerstreute Kasuistik ist gesammelt und rubriziert worden, sie wurde in einer Reihe von Kapiteln untergebracht. Diese enthalten also vor allen Dingen Krankengeschichten, an die kritische Betrachtungen und Schlußfolgerungen geknüpft werden. Einige Kapitel sind insofern ganz vollständig, als sie die gesamte dazugehörende Kasuistik umfassen. Sie behandeln hinsichtlich der Überpflanzung besonders wichtige, interessante oder bezüglich des Wertes unserer Operation nicht genügend gewürdigte Leiden.

In anderen Kapiteln wieder hat nur die Beschreibung

einer kleineren Anzahl typischer Überpflanzungen Aufnahme gefunden, genügendes Material, um die Operation und ihre Technik unter verschiedenen Verhältnissen kennen zu lernen. Es wäre zwecklos und ermüdend, die gleichen Thatsachen durch Dutzende von ungefähr gleichlautenden Krankenjournalen zu erhärten. Es wurden namentlich solche Fälle der eigenen Praxis ausgewählt, die längere Zeit in Beobachtung stehen. Denn gerade über Dauerresultate ist in der Litteratur noch nicht viel zu finden.

Vor allem soll dieser spezielle Teil eine Art übersichtlichen Nachschlagebuches vorstellen, in welchem man vor Ausführung einer Sehnenüberpflanzung Aufschluß erhalten kann, was unter ähnlichen Verhältnissen von anderen gemacht und was erzielt worden ist.

Erstes Kapitel.

Die Sehnenüberpflanzung bei peripherer Lähmung.

Die eine Lähmung bedingende Lücke im peripheren Abschnitt des motorischen Apparates kann in der Sehne oder im Nervenstamm liegen. Kann diese Bresche durch ihre Art oder Größe nicht mittels direkter Naht geschlossen werden, so bleibt die indirekte Vereinigung durch eine Plastik übrig. Daß die indirekte Naht an den Sehnen große Fortschritte gemacht hat, wurde im allgemeinen Teil ausführlich erörtert. Und daraus ergiebt sich ohne weiteres, daß die Konkurrenz zwischen ihr und der Sehnenüberpflanzung eine schärfere geworden ist. Es wird künftighin mancher Fall durch Einschaltung künstlicher Sehnen zur Heilung kommen, der bisher nur einer Überpflanzung zugänglich schien.

Anders liegt die Sache bei den Nervenstämmen.

Die Nervenplastik steckt noch sehr in den Kinderschuhen, sie wird wohl auch kaum je auf so festen Füßen stehen wie die Sehnenplastik, die viel roherer Technik zugänglich ist.

Um so erfreulicher ist es, daß hier die Sehnenüberpflanzung Patienten zu Hilfe kommt, die bisher als unheilbar bezeichnet werden mußten.

A. Untere Extremität.

I. Lähmung durch Sehnenverlust.

Vollständige Kasuistik.

1. Lipburger: 13 Jahre alter Schüler, erlitt von 9 Jahren eine Durchschneidung der Peronealsehnen in der Mitte des Unterschenkels. Die Wunde heilte langsam unter starker Eiterung. Es entwickelte sich ein immer hochgradiger werdender Pes varus paralyt., so daß schließlich der Junge kaum noch eine Viertelstunde gehen konnte.

Operation 1889 nach vorher erzieltem Redressement. Freilegung der peripheren Peronealstümpfe handbreit über dem äußeren Knöchel. Bildung eines 2—3 cm breiten und 8 cm langen Muskellappens aus dem Gastrocnemius. Der Lappen hatte an der Hinterfläche vollständige, kräftige Sehnenausbreitung. Vernähung des Lappens mit den beiden Peronealsehnen mittels sechs Catgutnähten unter stärkster Pronation und starker Plantarflexion.

Glatte Heilung, nach 4 Wochen Beginn der Nachbehandlung.

Nach 3 Monaten gute Beweglichkeit des Fußes mitten zwischen Pro- und Supination. Der Knabe ist völlig plantigrad, macht im Zehenstand die tiefe Kniebeuge, kann Plantarflexion mit Abduktion ausführen. In den folgenden Jahren unternimmt er größere Fußwanderungen selbst ins Gebirge.

In diesem Falle war wegen des Alters der Lähmung an eine Vereinigung der Sehnenstümpfe durch eine künstliche Zwischensehne nicht zu denken, da die Muskelbäuche längst zu Grunde gegangen waren.

Die Überpflanzung war richtig gewählt, da zwischen Peronei und Gastrocnemius die Funktionsverwandtschaft der Plantarflexion besteht. Die Methode der beiderseitigen Transplantation wurde deshalb angewendet, weil LIPBURGER die Peronealsehnen möglichst ungestört in ihren Sehnenscheiden belassen wollte.

Die Lappenbildung aus dem Gastrocnemius ermöglichte auch die funktionelle Abspaltung dieses Muskelanteiles und damit die Wiederkehr reiner isolierter Peronealwirkung, die bei aufsteigender Anheftung der Peronei an den intakten Gastrocnemius nicht hätte zu stande kommen können.

Der Erfolg war in der That ein vollkommener.

2. WINKLER: 17 Jahre alter Arbeiter erlitt durch eine Kreissäge eine fast völlige Durchschneidung des Unterschenkels zwischen mittlerem und unterem Drittel.

Die Muskulatur wurde teilweise genäht. Durch völlige Lähmung der Peronei und des Extensor digitor. entstand indessen ein Pes equino-varus paralyt.

Nach 5 Monaten Operation 1896: Die 3 Sehnen werden aufsteigend in die Achillessehne mit Seide eingenäht. Heilung p. p. Nach 4 Wochen kurze Nachbehandlung.

Resultat: Zehenbewegung frei, Dorsalflexion bis zum Rechten, die Pronation nur zur Hälfte möglich, Gang etwas schleppend.

Es läßt sich aus der Krankengeschichte nicht mit Sicherheit entnehmen, ob und warum eine Sekundärnaht der Sehnen aussichtslos war. Ferner wäre es wohl richtiger gewesen, den Extensor digitor. mit einem vorderen Muskel, dem Tib. ant. oder dem Extens. halluc. in Verbindung zu setzen, falls diese erhalten waren. Die aufsteigende Anheftung des dorsalflektierenden Extens. digit. und der plantarwärts ziehenden Peronei an den gleichen Kraftspender konnte wohl eine tendinöse Fixation, aber nicht eine funktionelle Restitution in Aussicht stellen. Der Erfolg war auch nicht vollständig, wenn auch deutlich und wichtig.

3. ROUX: 8 Jahre alter Knabe hatte sich vor Jahren mit einer Sichel eine Schnittwunde im Bereich der Extensoren des Fußes zugezogen. Es entstand ein Pes equinus. Es wurde deshalb 1898 eine Überpflanzung vorgenommen, deren genaue

Wiedergabe leider fehlt. Es scheinen Extens. halluc. und Achillessehne als Kraftspender benützt worden zu sein.

Resultat nach $2^1/_2$ Jahren: Gang sehr gut und ohne Hinken. Der Knabe geht sehr viel ohne Beschwerden.

4. CODIVILLA (I, Fall 16): 10 Jahre alter Knabe bekam im Anschluß an eine Verstauchung vor 2 Jahren eine tuberkulöse Tendovaginitis des Tibial. post. und der Flexoren. Ausheilung nach einer Operation mit Schrumpfung des Tibialis, Schwäche der Peronei, Klumpfußstellung.

Operation 1899: Ein Teil der Achillessehne auf die Peronei genäht, Tib. post. plastisch verlängert.

Nach 7 Wochen Resultat gut, der Fuß steht normal, aktive Bewegungen frei, Abduktion und Pronation gut möglich.

Der Fall gehört streng genommen nicht hierher, ist aber bezüglich der Ätiologie der Peronealschwäche auch nicht ganz klar. Nur der traumatische Ursprung der Sehnen- bezw. Muskelaffektion ließ ihn hier am ehesten unterbringen.

Die Kombination der Überpflanzung mit der Sehnenverlängerung war durch die Verhältnisse geboten.

Die vorstehende Statistik ist aus begreiflichen Gründen klein und wird es bleiben.

Meist führt die primäre oder sekundäre Naht auf dem richtigeren Wege zum Ziel. Eine Sehnenüberpflanzung aber ist, wo die Sehnennaht irgend möglich ist, geradezu ein Kunstfehler. Die zunehmende Anerkennung der GLUCK'schen Sehnenplastik wird das Gebiet der Überpflanzung vollends einengen auf die Fälle, bei denen der zentrale Muskelsehnenstumpf funktionell wertlos ist. Daß aber auch diese bisher unheilbaren Patienten nunmehr einer dankbaren chirurgisch-operativen Therapie zugänglich sind, beweisen schon die wenigen bekannten Beobachtungen. Stellung und Beweglichkeit des Fußes konnten in durchaus genügendem oder selbst vollkommenem Maße wieder hergestellt werden.

2. Lähmung der peripheren Nervenstämme.

Vollständige Kasuistik.

a) Kontinuitätstrennung der Nerven.

1. Gocht (Fall 1): 24 Jahre altes Mädchen, rechtsseitige Peroneuslähmung infolge der Verletzung des N. peroneus gelegentlich einer Beugesehnentenotomie in der Kniekehle. Die große Zehe kann ein wenig dorsalflektiert werden, alle übrigen Muskeln gelähmt mit Ausnahme der Wadenmuskulatur und der Zehenbeuger.

Operation 1898: Querer Schnitt über den Fußrücken von der Sehne des Tib. ant. bis zur Achillessehne, entlang der letzteren ein zweiter Schnitt. Abspaltung der äußeren Hälfte der Achillessehne, die unter den Peronei zum Tib. ant. geführt und mit ihm unter Spannung vernäht wird.

Heilung nicht ganz reaktionslos. Nach 4 Wochen kurze Nachbehandlung. Erfolg bleibt aus, aktive Dorsalflexion nicht ausführbar.

Gocht selber erwähnt, daß das Alter der Patientin vielleicht den Mißerfolg verschuldet habe, sowie daß eine gleichzeitige Verkürzung des Tib. ant. wohl am Platze gewesen sei. Da indessen die Naht „unter kräftigem Anziehen der Tibialissehne nach oben“ angelegt war, so ist hierdurch eine Verkürzung eigentlich zu stande gekommen. Mir scheint indessen, daß ein anderer Operationsplan mehr Chancen gehabt hätte und in einem analogen Fall vorzuziehen wäre.

Es galt zu ersetzen Tib. ant., Extens. digit. und Peronei, wofür der Zehenbeuger und die Achillessehne zur Verfügung standen.

Der Flexor digitor. konnte durch das Spat. interosseum auf den Tib. ant. gebracht werden, an dessen Sehne dann auch der Extens. halluc. behufs seiner Verkürzung anzunähen war. Auf dem gleichen Wege war es möglich, das mediale Drittel der Achillessehne dem Extens. digit. zuzuführen, während die beiden Peronei das laterale Drittel erhielten.

Statt des großen Lappenschnittes waren dann drei Längsincisionen, je eine hintere, äußere und vordere angezeigt.

Es bedarf wohl keiner Erörterung, daß ein solches Vorgehen die vorhandene Muskelmenge besser ausnützen und ausgiebiger verwerten würde.

Ich möchte dieses Verfahren als typisch bei der Lähmung des N. peroneus aufstellen.

2. Vulpius: M. P., $3^1/_2$ Jahre altes Mädchen, erlitt vor einem Jahre durch Hundebiß eine schwere Verletzung der linken Kniekehle, an welche sich eine langwierige Eiterung anschloß. Eine von Anfang an beobachtete Lähmung des Fußes bestand beim Eintritt in meine Anstalt unverändert.

Befund: Lähmung des Tib. ant., Extens. halluc. und Extensor digitor., völlige Unmöglichkeit der Dorsalflexion.

Diagnose: Traumatischer Verlust des N. peroneus profund.

Operation: Ein vorderer Längsschnitt legt die Sehnen der völlig atrophierten drei Muskeln frei, ein äußerer Schnitt die Peronei und die Achillessehne. Die Sehne des Peron. long. wird durchschnitten, ihr peripherer Stumpf an den Peron. brev. genäht, ihr zentraler Stumpf durch ein Knopfloch der Tibial. ant.-Sehne durchgezogen und vernäht. Die äußere Hälfte der Achillessehne wird abgespalten, unter den Peronealsehnen nach vorne gezogen und in analoger Weise mit dem Extens. digit. verbunden. Endlich wird am Tib. ant. aufsteigend der Extens. halluc. befestigt.

Nach glattem Heilverlauf Beginn der Nachbehandlung 6 Wochen post operat.

Die aktiven Bewegungen erfolgten zunächst ganz unregelmäßig zuckend, wie planlos. Man sah gewissermaßen die Bestürzung des Innervationszentrums über die veränderten peripheren Verhältnisse. Von Tag zu Tag aber wurden die Bewegungen geordneter, nach 3 Wochen waren bei der Entlassung Bewegungen des Fußes nach allen Richtungen möglich, die zu Hause an Kraft und Ausgiebigkeit noch zunahmen.

Der Zustand ist unverändert günstig geblieben. Heute, über

2 Jahre nach der Operation, ist beim gewöhnlichen Gehen ein Unterschied zwischen dem kranken und dem gesunden Bein so gut wie nicht vorhanden, der Gang ist ausdauernd. Der Fuß wird nach oben, innen und außen normal bewegt, die Plantarflexion ist etwas gehemmt.

In diesem Fall war die Vornahme einer Nervennaht bezw. Plastik meines Erachtens nicht angezeigt. Es fehlte gewiß ein beträchtliches Stück der Nerven, da der Weichteilverlust in der Kniekehle sehr erheblich war. Außerdem waren die Stümpfe in das schwielige Narbengewebe eingebettet, welches im Anschluß an die schwere Eiterung entstanden war.

Vielleicht wäre es gelungen, den zerrissenen Nerven auf den N. peron. superfic. lateral aufzupfropfen, ob aber mit diesem modernen Verfahren ein dem Überpflanzungsresultat ähnlicher Erfolg erzielt worden wäre, ist mindestens fraglich. Jedenfalls hätte der Heilungsprozeß unendlich viel länger gedauert.

Die Sehnentransplantation führte rasch und sicher zu einem vollkommenen und dauernden Ergebnis. Der paralytische Spitzfuß ist beseitigt, die aktive Dorsalflexion wieder hergestellt.

Das angewendete Verfahren ist wenig eingreifend und ist meines Erachtens das typische bei isolierter Lähmung des N. peron. profund.

b) Degeneration der Nerven durch Überdehnung.

1. Gocht (Fall 4): Ein 8 Jahre altes Mädchen erlitt bei dem Versuch unblutiger Reposition einer angeborenen Hüftluxation eine Ischiadicuslähmung, von der nach 8monatlicher Behandlung eine teilweise Peroneuslähmung resultierte.

Peronei, Extens. digit. und Extens. hall. wirken noch eine Spur, Tib. ant. völlig gelähmt, auch gegenüber elektrischer Reizung.

Der Fuß hängt stark herab.

Operation: Ein Winkelschnitt legt das ganze Operationsgebiet frei. Äußere Hälfte der Achillessehne abgespalten, unter den Peronei nach vorne geführt und auf die Sehne des Tib. ant. genäht.

Während der Nachbehandlung trat eine deutliche Kräftigung der gesamten paretischen Muskulatur ein. Nach einem Jahre waren „die Bewegungen des linken Fußes genau so wie am rechten Fuß“. Das Resultat ließ also nichts zu wünschen übrig. Die Überpflanzung auf den einzigen völlig gelähmten Muskel hat genügt, um nicht nur dessen Funktion wieder herzustellen, sondern auch die übrigen Muskeln wieder in Thätigkeit treten zu lassen. Die erzielte Verkürzung des Tib. ant. hob die Überdehnung der anderen Muskeln auf, die auf die letzteren schädlich eingewirkt hatte.

Freilich ist der Einwand nicht völlig zu entkräften, daß der Nerv nachträglich sich noch weiter erholt und dadurch das Überpflanzungsresultat vervollständigt hat.

Bezüglich der Technik wäre daran zu erinnern, daß der direkte Weg durch das Spatium interosseum hindurch vielleicht dem lateralen Umweg vorzuziehen ist in Fällen, bei denen nur eine Verbindung zwischen Achillessehne und Tib. ant. erstrebt wird.

e) Degeneration der Nerven durch Quetschung.

1. Eve (Fall 1): Lähmung des N. peron. durch Fall.

Es wird der Tib. post. auf den Extens. digit., die Hälfte der Achillessehne auf den Peron. longus gebracht.

Die Dorsalflexion wird bis zum Rechten möglich.

Aus diesen spärlichen Angaben läßt sich zwar der Zustand vor der Operation und der Erfolg der letzteren nicht genau erkennen. Bezüglich der Technik sei auf das sub a) Gesagte verwiesen.

2. Vulpius: F. H., 15 Jahre alter Bursche, erlitt vor 5 Jahren eine Quetschung im Bereich des Fibulaköpfchens. Seitdem zunehmende Schwäche des Unterschenkels, erschwertes Gehen, Spitzklumpfußstellung.

Befund: Tib. anticus sehr kräftig, Extens. halluc. mäßig,

Extens. digit. völlig gelähmt, ebenso die Peronei. Die hinteren Muskeln gut.

1. Operation (Assistenzarzt Dr. SCHMIDT): Extens. halluc. absteigend auf den Extens. digit. genäht, Peron. long. aufsteigend auf Tib. ant., ein Teil der Achillessehne auf Peron. brevis.

2. Operation nach 4 Wochen von mir selbst ausgeführt: Nach gründlichem Redressement der Deformität wird der sich stark anspannende Tib. posticus abgeschnitten, unter der Achillessehne nach außen geführt und durch beide Peronei durchgezogen.

Der periphere Stumpf des Tib. post. wird aufsteigend an den Zehenbeuger angeheftet.

Nach Abschluß der Nachbehandlung steht der Fuß normal, kann gut bewegt werden, die Hebung des äußeren Fußrandes, die isolierte Pronation ist vorzüglich möglich. Ein Jahr später ist die Bewegungsfähigkeit gut geblieben, insbesondere ist die Wirkung des Extens. digitor. vorhanden.

Der Bursche ist als Ausläufer den ganzen Tag auf den Beinen und hat keine Beschwerden.

Wenn auch das schließliche Resultat ein erfreuliches wurde, so ist eine Kritik des Falles doch geboten. Die erste Operation, in meiner Abwesenheit gemacht, konnte schon deshalb keinen vollen Erfolg erzielen, weil die Deformität nicht zuvor ausgiebig redressiert worden war. Dies wurde bei dem zweiten eigenhändigen Eingriff nachgeholt.

Den geschwächten Extens. halluc. zum Ersatz des Extens. digit. und seiner wichtigen Funktion zu verwenden war nicht richtig. Ebensowenig glücklich war die aufsteigende Überpflanzung des Peron. long.

Der richtige Operationsplan hätte gelautet: Der halbe Tib. ant. kommt auf den Extens. digit., die Hälfte der Achillessehne auf die beiden Peronei. Der gespannte Tib. post. konnte tenotomiert bezw. plastisch verlängert werden.

Ich habe ihn bei der Nachoperation zur Überpflanzung

verwendet, um möglichst ausgiebig für die Abduktion und Pronation zu sorgen, und war eigentlich erstaunt, daß mit seiner Hilfe die Lücken der ersten Operation geschlossen werden konnten.

d) Neuritische Entartung der Nerven.

1. Codivilla (1, Fall 12): Der 26 Jahre alte Patient machte vor 9 Jahren einen Osteomyelitis der Tibia durch. Daran schloß sich eine Neuritis, die zu einer beträchtlichen Atrophie am Unterschenkel und zu einem Varo-equinus führte.

Operation: Der Tib. post. wird durch das Spat. inteross. geführt und auf den Extens. digit. verpflanzt. Verlängerung der Achillessehne, Tenotomie der Fascia plantaris. 2 Monate später instrumentelles Redressement des Klumphohlfußes.

3 Monate nach der Operation ist Form und Stellung des Fußes normal. Die aktiven Bewegungen sind beschränkt. Der Extensor digit. funktioniert gut.

Auffallend ist hier das verspätete Redressement. Es ist im allgemeinen Teile festgestellt und begründet worden, daß die Beseitigung der Deformität der Überpflanzung vorausgehen muß.

Daß im vorliegenden Falle doch ein gutes Resultat erzielt wurde, beruht wohl mehr auf der Versteifung des Sprunggelenkes, die sich bei alten Klumpfüßen meist findet. Andernfalls wäre ein Rezidiv wohl eingetreten, da das Redressement die neugebildete Sehnenverbindung bezw. Verkürzung sicherlich geschädigt hat.

Das Dauerresultat ist übrigens nicht mitgeteilt.

2. Codivilla (I, Fall 21): Bursche, 18 Jahre. Mit zehn Jahren Osteomyelitis fibulae, Totalexstirpation der Diaphyse. Die Peronei blieben von da an gelähmt.

Befund: Fuß in Equinovarusstellung, tritt auf den äußeren Rand auf. Kräftig ist Tib. ant. und Tib. post., schwach sind die Peronei, gut sind Strecker und Beuger der Zehen.

Operation 1899: Achillessehne verlängert, Überpflanzung des Tib. post. auf beide Peronei.

Sechs Tage später Redressement des Fußes mit dem LORENZ-STILLE'schen Redresseur.

Resultat noch nicht bekannt, Patient noch im Verband.

Die Ätiologie der Lähmung ist zwar nicht ganz klar, doch veranlaßte die Analogie mit dem vorhergehenden Falle die Zusammenstellung der beiden Beobachtungen.

3. CODIVILLA (I, Fall 7): Ein $5^1/_2$ Jahre altes Mädchen erlitt vor 4 Jahren eine schwere Verbrennung der Hüftgegend, an welche sich eine Ischias anschloß. Es entstand langsam ein Pes varo-equinus.

Befund: Vorhanden sind der kontrahierte Gastrocnemius, der Tib. post., der Peron. long. und der Extens. halluc. long.

Operation: Ein Teil des Peron. long. wird auf den Extens. digit., die Hälfte der Achillessehne auf die beiden Peronei überpflanzt. Verlängerung der Achillessehne. Redressement.

Glatte Heilung. Späteres funktionelles Resultat unbekannt.

Es wurde hier die von mir empfohlene Etappenüberpflanzung ausgeführt.

Der Ersatz des Extens. digit. ist auffallend gering ausgefallen. Es hätte der Extens. halluc. und der Tibial post. Verwendung finden können, letzterer auf dem Wege durch das Spat. interosseum. Oder aber es konnte der ganze Peron. long. als Ersatz des Extens. digitor. dienen und der periphere Stumpf des Peron. in Verbindung mit der Achillessehne treten.

Wir sehen, daß alle die geschilderten Fälle von Lähmung peripherer Nerven derart waren, daß sie früher als unheilbar angesehen werden mußten. Höchstens konnte durch das Anlegen eines orthopädischen Apparates eine gewisse funktionelle Besserung erreicht werden. Freilich mußte hierfür die Unbequemlichkeit dauernden Tragens eines solchen Schienenapparates eingetauscht werden.

Die Sehnenüberpflanzung aber macht einen Apparat völlig überflüssig und erzielt eine Besserung, welche der Restitution unter Umständen recht nahe kommt.

B. Obere Extremität.

I. Lähmung durch Sehnenverlust.

Vollständige Kasuistik.

a) Extensoren der Finger und des Daumens.

1. Tillaux 1869: Ein 50jähriger Zimmermann litt an den Folgen der Durchschneidung der Extensoren des vierten und fünften Fingers durch Stichverletzung auf der Mittelhand.

Operation: Beide Sehnen aufsteigend mit der Sehne des Mittelfingers zusammengenäht.

Erfolg vorzüglich.

2. Schueler 1887 (Gluck): Ein Tischler verlor die Strecksehne des 5. Fingers in großer Ausdehnung durch Eiterung auf der Mittelhand. Zentrales Ende nach Ablauf der Entzündung nicht mehr zu finden. Der periphere Stumpf wird an die angefrischte Extensorsehne des Ringfingers angenäht.

Nach 3 Wochen Streckung in normaler Weise möglich.

3. Winkler 1896: Ein Student erlitt eine Durchschneidung des Extens. digit. 4 am Handgelenk.

Operation nach einigen Monaten: Zentraler Stumpf nicht zu finden, deshalb Annähen des peripheren Stückes aufsteigend an den Extens. dig. 3.

Erfolg gut, wenn auch völlige Streckung nicht möglich wird.

4. Brunner 1898: Traumatische Lähmung der Extens. dig. 3 und 4. Sehnenüberpflanzung ohne genauere Angabe. Erfolg zunächst durchaus zufriedenstellend.

5. Delamare 1898: Durchschneidung der Extensoren 3 bis 5 im Bereiche des Carpus.

Nach 5 Wochen Operation: Die zentralen Stümpfe werden nicht gefunden. Deshalb aufsteigende Vernähung der drei peripheren Stümpfe an den Extensor dig. 2. Letzterer wurde zur Verstärkung noch mit dem Extens. indic. propr. verbunden. Sechs Wochen später vermochte der Kranke seine Finger zu bewegen und seinen Dienst als Soldat vollständig wieder aufzunehmen.

6. FRANKE (III, p. 61) 1898: Bei einer Dame mit rezidivierendem Lupus und Sehnenscheidentuberkulose des Handrückens mußte die Strecksehne des Ringfingers weithin geopfert werden. Der periphere Stumpf wird an den Extens. 3 genäht. Die Streckfähigkeit blieb zu $^3/_4$ erhalten, ein besseres Resultat war unmöglich, weil die Sehne mit den großen Hautnarben verwachsen war.

7. MERKEL 1899: Bei einem 56jährigen Manne mußten wegen Sehnentuberkulose in der Nähe des Handgelenkes die Extensoren 3 und 4 entfernt werden. Durch aufsteigende Vernähung derselben mit dem Extensor 5 gelang es, die Streckung zu $^2/_3$ der Norm zu erhalten.

8. DUPLAY 1876: Eine Frau erlitt subkutane Ruptur des Extens. poll. long. durch Distorsion. Bei der Operation beträgt die Lücke 6 cm, weshalb der periphere Stumpf in ein Knopfloch des Rad. extens. long. eingepflanzt wird.

Nach $2^1/_2$ Monaten wird der Daumen völlig frei gebeugt und gestreckt.

9. HAGER 1885: Ein 23jähriger Arbeiter erlitt eine spontane Zerreißung der Extensor pollic. am Übergang der Sehne in den Muskel. Die Sehne wurde an die Strecksehne des Zeigefingers angenäht. Der Erfolg war vollkommen.

10. SCHWARTZ 1886: Eine 35jährige Frau durchschnitt sich beide Strecksehnen des Daumens im Niveau des Radiocarpalgelenkes.

Bei der Operation nach 2 Monaten war weder die direkte Naht noch die direkte Anheftung an den Extens. carp. radial. (nach DUPLAY) möglich. SCHWARTZ spaltete deshalb einen Lappen von letzterem Muskel ab und vereinigte ihn mit den peripheren Stümpfen der Extensoren.

Das Resultat war ein funktionell vollkommen gutes, der Daumen wurde ebenso gut wie derjenige der anderen Seite gestreckt.

11. Kirsch 1896/97: 50jähriger Patient erlitt eine Durchschneidung beider Daumenextensoren.

Operation nach sieben Monaten: Das periphere Ende des Extens. poll. brev. wird gefunden, das zentrale nicht. Ersteres in ein Knopfloch des Rad. extens. long. (Extens. carpi) eingenäht im Bereiche der Handwurzel.

Nach 14 Tagen völlige Streckung im Grundgelenk möglich, im Endgelenk bleibt eine Beugung von 20°.

Eine eingehende Untersuchung der Verhältnisse nach vier Monaten ergab, daß an der Streckung auch der Opponens in gewisser Weise beteiligt war.

(Warum wurde der Extens. poll. long. nicht genäht? Verf.)

Alle 11 aus der Litteratur gesammelten Fälle haben, den Fall 10 ausgenommen, das Gemeinsame, daß stets aufsteigend überpflanzt wurde. Die Erfolge sind durchweg als günstig bezeichnet worden. Es wäre aber von großem Interesse gewesen, zu erfahren, ob isolierte Streckung der betreffenden Finger möglich geworden ist. Das angewendete Verfahren macht dies zunächst nicht wahrscheinlich. Jedoch ist die isolierte Streckfähigkeit der einzelnen Finger im allgemeinen nicht besonders wichtig, sie ist ja schon normalerweise nicht vollkommen vorhanden.

Wir werden bei der Überpflanzung an Beugesehnen auf diese Frage zurückkommen, die auch physiologisches Interesse bietet.

Eine gesonderte Stellung nimmt ebenso wie Nr. 10 der folgende Fall insofern ein, als bei ihm eine absteigende oder richtiger eine beiderseitige Überpflanzung gemacht wurde.

12. Vulpius 1900: Der 27 Jahre alte Arbeiter E. H. erlitt eine Rißverletzung am Vorderarm, die vom Heilgehilfen genäht wurde.

Nach 6 Wochen kam er mit einer Lähmung des Extensor digit. communis in meine Behandlung.

Operation: Freilegnng der Verletzungsstelle am unteren Drittel der Streckseite des Vorderarmes ergiebt, daß die vier Strecksehnen durchtrennt waren. Die peripheren Stümpfe werden aus dem narbigen Zellgewebe ausgelöst, die zentralen Stümpfe konnten nicht isoliert werden.

Vom Extensor carp. uln. und radial. wird je die Hälfte genommen, beide Sehnenzipfel werden mit den vier Stümpfen, die untereinander verbacken sind, vernäht.

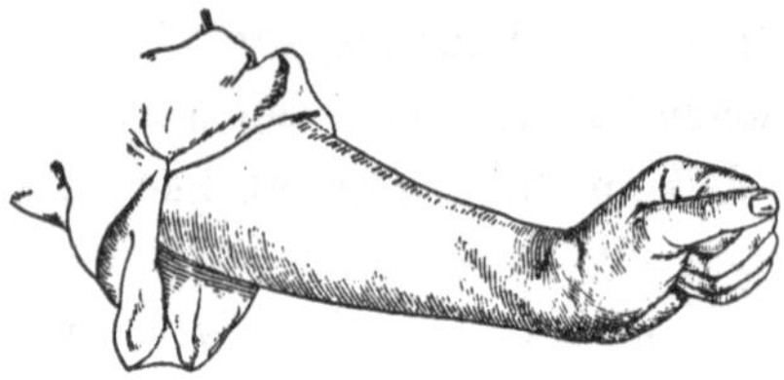

Fig. 31.

Glatte Heilung, nach 5 Wochen Beginn der Nachbehandlung, die etwa 5 Wochen fortgesetzt wurde.

Bei der Entlassung war der Erfolg bereits vorzüglich, er hat sich im Laufe von 2 Jahren noch vervollkommnet. Das

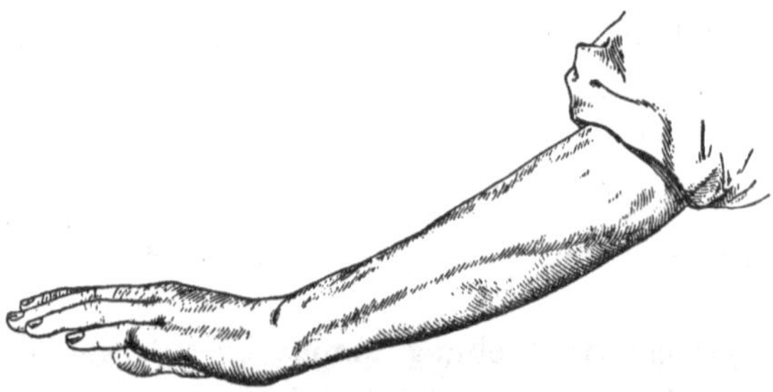

Fig. 32.

Handgelenk kann links ebensoweit wie rechts gestreckt werden und zwar sowohl bei gebeugten wie bei gestreckten Fingern. Die Beugung des Handgelenkes gelingt nur bis zur Horizontalen, wobei der Extens. digitor. sich kulissenartig anspannt.

Die Finger können vollkommen zur Faust geballt werden, der Faustdruck beträgt 80° am Dynamometer, was eine Durchschnittsleistuug darstellt (Fig. 31). Die Streckung der Finger ist vollständig und mit normaler Kraft möglich (Fig. 32). Und zwar kann die Fingerstreckung unabhängig von einer Bewegung des Handgelenkes ausgeführt werden. Die isolierte Streckung einzelner Finger gelingt am Zeigefinger vollständig, bei den anderen Fingern findet eine teilweise Mitbewegung der Nachbarn statt.

Der Mann arbeitet in einer Fabrik als Tagelöhner wie früher und verdient den gleichen Lohn, Beschwerden hat er nicht.

Dieser Erfolg läßt gewiß kaum etwas zu wünschen übrig. Nur hätte die Spannung der Extensorensehne etwas geringer ausfallen dürfen, um dem Handgelenk freiere Beweglichkeit zu lassen, obwohl zu einer Kraftentwickelung der Faust bekanntlich gerade leichte Dorsalflexion im Handgelenk nötig ist.

b) Flexoren des Daumens und der Finger.

1. Dumstrey 1897: Ein Bäcker zog sich eine Schnittverletzung an der Volarfläche der Handwurzel zu, die unter Eiterung heilte. 4 Wochen später wurde die Lähmung des Flex. poll. long. konstatiert und operative Heilung versucht. Das zentrale Ende der Sehne war nicht zu finden. Es wurde deshalb ein Stück des Flexor carpi radial. abgespalten und mit dem peripheren Stumpf des Daumenbeugers vernäht. Der Daumen wurde in starker Flexion verbunden. Nach glatter Wundheilung und kurzer Nachbehandlung wurden die Daumengelenke gut beweglich, auch das Endglied konnte vollständig und ohne Mitgehen der übrigen Gelenke gebeugt werden. Der Patient konnte mit einer nahezu völlig gebrauchsfähigen Hand entlassen werden.

2. Partsch 1888: Die Patientin durchschnitt sich die Beugesehnen des Zeigefingers in der Hohlhand nahe der Basis des Index. Bei der 5 Wochen später ausgeführten Operation konnten die zentralen Stümpfe nicht gefunden werden, weshalb die peripheren Enden an die Sehnen des Mittelfingers angeheftet wurden. Nach glatter Heilung erfolgte zunächst die Beugung beider Finger gleichzeitig, allmählich aber stellte sich eine

selbständige Bewegung des Zeigefingers ein. Nach Verlauf eines Vierteljahres war kaum eine Beschränkung der Beweglichkeit zu bemerken. Die Patientin kann mit dem Finger alle Arbeiten verrichten und ist auch im stande, Bewegungen, die größere Kraft erfordern, mit dem Finger zu leisten.

3. Krafft 1894: Alte Durchschneidung des Flex. prof. indic. Bei der Operation konnte das zentrale Ende der Sehne nicht aufgefunden werden. Deshalb wurde das periphere Ende aufsteigend am Flex. sublimis indic. befestigt.

Das funktionelle Resultat war ausgezeichnet.

4. Cahen 1896: Ein 42jähriger Arbeiter durchschnitt sich in der Hohlhand die Flexoren des Zeigefingers. Bei der $5^1/_2$ Monate nach der Verletzung ausgeführten Operation waren die zentralen Stümpfe nicht mehr zu finden, die beiden peripheren Stümpfe waren miteinander verwachsen.

Der Flexor sublimis des Mittelfingers wurde abgeschnitten und mit den beiden peripheren Stümpfen des Index vereinigt. Schon am gleichen Abend war etwas Bewegung möglich! Nach 6 Wochen konnte das zweite Fingerglied um $^2/_3$ R, das Endglied um $^1/_3$ R gebeugt werden. Der Verlust der Funktion des Flex. sublim. III störte nicht.

Die Vergleichung der beiden letzten Fälle ist recht interessant.

Es handelt sich um die nämliche Verletzung, deren funktioneller Ausfall von Partsch in aufsteigender, von Cahen in absteigender bezw. beiderseitiger Überpflanzung beseitigt wurde. Der letztere wählte seine Methode mit der deutlich ausgesprochenen Absicht, die isolierte Beugung des Zeigefingers zu ermöglichen. Wir sehen indes, daß Partsch durch einfache seitliche Anheftung der durchschnittenen Sehnen ein ideales Resultat erreichte. Dies wäre unmöglich, wenn die isolierte Beugung eines Fingers eben auch durch isolierte Thätigkeit des betreffenden Abschnittes der Beugemuskulatur zu stande käme.

Gerade der Fall Partsch beweist schlagend, daß es sich

um kompliziertere Vorgänge, um Muskelsynergie bezw. Antagonismus handelt auch bei anscheinend einfachen Bewegungen.

5. Bernhard 1899: Eine 38jährige Frau wird wegen Durchtrennung beider Beuger des Index operiert. Eine Vereinigung der Stümpfe ist unmöglich.

Es wird der Extens. indic. propr. durch Dorsalschnitt freigelegt, an der Ulnarseite des Metacarpale II vorbei nach der Vola manus geführt, durch ein Knopfloch des Flex. profund. gezogen und vernäht. An die kombinierte Sehne wird außerdem zur Verstärkung der Lumbricalis des Mittelfingers genäht.

Bei den ersten Bewegungsversuchen (wie lange nach der Operation? Verf.) platzte die Hautwunde, die neue Sehne zeigte sich „solid verwachsen und gut spielend".

Auch hier dieselbe Verletzung wie in den beiden vorhergegangenen Fällen, aber eine ganz verschiedene Art der Operation.

Leider erfahren wir nichts über das Resultat und insbesondere darüber, ob der Extensor allmählich zum Flexor geworden ist.

Aber selbst wenn diese „Umwertung" eingetreten wäre, könnte das Verfahren nicht als das richtige bezeichnet werden.

Wir dürfen zu einem funktionell ferner oder gar entgegenstehenden Muskel unsere Zuflucht nur im Notfall nehmen. Ein solcher lag hier nicht vor, vielmehr konnte sehr gut ein benachbarter Beuger verwendet werden.

6. Wolff 1901: 21jähriger Patient durchschnitt sich vor 13 Monaten die beiden Beuger des Index. Zwei Drittel der Sehne des Flex. sublim. digit. III wurden auf die zwei Stümpfe aufgenäht. Der Zeigefinger hat die aktive Beweglichkeit gewonnen, die Beugekraft des Mittelfingers ist aber geschwächt.

Das Verfahren ist analog dem von Cahen angewendeten, ja noch schonender. Trotzdem hat Wolff einen Ausfall am Mittelfinger beobachtet, den Cahen ausdrücklich bestreitet. Vielleicht ist der Wolff'sche Fall noch zu frisch, es wird noch Erholung eintreten.

7. Krynski 1895: Ein 24 Jahre alter Handwerker durchschnitt sich die Beuger des Mittelfingers. Die 6 Wochen später gemachte Operation zeigte die Unmöglichkeit der direkten Vereinigung. Es wurde deshalb der periphere Stumpf des tiefen Beugers mit einem abgespaltenen Zipfel der entsprechenden Sehne des 4. Fingers vereinigt, der periphere Stumpf des Flexor sublim. mit der gleichnamigen Sehne des Zeigefingers. Glatte Heilung.

Nach 4 Monaten voller Erfolg.

In diesem Falle wurde wiederum eigenartig vorgegangen, indem die Sehnen der beiden Nachbarfinger verwendet wurden, die eine zu absteigender, die andere zu beiderseitiger Überpflanzung.

Und trotzdem voller Erfolg, also wohl auch isolierte Beugefähigkeit, soweit dieselbe dem Mittelfinger zukommt.

8. Roux 1898: $5^1/_2$jähriges Mädchen durchschnitt sich vor 1 Jahre die Beuger des Mittelfingers. Bei der Operation konnte das zentrale Ende des Flex. prof. III nicht gefunden werden. Es wurde ein absteigender Zipfel der gleichen Sehne am Zeigefinger verwendet.

Es wurde kein dauernder Erfolg erzielt, woran aber wohl zu komplizierte Hilfsplastiken schuld sein dürften, welche Roux hinzufügte, um die weit peripher retrahierte Sehne des Flex. prof. mit Hilfe des Flex. subl. zu verlängern.

9. Roux 1899: 15jähriger Knabe zog sich vor 3 Monafen eine schwere Zerreißung des Flex. digit. sublim. long zu.

Bei der Operation ist das zentrale Ende der Sehnen unauffindbar, weshalb dieselben aufsteigend am Flex. digit. prof. befestigt werden.

Das Resultat scheint gering gewesen zu sein. Allerdings hatte die primäre Verwundung zu tiefgreifender Narbenbildung geführt.

Überblicken wir die ganze Serie von 21 Verletzungen der Fingersehnen, so müssen wir sagen, daß die Erfolge der Überpflanzung recht günstige sind, wir müssen aber weiter zugeben, daß auch hierbei „viele Wege nach Rom führen".

Und wir müssen insbesondere angesichts dieser Thatsache uns nochmals die physiologische Frage vorlegen, wie die isolierte Beugung oder Streckung eines Fingers bei aufsteigender Überpflanzung möglich ist. Ich kann mir dieselbe nur erklären durch die gleichzeitige Thätigkeit von Antagonisten, welche die übrigen Finger festhalten und nur den betreffenden Finger freigeben. Anders liegt die Sache vielleicht bei der absteigenden Überpflanzung, die in der That wohl eine zentrale Veränderung der Innervation zur Folge haben kann.

Jedenfalls sind wir verpflichtet, die Sehnenüberpflanzung auszuführen, wenn die primäre Naht versäumt worden ist, die sekundäre Naht unausführbar, die Kontinuitätswiederherstellung mittels Einfügung einer künstlichen Sehne durch den Zustand des zentralen Sehnenmuskelstumpfes wenig versprechend ist. Und wir sind berechtigt, einen günstigen, ja häufig einen geradezu vollkommenen Erfolg der Operation in Aussicht zu stellen.

2. Traumatische Lähmung der Armnervenstämme.

Vollständige Kasuistik.

1. Cappelen 1899: 9 Jahre altes Mädchen erleidet gelegentlich eines Oberarmschußbruches einen Verlust des N. radialis von 6 cm Ausdehnung.

1. Operation: Zunächst Verkürzung des Extens. carpi radial. mittels Durchschneidung der Sehne und Übereinanderschieben der Stümpfe.

Das Handgelenk wird dadurch in Extensionsstellung fixiert. Die Sehne des Flexor carpi ulnar. wird am Os pisiforme abgelöst und an die Sehne des Extensor digit. communis genäht.

2. Operation einige Wochen später: Die seitliche Hälfte des Flexor carpi radial. wird mit dem Extensor pollic. long. vereinigt.

Resultat nach 3 Monaten: Das Handgelenk ist in leichter Extension fixiert und behält diese Stellung auch, wenn die Finger kräftigst flektiert werden. Die 4 Finger können vollkommen gestreckt werden. Der Daumen läßt sich beinahe extendieren wie der der anderen Hand, dagegen ist seine Abduktionsfähigkeit eingeschränkt.

Das funktionelle Resultat ist in jeder Hinsicht befriedigend: Das Mädchen kann seine Arbeit versehen, schreiben, stricken, häkeln, sich ankleiden u. s. w.

2. Gocht (Fall 15) 1899 (Hoffa): Das 12jährige Mädchen erlitt vor 4 Jahren einen komplizierten Bruch im Bereiche des rechten Ellbogengelenkes und zugleich eine Zerreißung des N. radial. Eine Naht desselben wurde in den nächsten Monaten zweimal erfolglos versucht.

Operation: Verkürzung des Extensor carpi radial. unter Durchschneidung und Verschiebung der Enden.

Der Flexor carpi ulnar. wird am Os pisiforme losgetrennt, unter dem Extens. carp. ulnar. durchgeführt und mit dem

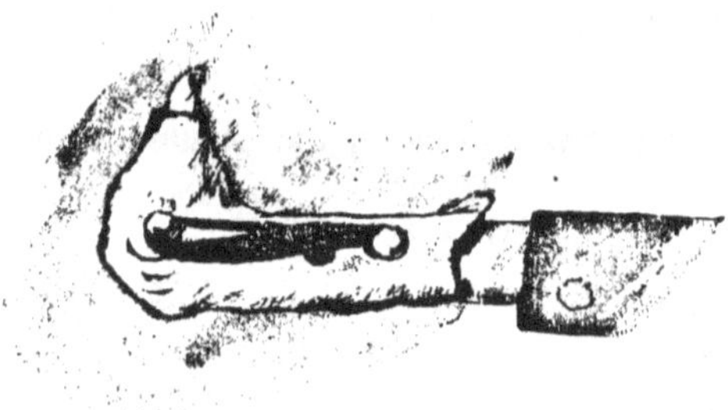

Fig. 33.

Extensor digitor. communis an dessen Teilungsstelle vernäht. Fixation in überstreckter Stellung durch Gipsverband.

Oben an der radialen Seite wurde ein kleiner Metallring mit eingegipst, von hier aus hält ein Gummibändchen den abduzierten Daumen gleichfalls in leicht überstreckter Stellung (vgl. Fig. 33).

Nach $2^1/_2$ Wochen beginnt die Nachbehandlung, die folgendes Resultat zeitigt (Fig. 34 und 35):

Die Hand befindet sich in vollkommener Streckstellung bei proniert und wagrecht gehaltenem Vorderarme. Aus dieser Pronation wird die Hand ausgiebig in Supination übergeführt, was früher nicht möglich war. Der früher nicht abduktionsfähige Daumen kann fast normal ausgiebig und kräftig ab- und adduziert werden. Die 4 Finger werden aktiv gestreckt und mit etwas Anstrengung im Grundgelenke überstreckt. Alle 5 Finger werden in den Interphalangealgelenken kräftig gebeugt und auch leicht gebeugt in den Grundgelenken. Die rohe Kraft hat erheblich zugenommen. Patientin greift alles fest und benutzt ihre Hand mit großer Geschicklichkeit zu allen Hantierungen. Sie schreibt, stützt sich auf den Barren, schwingt sich hin und her, hat Unterricht im Zitherspiel u. s. w.

Der Erfolg dieses Falles ist auf mehrere Ursachen zurückzuführen. Einmal scheint die frühere Naht des N. radial. doch nicht ganz erfolglos geblieben zu sein. Wie könnte sonst das

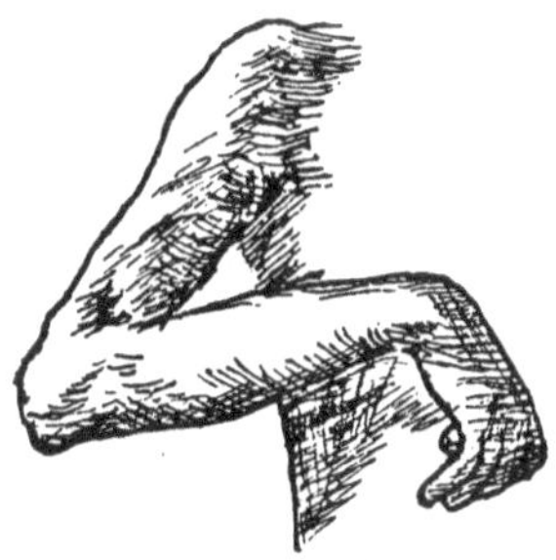

Fig. 34. (Vor der Operation.)

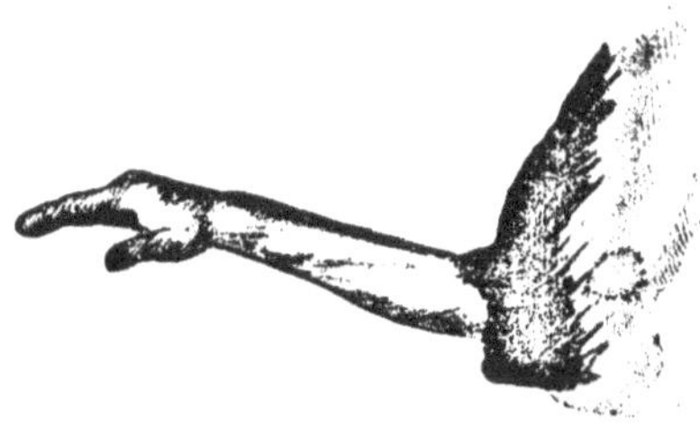

Fig. 35. (Nach der Operation.)

Wiedereintreten der Supination erklärt werden, wie die kräftige Abduktion des Daumens, zu welcher der bekanntlich vom N. medianus innervierte Abductor pollic. brevis nicht hinreichen dürfte?

Ferner ist die Verkürzung des Extens. carp. radial. von großer Bedeutung für die Kraft der Fingerbeugung; wir kommen hierauf zurück.

Die sorgfältige Nachbehandlung hat vielleicht funktionelle Reste im Radialisgebiete geweckt und gekräftigt, so die Supination der Hand, die Abduktion des Daumens.

Daß die Streckfähigkeit der Finger ausschließlich der Sehnenüberpflanzung zu danken ist, bedarf nicht der Erwähnung.

3. Mueller 1898/99: Der 26jährige Patient erlitt vor 3 Jahren eine schwere Fraktur des rechten Humerus unterhalb der Mitte, kompliziert durch Radialislähmung.

Nach 9 Monaten brach er den Arm nochmals an der gleichen Stelle und kam wegen verzögerter Heilung zu M.

1. Operation 1895: Freilegung des N. radialis, der sich als zerrissen erwies. Nach der nötigen Anfrischung bestand ein Defekt von $1^1/_2$ cm.

Es wurden die Fragmente des Humerus um ebensoviel reseziert, wodurch die Nervennaht ermöglicht wurde. Der periphere Nervenstumpf war indessen unregelmäßig zerrissen und stark atrophisch. Die Fraktur konsolidierte, die Lähmung besserte sich aber nicht. Der Zustand blieb während der nächsten $2^3/_4$ Jahre unverändert, das Radialisgebiet war elektrisch völlig unerregbar, die Atrophie der betreffenden Muskeln entsprechend hochgradig.

2. Operation, Januar 1898: Der Flexor carpi ulnaris wird an seiner Insertion abgeschnitten, auf das Dorsum verlagert und mit den sämtlichen ebenfalls durchschnittenen Strecksehnen der Finger incl. Extens. carp. ulnar. in Streckstellung der Hand vernäht.

Erfolg zunächst schlecht, aber vom 3. Monat ab Besserung: Der Kranke gab an, er fühle mehr Kraft in der Hand, er konnte bei intendierter Streckung nach einigem unsicheren Schwanken zwischen Flexion und Extension öfter deutliche Streckbewegungen der Hand und namentlich des Zeigefingers ausführen. Eine weitere Behandlung fand nicht statt. Sieben Monate nach der Operation war der Kranke im stande, die Hand bei gestreckten Fingern bis etwas über die Horizontale langsam und schnell zu erheben. Der Daumen kann deutlich gestreckt, nicht aber abduziert werden.

Zehn Monate nach der Operation kann er Daumen und Zeigefinger willkürlich isoliert oder in Verbindung mit den andern Fingern fast ganz strecken, die Kraft der Hand hat erheblich zugenommen. Der Mann arbeitet im Garten und übt die Hand fleißig. Störend ist nur, daß bei jeder Streckbewegung die Hand ulnarwärts abweicht.

3. Operation, Januar 1899: Die Sehne des Flexor carp. radial. long. wird seitlich angefrischt. An dieser Stelle wurden der Abductor pollic. long. und der Extensor carpi radial. long. angenäht und zwar bei radialwärts gestreckter Handstellung.

Erfolg: Der Daumen kann bei deutlichem Arbeiten des Flexor carpi rad. aktiv und ausgiebig abduziert werden, die ulnare Abweichung der Hand besteht nicht mehr.

Die Beweglichkeit und Kraft der Hand hatte noch weitere Fortschritte gemacht, als der Patient im Herbste 1900 auf der Naturforscherversammlung zu Aachen der chirurgischen Sektion vorgestellt wurde. Die isolierte Streckfähigkeit des Handgelenkes wie des Daumens und der einzelnen Finger war eine geradezu staunenswerte.

In der That zeigt dieser Fall das denkbar günstigste Resultat: aus einer ziemlich wertlosen Hand ist ein Glied geworden, das nicht nur die nötigsten Verrichtungen am eigenen Körper versehen kann, sondern bei Taglöhnerarbeit sich als leistungsfähig bewiesen hat. Und dies ist erreicht worden durch eine recht einfache Operation, an die ursprünglich keineswegs weitgehende Hoffnungen geknüpft waren.

Äußerst interessant sind die Angaben des Mannes über seine Empfindungen bei der Wiederkehr der Beweglichkeit. Erst wurde er irre bei den Bewegungen, die Hand wollte nicht gleich wie er wollte, selbst bei einer gelungenen Streckbewegung hatte er nicht das Gefühl einer solchen. Diese Unsicherheit verlor sich immer mehr, bis er nicht nur mit dem Willen die Bewegungen regulieren lernte, sondern auch normale Bewegungsempfindung, normales Muskelbewußtsein erlangte.

Der Ansicht Müller's kann ich mich allerdings nicht anschließen, daß er es dahin gebracht habe, einzelne Partien des überpflanzten Muskels isoliert wirken zu lassen. Ich kann mir nicht vorstellen, daß die partielle Kontraktion des einheitlichen Muskelbauches nicht die ganze Sehne sollte in Bewegung versetzen müssen. Ich glaube vielmehr, daß diese isolierten Bewegungen durch eine Dressur der Antagonisten bedingt sind.

4. Gönczy von Biste: Ein 20 Jahre alter Maschinenschlosser erlitt im Februar 1898 eine Durchschneidung des N. radialis unterhalb des linken Ellbogens. Im November wurde eine Nervennaht vergeblich versucht. Im Februar 1900, 2 Jahre nach der Verletzung, Überpflanzung unternommen.

1. Operation: Der Flexor carpi ulnaris wird freigelegt und möglichst peripher abgeschnitten, unter dem Extensor carpi ulnar. durchgezogen und an dem Extens. digitor. communis angenäht, da, wo derselbe sich zu teilen beginnt. Die Hand wird in Hyperextension eingestellt. Die Heilung erfolgte nicht ganz glatt, war erst nach 6 Wochen beendigt. Von der vierten Woche an gelingt die Beugung der zunächst gestreckt stehenden Finger täglich besser. Die Hand verharrt ständig in leichter Extension.

2. Operation im Juli 1900: Flexor carpi radial. wird abgeschnitten, unter den Sehnen des Abductor pollic. long. und Extensor poll. brev. dorsalwärts gezogen und an dem Extensor pollic. longus angenäht. Verband in Hyperextension des Daumens. Auch hier erfolgt die Heilung nicht ganz glatt.

Er lernt unter Nachbehandlung den Daumen, der früher stets in die Hohlhand eingeschlagen war, unter einem Winkel von 45^0 ausstrecken, er kann auch das 1. Daumenglied mit Leichtigkeit beugen und strecken.

Sechs Wochen nach der Operation kann er mit der Hand schon jede Arbeit ausführen, er schwingt sich auf einen Ast und schaukelt daran, ergreift kräftig mit der linken Hand die Maschinenkurbel u. s. w., mit einem Worte, es besteht kein Hindernis, daß er sein Handwerk fortsetzt.

Also auch hier ein glänzender Erfolg in einem verzweifelten Falle.

Es sind bisher nur diese 4 Fälle von peripherer traumatischer Radialislähmung bekannt geworden, die mit Überpflanzung behandelt wurden. Das angewendete Verfahren aber war so gleichartig und das Resultat so gleichmäßig, so erstaunlich geradezu, daß wir in der That mit Franke, der die Methode — Verkürzung des Extens. carp. radial., Überpflanzung des Flex. carp. ulnar. auf den Extens. digit. commun. — zuerst als die typische angegeben hat, sagen können: Es giebt keine unheilbare periphere Radialislähmung mehr, falls die N. medianus bezw. ulnaris intakt sind.

Wir kommen auf diese Methode, ihre Begründung und Technik nochmals zu sprechen in einem folgenden Kapitel.

Zweites Kapitel.

Die Sehnenüberpflanzung bei der spinalen Kinderlähmung.

So ungemein mannigfaltig uns das Bild der spinalen Kinderlähmung entgegentritt, ebenso wechselnd muß natürlich unsere Therapie sich gestalten. Einmal bedarf es kleiner oder komplizierterer Apparate, deren Konstruktion jedem Falle sich besonders anzupassen hat. Oder es sind chirurgische Eingriffe, das Redressement einer Deformität, Tenotomien, plastische Operationen an den Sehnen behufs Verlängerung oder Verkürzung angezeigt. Oder es führt die operative Gelenkversteifung, die Arthrodese, am ehesten zum Ziel. Oder endlich sind wir in der Lage, der Sehnenüberpflanzung als dem idealsten Verfahren den Vorzug geben zu können.

Manchmal macht die Wahl keine Qual, die Verhältnisse liegen so klar, daß sie uns den einzig möglichen therapeutischen Weg deutlich und sofort erkennen lassen. In anderen Fällen ist die Entscheidung schwer und wird von verschiedenen Beurteilern verschieden getroffen werden, je nach persönlicher Vorliebe und Erfahrung.

Oft, sehr oft aber gilt es, nicht nur zu wählen, sondern zu kombinieren, an einem Gelenk eine Arthrodese, am anderen eine Überpflanzung zu machen u. s. w.

Wir dürfen uns an dieser Stelle nicht in eine Darstellung dieser Dinge verlieren, so sehr dies interessante Thema lockt, sondern wir müssen uns auf die Schilderung der Sehnentransplantation beschränken, die gerade auf diesem Gebiete die größte Verbreitung und Anerkennung gefunden hat.

Erst nur am Unterschenkel für ausführbar gehalten, hat die Operation auch am Oberschenkel unerwartete Resultate ergeben und ist schließlich auch an der oberen Extremität zur Verwendung gekommen.

Bezüglich des für die Operation geeigneten Zeitpunktes und Lebensalters sei auf das im allgemeinen Teil Gesagte verwiesen.

a) Die Sehnenüberpflanzung am spinal gelähmten Unterschenkel.

Die anatomischen Verhältnisse liegen am Unterschenkel für die Überpflanzung besonders günstig, um nicht zu sagen verführerisch.

Die Muskulatur ist in drei Gruppen angeordnet, deren jede mehrere Muskeln umfaßt.

Die Muskeln jeder Gruppe haben untereinander mehr oder weniger weitgehende Funktionsgemeinschaft. Aber auch zwischen den verschiedenen Gruppen bestehen funktionelle Verwandtschaften.

So enthält die vordere wie die im ganzen antagonistische hintere Gruppe auch ein Muskelpaar mit ähnlicher Funktion, die beiden Tibiales. Und gewissermaßen ausgleichend ist zwischen diese beiden Gruppen die dritte äußere Gruppe der Peronei eingeschoben.

Diese Anordnung der Muskulatur erlaubt einmal den operativen Austausch und Ausgleich der motorischen Kraft innerhalb einer Gruppe, ferner aber auch die Überpflanzung von einer Gruppe auf die andere oder von zwei Gruppen auf die dritte oder endlich von einer Gruppe auf die beiden übrigen.

Die Technik der Überpflanzung am Unterschenkel ist recht einfach. Zur Überpflanzung innerhalb einer Gruppe genügt ein

Längsschnitt, der etwas schräg gelegt bisweilen wohl auch ausreicht, um die Überpflanzung zwischen zwei Nachbargruppen zu ermöglchen. Anders beim Austausch zwischen der hinteren und vorderen Gruppe. Hier bedarf es zweier Incisionen. Und bei komplizierteren Fällen sind drei Schnitte, nämlich hinten, vorne und außen nötig, schon behufs Orientierung über den Zustand der gesamten Muskulatur. Sowohl der vordere wie der äußere Hautschnitt legt ziemlich regelmäßig einen stärkeren Hautnervenstamm frei, der sogleich beiseite zu schieben ist.

Die Fascie wird nur soweit incidiert als durchaus nötig ist, Verstärkungsbänder wie das Ligament. annulare, das Retinaculum peroneorum sind unbedingt zu schonen.

Bei entsprechender Fußstellung werden die Sehnen in genügender Ausdehnung zugänglich, um die Bildung ausreichend langer Sehnenlappen zu ermöglichen. Soll ein Austausch zwischen vorderer und äußerer Muskelgruppe stattfinden, so geht eine Pincette im vorderen Fascienschlitz ein, löst den Ansatz der Fascie an der Fibula stumpf in entsprechender Breite ab und nimmt eventuell gleich den zu überpflanzenden Peroneus in geradliniger Richtung mit nach vorne zu seinem neuen Insertionspunkt. Der gleiche Weg kann benutzt werden, wenn ein äußerer Anteil der Achillessehne auf den lateralen Muskel der vorderen Gruppe, den Extensor digitorum, gebracht werden soll. Handelt es sich aber um Verlagerung eines hinteren medialen Muskels nach vorne oder umgekehrt, so hat man denselben gelegentlich an der inneren Fläche des Schienbeines entlang geleitet und auch die Aushöhlung einer knöchernen Halbrinne als Leitbahn für die Sehne empfohlen. Vorzuziehen ist aber in solchem Fall gewiß der Weg durch das Spatium interosseum hindurch, worauf Codivilla besonders aufmerksam gemacht hat. Das Gefäßnervenbündel wird sorglich zur Seite gehalten, die Membrana interossea gespalten oder besser noch ausgiebig gefenstert, wodurch die Gefahr der Sehnenverwachsung gemindert wird. Das Fenster muß so angelegt werden, daß der Kraftspender geradlinig zur gelähmten Sehne läuft.

Ehe wir daran gehen können, eine Reihe von Operationsplänen als Beispiele der Überpflanzungen bei verschiedenartigen Lähmungszuständen der Unterschenkelmuskulatur zu geben, müssen wir uns die Funktionen der Muskeln kurz ins Gedächtnis zurückrufen. Es ist diese Kenntnis zunächst deshalb von Wichtigkeit, weil wir nur mit Hilfe derselben uns klar machen können, welche Funktionen wir ersetzen müssen, ferner aber auch weil wir dann erst die geeignete Auswahl unter den vorhandenen Muskeln zu treffen vermögen, endlich weil wir damit auch zu beurteilen im stande sind, welche Muskeln wir ganz oder teilweise ihrer ursprünglichen Funktion entziehen dürfen.

Wir schließen uns in der folgenden Darstellung eng an die klassischen Untersuchungen von Duchenne an, die für unsere Operation natürlich von größter Bedeutung sind, die ihrerseits aber auch durch die Ergebnisse der Überpflanzungen Bestätigung bezw. Vervollständigung finden können.

Der Fuß wird gegen den Unterschenkel von 7 Muskeln bewegt: Triceps surae, Peroneus longus, Tibialis anticus, Extensor digitorum communis longus, Extensor hallucis longus, Tibialis posticus, Peroneus brevis.

Die beiden ersten bewirken die Plantarflexion des Fußes, die drei folgenden die Dorsalflexion, die beiden letzten seine Seitwärtsbewegung, unabhängig von der Beugung und Streckung.

Kein Muskel erzeugt reine Streckung oder Beugung des Fußes, sondern es kommt stets eine An- oder Abziehung sowie eine Pro- oder Supination hinzu. Der Triceps surae ist ein Extensor adductorius, der Peroneus longus ein Extensor abductorius, ihre kombinierte Wirkung bedingt die mittlere Extension.

Der Tibialis anticus ist der Flexor adductorius, der Extensor hallucis longus ein Hilfsmuskel desselben, und der Extensor digitorum ist der Flexor abductorius des Fußes, ihre synergische Kontraktion bringt die Hebung des Fußes in gerader Richtung zu stande.

Gehen wir auf die isolierte Wirkung der einzelnen Muskeln genauer ein, so ist folgendes zu sagen:

Der Triceps surae streckt den hinteren Abschnitt des Fußes und die äußere Hälfte des vorderen Fußabschnittes mit großer Kraft. Auf die innere Hälfte des letzteren übt er keine Wirkung.

Der Peroneus longus senkt den inneren Teil des vorderen Fußabschnittes, höhlt die Sohlenwölbung aus. Steht der Fuß in Streckstellung, so erzeugt der Muskel ferner eine Abduktion und eine Pronation.

Der Tibialis anticus bewirkt eine Dorsalflexion des Fußes, eine starke Supination und geringe Adduktion.

Der Extensor digitorum longus streckt zwar auch die Zehen, ist aber wesentlich wichtiger für die Dorsalflexion und Abduktion des Fußes und wirkt auch erheblich pronierend.

Der Peroneus brevis bringt den Fuß in Abduktion, erhebt den äußeren Fußrand, macht eine Valgusbewegung und versetzt den Fuß in eine Mittelstellung zwischen Beugung und Streckung.

Der Tibialis posticus führt den Fuß direkt in Adduktion und zugleich in geringe Supination, erzeugt außerdem ebenfalls eine Mittelstellung des Fußes zwischen Beugung und Streckung.

Was den Extensor halluc. longus betrifft, so bewertet ihn Duchenne bezüglich der Dorsalflexion des Fußes als unbedeutenden Hilfsmuskel des Tibialis anticus.

Ist letzterer gelähmt, so bemüht sich der Großzehenstrecker ihn zu ersetzen, er zieht die Großzehe geradezu in dorsale Luxationsstellung, hypertrophiert infolge seiner Anstrengungen, ohne indessen den Tibialis auch nur einigermaßen ersetzen zu können hinsichtlich der Hebung des Fußes.

Eher noch mindert er als Adductor ein wenig das Überwiegen des abduzierenden Extensor digit. communis. Auch den Zehenbeugern mißt er keine wesentliche Bedeutung bei.

In mancher Hinsicht von Duchenne abweichende Angaben

über die Funktion der Muskeln macht Codivilla, der eine sehr interessante Tabelle über diese Verhältnisse gegeben hat. Aus derselben sind zu entnehmen nicht nur die verschiedenen Funktionen der Muskeln, sondern auch die prozentuale Energie, mit welcher sich die einzelnen Muskeln an einer bestimmten Bewegung beteiligen. So ergiebt sich aus dieser Tabelle, daß die Kraft der Plantarflexion fast viermal so groß ist als die der Dorsalflexion, daß im gleichen Grade auch die Supination die Pronation überwiegt.

Die Tabelle sei hier wiedergegeben mit dem ausdrücklichen Bemerken, daß ich derselben durchaus nicht in allen Punkten beistimmen kann.

	Dorsal-flexion	Plantar-flexion	Ad-duktion	Ab-duktion	Pronation	Supi-nation
Tibial. ant.	1	—	—	—	—	2
Extens. propr. hall. . . .	3	—	—	—	—	6
Extens. digit. commun. . .	2	—	—	3	3	—
Peron. brev.	—	6	—	2	2	—
Peron. long.	—	3	—	1	1	—
Triceps surae	—	1	1	—	—	1
Tib. post.	—	4	2	—	—	3
Flex. propr. hall.	—	2	3	—	—	4
Flex. long. digit.	—	5	4	—	—	5

Kehren wir nach dieser notwendigen Abschweifung in das Gebiet der normalen Physiologie wieder zu den pathologischen Verhältnissen zurück, wie sie die spinale Kinderlähmung schafft, so treffen wir da in der That bisweilen Fälle, bei denen ein einzelner Muskel gelähmt, seine Funktionen ausgefallen sind. Unsere physiologischen Kenntnisse lassen uns das Bild dieser Lähmung sofort analysieren und die unserer Operation gestellte Aufgabe hinsichtlich des Funktionsersatzes klar erkennen.

Komplizierter wird das Bild, sobald zwei oder mehr Muskeln gänzlich ausgefallen sind, und es wird noch verwischter dadurch, daß neben den paralytischen mehr oder weniger geschwächte Muskeln vorhanden sind.

Dementsprechend ist der Operationsplan am leichtesten zu entwerfen, wenn

A. nur ein Muskel gelähmt ist,

und wir wollen diese Möglichkeit zunächst ins Auge fassen.

1. Isolierte Lähmung des Tibialis anticus. Der Fuß hängt im Muskelruhezustand herab und wird durch Verkürzung der Plantarflexoren allmählich zum fixierten Pes equinus. Beim Versuch der Fußhebung spannt sich der Extens. halluc. ad maximum an, um den Tibialis zu ersetzen. Doch erlangt der Extensor digitor. das Übergewicht und zieht den Fuß während der Hebung in starke Abduktion und Pronation.

Der gesenkte Fuß kann adduziert und supiniert werden durch den Tibialis posticus.

Überpflanzung: Der Extensor hallucis wird durchschnitten und auf den Tibial. ant. absteigend genäht, ebenso ein Teil des Extensor digit. Der periphere Stumpf des Extens. halluc. wird am Extens. digitor. aufsteigend befestigt.

2. Isolierte Lähmung des Extensor halluc. long. Die Großzehe hängt herab, im Zwischengelenk ist sie anfangs gestreckt, später meist gebeugt. Beim Anziehen des Strumpfes oder mehr noch des Stiefels knickt sie zusammen, d. h. sie wird im Grundgelenk passiv überstreckt, im Zwischengelenk gebeugt und erschwert das Hineinschlüpfen in den Stiefel oft sehr.

Überpflanzung: Die Sehne des Extens. halluc. wird aufsteigend am Tibial. ant. befestigt.

3. Isolierte Lähmung des Extensor digitorum. Im Ruhezustand hängt der Fuß herab mit Neigung zur Adduktion, der Fußrücken ist stärker als normal gewölbt. Die Dorsalflexion geschieht unter gleichzeitiger Adduktion und Supination.

Beim Gehen wird der Fuß in Varusposition aufgesetzt, die Fußspitze schleift am Boden.

Überpflanzung: Der Extensor hallucis und ein Teil des Tib. ant. werden auf den Extens. digitor. absteigend genäht. Der pheriphere Stumpf des Extens. halluc. wird aufsteigend am Tibial. antic. befestigt.

4. Isolierte Lähmung des Peroneus longus. Der ruhende Fuß zeigt leichte Varusstellung, die bei der willkürlichen Plantarflexion noch zunimmt. Beim Stehen aber bildet sich ein Plattfuß, die Fußhöhlung flacht sich ab. So wenigstens sagt Duchenne. Ich habe allerdings mehrere Fälle, bei denen ich früher den Peroneus longus gänzlich zu Überpflanzungszwecken verwendet habe, nach längerer Zeit wieder untersucht und konnte einen Plattfuß nicht konstatieren.

Überpflanzung: Ein Zipfel der Achillessehne wird absteigend auf den Peron. long. genäht.

5. Isolierte Lähmung des Peroneus brevis. Die Abduktion des Fußes in Mittelstellung zwischen Beugung und Streckung gelingt schwer unter heftiger Anstrengung des Peroneus long. und des Extens. digitor. Allmählich entwickelt sich ein Klumpfuß.

Überpflanzung: a) Ein Zipfel der Achillessehne kommt auf den Peron. brevis. Oder b) Die Hälfte der Sehne des Peron. long. wird abgespalten und absteigend auf den Peron. brev. genäht, der Fuß wird hierbei in Mittelstellung zwischen Beugung und Streckung gehalten.

6. Isolierte Lähmung des Tibialis posticus. Die Adduktion des Fußes ist nur mit geringer Kraft möglich, die Supination ist kräftig.

Überpflanzung: Ein Zipfel der Achillessehne wird absteigend auf den Tib. post. befestigt, während der Fuß in Mittelstellung zwischen Beugung und Streckung gehalten wird.

7. Isolierte Lähmung des Triceps surae. Die Ferse sinkt herab, der Fuß kommt im ganzen in Dorsalflexion. Die Fußhöhlung nimmt zu. Der innere Rand des vorderen Fußabschnittes wird gesenkt und proniert. Es entsteht ein Pes calcaneo-valgus-excavatus. Die Plantarflexion ist nur im Bereich des Vorderfußes mit geringer Kraft ausführbar.

Überpflanzung: Der Peroneus long., der Flexor digitor., der Flexor halluc., eine gute Hälfte des Tib. post. werden absteigend auf die Achillessehne überpflanzt. Letztere wird stark verkürzt. Der periphere Stumpf des Peron. long. wird an dem Peron. brev. aufsteigend befestigt.

Wir gehen nun einen Schritt weiter und nehmen an, daß

B. zwei Muskeln gelähmt sind.

Die dadurch entstehenden Funktionsstörungen ergeben sich aus dem bisher Gesagten, so daß wir uns auf Anführung des Überpflanzungsmodus beschränken dürfen.

1. Lähmung des Tibial. ant. und Extens. hall. long. Die Hälfte des Extens. digit. und des Peron. long. kommt absteigend auf den Tib. ant.

Der Extens. halluc. wird aufsteigend am Tibial. ant. befestigt. Oder $^3/_4$ des Extens. digit. kommt auf den Tib. ant. und je die Hälfte beider Peronei auf den nunmehr geschwächten Extens. digitor.

2. Lähmung des Tib. ant. und des Extens. digit. Der Extens. halluc. long. kommt absteigend auf den Tib. ant., je die Hälfte beider Peronei auf den Extens. digit. Bei jüngeren Individuen mit dünnen Sehnen ist die Spaltung der Peronei in diesem und im vorhergehenden Fall wie überhaupt unzweckmäßig. Man nimmt dann besser den Peron. long. ganz und befestigt seinen peripheren Stumpf aufsteigend am Peron. brevis.

3. Lähmung des Tib. ant. und des Peron. long. Die Operation wird kombiniert gemäß A 1 und 4.

4. Lähmung des Tib. ant. und des Peron. brevis. Operation kombinirt aus A 1 und 5.

5. Lähmung des Tib. ant. und des Tib. post. Operation kombiniert aus A 1 und 6.

6. Lähmung des Tib. ant. und des Triceps surae. Operation kombiniert aus A 1 und 7.

7. Lähmung des Extens. halluc. long. und Extens. digitor. Die Hälfte des Tibial. ant. und des Peron long. kommen absteigend auf den Extens. digitor.

Der Extens. halluc. aufsteigend am Tib. ant. befestigt.

8. Lähmung des Extens. hall. long. und irgend eines der übrigen Muskeln ausgen. B 1 und B 7. Operation wie bei isolierter Lähmung.

Der Extens. halluc. wird aufsteigend am Tib. ant. befestigt.

9. Lähmung des Extensor digitor. und Peron long. Operation kombiniert aus A 3 und A 4.

10. Lähmung des Extens. digit. und Peron. brev. Operation kombiniert aus A 3 und absteigender Überpflanzung eines Zipfels der Achillessehne auf den Peron. brev.

11. Lähmung des Extens. digit. und des Tib. post. Operation kombiniert aus A 3 und 6.

12. Lähmung des Extens. digit. und des Triceps surae. Operation kombiniert aus A 3 und 7.

13. Lähmung des Peroneus long. und Peron. brev.

a) Je ein Drittel der Achillessehne kommt auf den Peron. long. und brevis.

b) Oder: Der Extens. halluc. long. auf den Peron. long. und ein Teil der Achillessehne auf den Peron. brev. Der periphere Stumpf des Extens. hall. aufsteigend an den Tibial. antic.

14. Lähmung des Peron. long. und Tib. post. Operation kombiniert aus A 4 und der Überpflanzung des Flex. digit. und Flex. halluc. auf den Tib. post.

15. Lähmung des Peron. long. und des Triceps surae. Der Peron. long. erhält den Extens hallue. long., die Achillessehne die 2 Zehenflexoren und je einen Teil des Peron. brev. und des Tib. post.

16. Lähmung des Peron. brev. und des Tib. post. Operation kombiniert aus A 5 und 6.

17. Lähmung des Peron. brev. und des Triceps surae. Der Peron. brev. erhält einen Teil des Peron. long., die Achillessehne die 2 Zehenflexoren, einen Teil des Tibial. post. und event. noch den Extens. halluc. long., letzteren durch das Spatium interosseum hindurch.

18. Lähmung des Triceps surae und des Tib. post. Ersatz des Triceps surae durch Peron. long. und die 2 Zehenbeuger. Tib. post. wird entweder nur verkürzt oder erhält den Extens. halluc.

Schwieriger noch wird natürlich die Operation, wenn

C. drei Muskeln fehlen.

1. Lähmung des Tib. ant., Extens. hall. long. und Extens. digit. Der Tib. ant. erhält einen Zipfel der Achillessehne durch das Spatium interosseum hindurch oder eventuell besser wegen der Funktionsverwandtschaft den Tib. post., der Extens. digitor. den Flexor digitor. auf dem gleichen Wege, sowie einen Teil des Peron. long. Der Extens. halluc. wird aufsteigend an den Extens. digit., der periphere Stumpf des Tib. post. an die Achillessehne angehängt.

2. Lähmung des Tib. ant., Extens. hall. und Peron. long. Der Tib. ant. erhält den Tib. post. und event. den Zehenbeuger durch das Spat. inteross. hindurch, der periphere Stumpf des Tib. post. wird an der Achillessehne befestigt. Letztere giebt einen absteigenden Zipfel dem Peron. long. Der Extens. hall. aufsteigend am Extens. digit. befestigt.

3. Lähmung des Tib. ant., Extens. hall. und Peron. brevis. Der Tibialis wird ersetzt wie in C 2, der Peron.

brevis wie in A 5. Extens. hall. aufsteigend am Extens. digit. befestigt.

4. Lähmung des Tib. ant., Extens. hall. und Tib. post. Der Tib. ant. erhält die Hälfte des Extens. digit. und des Peron. long., der Extens. halluc. wird aufsteigend am Extens. digit. befestigt.

Ein Zipfel der Achillessehne wird absteigend mit dem Tib. post. vernäht.

5. Lähmung des Tib. ant., Extens. hall. und Triceps surae. Der Tib. ant. wird ersetzt wie in C 4, der Triceps surae wie in A 7, nur bleibt der Tib. post. intakt. Extens. halluc. aufsteigend am Extens. digit. befestigt.

6. Lähmung des Tib. ant., Extens. digit. und Peron. long. Der Tib. ant. erhält den Tib. post. durch das Spat. inteross. hindurch, der periphere Stumpf des letzteren wird aufsteigend an der Achillessehne befestigt. Der Extens. digit. wird ersetzt durch den Extens. halluc. long. event. kombiniert mit dem Zehenbeuger (durch das Spat. inteross. hindurch). Ein Zipfel der Achillessehne geht abwärts zum Peron. long.

7. Lähmung des Tib. ant., Extens. digit. und Peron. brev. Operation wie C 6, nur erhält natürlich der Peron. brev. den Zipfel der Achillessehne.

8. Lähmung des Tib. ant., Extens. digit. und Tib. post. Auf den Tib. ant. wird der Extens. hall. long. gebracht, auf den Extens. digitor. der Peroneus longus, auf den Tib. post. ein Zipfel der Achillessehne.

Der periphere Stumpf des Extens. halluc. wird am Extens. digit. hochgenäht, derjenige des Peron. long. am Peron. brev.

9. Lähmung des Tib. ant., Extens. digit. und Triceps surae. Der Tib. post. kommt auf den Tib. ant., der Extens. halluc. auf den Extens. digitor., der Peron. long. und die Zehenbeuger auf die Achillessehne.

Die peripheren Stümpfe des Extens. hall. und Peron. long. werden aufsteigend am Tib. ant. bezw. Peron. long. versorgt.

10. Lähmung des Tib. ant., Peron. long. und Peron. brev. Operation kombiniert aus A 1 und B 13a.

11. Lähmung des Tib. ant., Peron. long. und Tib. post. Operation kombiniert aus A 1, A 4 und Überpflanzung des Flex. digitor. auf Tib. post. (oder aufsteigende Annähung des Tib. post. an die Achillessehne).

12. Lähmung des Tib. ant., Peron. long. und Triceps surae. Extens. halluc. kommt auf Tib. ant. absteigend, der Peron. long. aufsteigend an den Peron. brev. Der Triceps wird ersetzt durch Tib. post. und die Zehenbeuger.

13. Lähmung des Tib. ant., Peron. brev. und Tib. post. Der Tib. ant. erhält den Extens. halluc., der Peron. brev. einen Teil der Achillessehne, der Tib. post. die Zehenbeuger.

14. Lähmung des Tib. ant., Peron. brev. und Triceps surae. Der Tib. ant. wird ersetzt durch Extens. halluc., der Peron. brev. erhält einen Teil des Peron. long., der Triceps surae den Tib. post. und die Zehenbeuger.

15. Lähmung des Tib. ant., des Tib. post. und Triceps surae. Ersatz des Tib. ant. nach A 1, des Triceps und Tib. post. nach B 18.

16. Lähmung des Extens. halluc., Extens. digit. und Peron. long. Der Extens. halluc. wird aufsteigend am Tib. ant. angenäht. Der Extens. digitor. erhält die Hälfte des Tib. ant. und event. den Zehenbeuger, letzteren durch das Spat. inteross. hindurch.

Ein Zipfel der Achillessehne kommt auf den Peron. long.

17. Lähmung des Extens. halluc., Extens digitor. und Peron. brev. Operation wie in C 6, nur erhält der Peron. brev. den absteigenden Zipfel der Achillessehne.

18. Lähmung des Extens. halluc., Extens. digitor. und Tib. post. Der Extens. digit. wird ersetzt wie in C 6, der Tib. post. erhält einen absteigenden Zipfel der Achillessehne.

Der Extens. halluc. wird am Tib. ant. aufsteigend befestigt.

19. Lähmung des Extens. hall., Extens. digit. und Triceps surae. Der Extens. digit. erhält eine Hälfte des Tib. ant., der Extens. hall. wird aufsteigend am Tib. ant. befestigt. Der Triceps surae erhält einen kleineren Teil des Peron. long., den Tib. post., die Zehenbeuger.

20. Lähmung des Extens. hall., Peron. long. und Peron. brev. Ersatz der beiden Peronei nach B 13a. Extens. halluc. aufsteigend am Tib. ant. befestigt.

21. Lähmung des Extens. hall., Peron. long. und Tib. post. Operation kombiniert aus B 14 und aufsteigenden Annähung des Extens. hall. am Tib. ant.

22. Lähmung des Extens. halluc. und irgend zweier anderer Muskel. Operation wie in der Gruppe B. Dazu kommt die aufsteigende Annähung des Extens. halluc.

23. Lähmung des Extens. digit., Peron. long. und Peron. brev. Extens. halluc. und ein Teil des Tib. ant. auf den Extens. digit., Zipfel der Achillessehne auf die beiden Peronei.

24. Lähmung des Extens. digit., Peron. long. und Tib. post. Operation kombiniert aus A 3, A 4 und A 6.

25. Lähmung des Extens. digit., Peron. long. und Triceps surae. Der Extens. digit. erhält den halben Tib. ant., der Peron. long. den Extens. halluc. long., der Triceps surae den Tib. post. und die Zehenbeuger.

26. Lähmung des Extens. digit., des Peron. brev. und Tib. post. Operation kombiniert aus A 3, A 5 und Überpflanzung der Zehenbeuger auf den Tib. post.

27. Lähmung des Extens. digit., Peron brev. und Triceps surae. Operation kombiniert aus A 3, der Überpflanzung des halben Peron. long. auf den Peron. brevis sowie der Zehenbeuger und des Tib. post. auf die Achillessehne.

28. Lähmung des Extens. digit., des Tib. post. und des Triceps surae. Kombination von A 3 mit B 18.

29. Lähmung des Peron. long., Peron. brevis und Tib. post. Zipfel der Achillessehne auf beide Peronei, Zehenbeuger auf Tib. post.

30. Lähmung des Peron. long., Peron. brev. und Triceps surae. Extens. halluc. auf Peron. long., ein Teil des Extens. digit. auf Peron. brev., Zehenbeuger und Tib. post. auf Achillessehne.

31. Lähmung des Peron. long., Tib. post. und Triceps surae. Ein Teil des Extens. digit. auf den Peron. long., Extens. halluc. long. (durch das Spat. inteross.) und Zehenbeuger auf Achillessehne.

Tib. post. verkürzt.

32. Lähmung des Peron. brev., Tib. post. und Triceps surae. Ein Teil des Peron. long. auf den Brevis, im übrigen wie C 31.

D. vier Muskeln fehlen.

1. Lähmung des Tib. ant., Extens. halluc., Extens. digit., Peron. long. Der Tib. ant. erhält den Tib. post. und den Flex. digitor., der Extens. digitor. ein Drittel der Achillessehne, der Peron. long. wird am Brevis aufsteigend befestigt.

Der Extens. halluc. wird aufsteigend an den Extens. digit. angehängt, der periphere Stumpf des Tib. post. an die Achillessehne.

2. Lähmung des Tib. ant., Extens. halluc., Extens. digit. und Peron. brev. Operation wie D 1, nur wird der Peron. brev. aufsteigend am Long. befestigt.

3. Lähmung der vorderen Gruppe und des Tib. post. Der Tib. ant. erhält einen Zipfel der Achillessehne, der Extens. digit. den Flexor digit. und einen Teil des Peron. long. Der Tib. post. aufsteigend an der Achillessehne befestigt.

4. Lähmung der vorderen Gruppe und des Triceps surae. Ein ausreichender Ersatz ist nicht zu erwarten, sondern in der Hauptsache nur tendinöse Fixation. Tib. post. auf Tib. antic., Extens. digit. verkürzt, Peron. long. und Flexor. digitor. auf Achillessehne.

5. Lähmung des Tib. ant., Extens. hall., Peron. long. und brevis. Tib. post. und Zehenbeuger auf Tib. ant. durch

das Spat. inteross. hindurch, Zipfel der Achillessehne auf beide Peronei.

6. Lähmung des Tib. ant., Extens. hall., Peron. long. und Tib. post. Zipfel der Achillessehne kommt nach vorn auf den Tib. ant., der Flexor digit. auf den Tib. post., der Peron. long. erhält ebenfalls einen Zipfel der Achillessehne oder einen Teil des Extens. digit. Extens. halluc. wird wie immer aufsteigend befestigt.

7. Lähmung des Tib. ant., Extens. hall., Peron. long. und Triceps surae. Der Tib. ant. erhält den Tib. post., der Peron. long. wird mit dem Brevis verbunden, die Achillessehne erhält nur die 2 Zehenbeuger. Tib. post. aufsteigend an die Achillessehne gehängt.

8. Lähmung des Tib. ant., Extens. halluc., Peron. brev. und Tib. post. Wie D 6, nur kommt der zweite Zipfel der Achillessehne auf den Peron. brev. oder aber es wird der Peron. brevis aufsteigend an den Longus angehängt.

9. Lähmung des Tib. ant., Extens. hall., Peron. brev. und Triceps surae. Wie D 7.

10. Lähmung des Tib. ant., Extens. halluc., Tib. post. und Triceps surae. Der Tib. ant. erhält einen Teil des Extens. digit., der Peron. long. und die Zehenbeuger kommen auf die Achillessehne.

11. Lähmung des Tib. ant., Extens. digit., Peron. long. und brev. Extens. hall. kommt auf den Tib. ant., der Flex. digit. auf den Extens. digit., ein Zipfel der Achillessehne auf die Peronei.

12. Lähmung des Tib. ant., Extens. digit., Peron. long. und Tib. post. Wie D 11, außerdem wird der Tib. post. aufsteigend an der Achillessehne befestigt.

13. Lähmung des Tib. ant., Extens. digit., Peron. long. und Triceps surae. Der Tib. ant. erhält den Tib. post., der Extens. digit. den Extens. halluc., der Peron. long. wird aufsteigend am Brevis befestigt, der Tib. post. aufsteigend an der Achillessehne. Letztere wird verkürzt und erhält die Zehenbeuger.

14. Lähmung des Tib. ant., Extens. digit., Peron. brev. und Tib. post. Wie D 11, Tib. post. an der Achillessehne aufsteigend befestigt.

15. Lähmung des Tib. ant., Extens. digit., Peron. brev. und Triceps surae. Wie D 13.

16. Lähmung des Tib. ant., Extens. digit., Tib. post. und Triceps surae. Extens. halluc. auf Tib. ant., Flexor digit. auf Extens. digit., Peron. long. auf Achillessehne.

17. Lähmung des Tib. ant., Peron. long. und brev., Tib. post. Extens. halluc. auf Tib. ant., Zipfel der Achillessehne auf Peronei, Tib. post. an der Achillessehne befestigt.

18. Lähmung des Tib. ant., Peron. long. und brev., Triceps surae. Der Tib. ant. erhält den Extens. hall., die Peronei einen Teil des Extens. digitor., die Achillessehne die Zehenbeuger.

19. Lähmung des Tib. ant., Peron. long., Tib. post., Triceps surae. Der Tib. ant. erhält den Extens. halluc. und ein Stück des Extens. digit., der Peron. long. wird am Brevis aufsteigend befestigt, der Triceps surae erhält die Zehenbeuger, und der Tib. post. wird verkürzt.

20. Lähmung des Tib. ant., Peron. brev., Tib. post. und Triceps surae. Wie D 19.

21. Lähmung des Extens. halluc., Extens. digit., Peron. long. und brev. Ein Zipfel der Achillessehne auf den Extens. digit. (durch das Spat. inteross. hindurch), ein weiterer Zipfel auf die Peronei.

22. Lähmung des Extens. hall., Extens. digit., Peron. long. und Tib. post. Ein kleiner Teil des Tib. ant. und Flexor. digit. auf Extens. digit., Zipfel der Achillessehne auf den Peron. long., Tib. post. aufsteigend an die Achillessehne.

23. Lähmung des Extens. hall., Extens. digit., Peron. long. und Triceps surae. Der Extens. digit. erhält den halben Tib. ant., der Peron. long. wird am Brevis befestigt. Die Achillessehne erhält den Flexor digit. und einen Teil des Tib. post.

24. Lähmung des Extens. hall., Extens. digit., Peron. brev., Tib. post. Wie C 6, nur erhält der Brevis einen Zipfel der Achillessehne.

25. Lähmung des Extens. hall., Extens. digit., Peron. brev. und Triceps surae. Der halbe Tib. ant. kommt auf den Extens. digit., der Peron. brev. wird mit dem Longus verbunden. Die Achillessehne erhält die Zehenbeuger und einen Teil des Tib. post.

26. Lähmung des Extens. hall., Extens. digit., Tib. post. und Triceps surae. Der halbe Tib. ant. kommt auf den Extens. digit., der Peron. long. und die Zehenbeuger auf den Triceps surae, der Tib. post. verkürzt. Der periphere Stumpf des Peron. long. am Brevis befestigt.

27. Lähmung des Extens. hall., Peron. long. und brevis, Tib. post. Zipfel der Achillessehne auf die Peronei, Zehenbeuger auf Tib. post. Extens. halluc. am Tib. ant. befestigt.

28. Lähmung des Extens. halluc., Peron. long. und brevis, Triceps surae. Halber Extens. digit. absteigend auf die Peronei, Zehenbeuger und Tib. post. auf die Achillessehne. Extens. halluc. aufsteigend an den Tib. ant.

29. Lähmung des Extens. halluc., Peron. long., Tib. post. und Triceps surae. Halber Extens. digit. auf den Peron. long., halber Peron. brev. und Zehenbeuger auf die verkürzte Achillessehne, Tib. post. verkürzt, Extens. hall. aufsteigend an den Tib. ant.

30. Lähmung des Extens. hall., Peron. brev., Tib. post. und Triceps surae. Wie D 29, nur unter Vertauschung des Peron. brev. und long.

31. Lähmung des Extens. digit., Peron. long. und brev., Tib. post. Der Extens. halluc. auf den Extens. digit., ein Zipfel der Achillessehne auf die Peronei, Tib. post. aufsteigend an die Achillessehne.

32. Lähmung des Extens. digit., Peron. long. und brevis, Triceps surae. Ein Teil des Tib. ant. auf den

Extens. digit., der Extensor halluc. auf die Peronei, der Zehenbeuger und event. ein Teil des Tib. post. auf die Achillessehne.

33. Lähmung des Extens. digit., Peron. long., Tib. post und Triceps surae. Extens. halluc. auf Extens. digit., Peron. long. am brevis fixiert, Flexor digit. mit dem Triceps absteigend vernäht, Tib. post. verkürzt.

34. Lähmung des Extens. digit., Peron. brev., Tib. post., Triceps surae. Wie D 33, nur Vertauschung zwischen Peron. long. und brev.

35. Lähmung des Peron. long. und brev., Tib. post. und Triceps surae. Ein Teil des Extens. digit. auf die Peronei, Extens. halluc. und Flexor digit. auf die Achillessehne. Tib. post. verkürzt.

E. Es fehlen fünf Muskeln, vorhanden sind also nur zwei Muskeln.

In den meisten Fällen kann es sich unter solchen Umständen nur darum handeln, die übriggebliebene Muskelkraft so zu verteilen, daß sie die durch allseitige Verkürzung erstrebte tendinöse Fixation des Sprunggelenkes möglichst im Gleichgewicht hält.

1. Vorhanden sind Tib. ant. und Extens. halluc. Extens. halluc. kommt auf den Extens. digit.

2. Vorhanden sind Tib. ant. und Extens. digit. Ein Teil des Extens. digit. kommt auf die Peronei.

3. Vorhanden sind Tib. ant. und ein Peroneus. Ein Teil des Tib. ant. auf den Extens. digit., beide Peronei werden verbunden.

4. Vorhanden Tib. ant. und Tib. post. Ein Teil des Tib. ant. anf Extens. digit.

5. Vorhanden Tib. ant. und Triceps surae. Ein Zipfel der Achillessehne auf Extens. digit., ein zweiter auf die Peronei.

6. Vorhanden Extens. halluc. und Extens. digit. Extens. halluc. auf Tib. ant.

7. Vorhanden Extens. halluc. und ein Peroneus. Extens. halluc. auf Tib. ant., der halbe Peron. auf Extens. digit.

8. Vorhanden Extens. halluc. und Tib. post. Tib. post. auf Tib. ant., Extens. halluc. auf Extens. digitor.

9. Vorhanden Extensor hall. und Triceps surae. Extens. hall. auf Tib. ant., ein Zipfel der Achillessehne auf Extens. digit., ein zweiter Zipfel auf die Peronei.

10. Vorhanden Extens. digit. und ein Peroneus. Die Hälfte des Extens. digit. auf den Tib. ant., Peronei verbunden.

11. Vorhanden Extens. digit. und Tib. post. Tib. post. auf Tib. ant., ein Teil des Extens. digitor. auf die Peronei.

12. Vorhanden Extens. digit. und Triceps surae. Ein medialer Zipfel der Achillessehne auf den Tib. ant., ein lateraler Zipfel auf die Peronei. Tib. post. aufsteigend an der Achillessehne befestigt.

13. Vorhanden Peron. long. und brevis. Peron. long. auf Tib. ant., der halbe Peron. brev. auf Extens. digitor., der periphere Stumpf des Peron. long. am Brevis aufsteigend befestigt.

14. Vorhanden Peron. long. und Tib. post. Tib. post. kommt auf den Tib. ant., ein Teil des Peron. long. auf den Extens. digitor.

15. Vorhanden Peron. long. und Triceps surae. Ein Zipfel der Achillessehne kommt auf Tib. ant., der Peron. long. auf den Extens. digitor., ein zweiter Zipfel der Achillessehne wird mit den Peronei in Verbindung gebracht.

16. Vorhanden Peron. brev. und Tib. post. oder Triceps surae. Analog wie E 14 und E 15.

17. Vorhanden Tib. post. und Triceps surae. Tib. post. auf Tib. ant., ein Zipfel der Achillessehne auf den Extens. digit., ein zweiter auf die Peronei.

F. Es fehlen sechs Muskeln, nur ein einziger ist vorhanden.

Hier vollends kann eine Überpflanzung nur den Zweck haben, für den Fall, daß die allseitige Sehnenverkürzung der Arthrodese vorgezogen wird, den kleinen Rest von Muskelkraft an der geeignetsten Stelle unterzubringen.

1. Vorhanden ist nur der Tib. ant. Eine Hälfte desselben kommt auf den Extens. digit.

2. Vorhanden nur der Extens. halluc. Tib. ant. und Extens. digit. werden aufsteigend an ihn befestigt.

3. Vorhanden nur der Extens. digit. Eine Hälfte desselben kommt auf den Tib. ant.

4—5. Vorhanden nur ein Peroneus. Derselbe kommt auf den Tib. ant.

6. Vorhanden nur der Tib. post. Er kommt ganz oder zum größeren Teil auf den Tib. ant.

7. Vorhanden nur der Triceps surae. Ein starker Zipfel desselben geht durch das Spat. inteross. nach vorne, wo Tib. ant. und Extens. digit. an ihn befestigt werden, ein zweiter Zipfel geht zu den Peronei.

Der Tib. post. wird aufsteigend an der Achillessehne befestigt.

In allen sub E und F aufgeführten Fällen werden natürlich auch die Zehenbeuger verwertet, wenn sie kräftig vorhanden sind.

Wir haben im vorstehenden mit weitgehender Ausführlichkeit eine große Zahl von Operationsmöglichkeiten beschrieben. Es sollte dadurch gezeigt werden, wie unter den verschiedenartigsten Verhältnissen unsere Operation durch Anwendung geeigneter Modifikationen und Kombinationen auszuführen ist. Wir sind aber keineswegs der Ansicht, daß das jeweils beschriebene Verpflanzungsverfahren das allein mögliche und richtige ist, an das man sich unbedingt halten müsse. Wohl sind die gemachten Vorschläge auf Grund unserer Erfahrungen entstanden, aber häufig ist auch eine andere Methode gewiß eine ebenso aussichtsreiche Lösung der gestellten Aufgabe.

Namentlich ist indessen zu bedenken, daß die Voraussetzung aller geschilderten Operationen folgende ist: Es fehlt eine gewisse Zahl von Muskeln ganz, die überlebenden sind völlig gesund.

Diese Voraussetzung trifft in Wirklichkeit selten zu, es existieren neben den völlig gelähmten Muskeln vielmehr partiell gelähmte, paretische und durch Inaktivität und Überdehnung atrophierte Muskeln, von denen manche sich unter den operativ geschaffenen günstigeren Verhältnissen wieder erholen können, worauf an früherer Stelle wiederholt hingewiesen worden ist.

Dadurch aber wird das Bild der Muskellähmung weniger scharf und komplizierter, es muß also auch der Operationsplan dementsprechend Abänderungen erfahren Wir können auf die zahllosen Möglichkeiten und Chancen, welche durch die Kombination von Paralyse und Parese entstehen, unmöglich näher eingehen.

Alle hierdurch nötig werdenden Modifikationen aber bauen sich auf der Grundlage von Operationsplänen auf, wie sie in großer Auswahl oben mitgeteilt worden sind.

Gerade dieses von Fall zu Fall wechselnde Wägen vor dem Wagen macht den Reiz aus, welcher der Operation auch bei noch so häufiger Wiederholung anhaftet.

Wir haben als Ausgangspunkt für alle die beschriebenen Überpflanzungen den Muskelbefund gewählt, während im allgemeinen die Besprechung der verschiedenen Operationen unter dem Gesichtspunkte der aus der Lähmung resultierenden abnormen Fußstellungen, der paralytischen Deformitäten, vorgezogen wird. Wir wollen dies nunmehr nachholen, indem wir die verschiedenen Deformitäten, den paralytischen Spitz-Hacken-Klump-Plattfuß und schließlich den Schlotterfuß hinsichtlich der Heilung durch Überpflanzung erörtern und letztere durch Beispiele darlegen.

I. Der paralytische Spitzfuss.

Die Deformität, zu stande kommend durch Lähmung im Bereiche der vorderen Muskelgruppe, findet sich selten in reiner Form. Ist der Tib. ant. paralytisch, so sinkt die Fußspitze herab, wird aber durch Überwiegen des Extensor digitorum allmählich auch abduziert und proniert — wir haben dann einen Equino-valgus vor uns. Umgekehrt entsteht bei Lähmung des Extens. digit. mit der Zeit ein Equinovarus. Ausnahmen hinsichtlich dieses Zusammenhanges zwischen Lähmung und Stellung kommen allerdings vor.

Bei ausgedehnteren Lähmungen findet sich der reine Spitzfuß häufig als Schlotterfuß. Ist die Wadenmuskulatur erhalten, so verkürzt sich die Achillessehne, die Deformität wird fixiert.

Die Überpflanzung innerhalb der vorderen Muskelgruppe muß dann kombiniert werden mit einer plastischen Verlängerung der genannten Sehne.

Besteht eine Wachstumsverkürzung des Beines, so beseitigt man zweckmäßig den Spitzfuß nur insoweit, daß die Köpfchen des Metarsalknochens an beiden Seiten in gleicher Höhe stehen, d. h. man verkürzt die vorderen Muskeln gleichzeitig mit der Transplantation etwas mehr als nach dem eben Gesagten nötig, da ein geringes Nachgeben der Sehnen unter dem Einflusse der späteren Inanspruchnahme vorauszusehen ist.

Um die junge Sehnennarbe vor dieser Dehnung zu schützen, kann man für die erste Zeit der Nachbehandlung einen einfachen Schienenstiefel geben, dessen Scharnier eine Hemmungsvorrichtung trägt und eine stärkere Senkung der Fußspitze verhindert.

Beispiele:

1. Vulpius: E. E., 7 Jahre alt. Seit einigen Jahren wurde bemerkt, daß die Fußspitze herabhängt, der Gang wurde immer schlechter. Eine Achillotenomie hatte nur den Erfolg, daß die vorher angedeutete Varusstellung sich in einen leichten Valgus verwandelte.

Muskel-Befund: Tib. ant. schwach, Extens. halluc. sehr gut, Extens. digit. schlecht, rosa gefärbt, ebenso die Peronei.

Operation: Eine Hälfte der Sehne des Tib. ant. wird aufsteigend zum Extens. hall. geführt, durch ein Knopfloch gezogen und vernäht.

Erfolg: Schon nach 4 Wochen leichte Dorsalflexion möglich. Nach 3 Wochen aber konnte der Fuß fast ebensoviel über den rechten Winkel gehoben werden wie gesunderseits und, zwar in normaler Bahn. Der Gang war dementsprechend gut. Nach 3 Jahren wurde unverändert günstige Stellung und Beweglichkeit des Fußes konstatiert.

2. Vulpius: M. K., 7 Jahre. Im ersten Lebensmonate Eintritt der Lähmung. Es entwickelte sich allmählich ein hochgradiger Spitz-Hohlfuß.

Muskelbefund: Tib. ant. schlecht, Extens. digit. besser, Extens. halluc. sehr gut.

Operation: Nach Achillotenotomie und schwierigem Redressement Extens. hall. auf den Tib. ant. befestigt, Extens. digit. verkürzt, an ihn wird der periphere Stumpf des Extens. hall. Tib. ant. genäht. Glatter Verlauf.

Resultat: Nach 2 Monaten Stellung und Beweglichkeit des Fußes nach allen Richtungen gut. Nach $3^1/_2$ Jahren ist Dorsal- und Plantarflexion, Pro- und Supination sehr gut möglich. Die Großzehe steht etwas gebeugt, der Fuß ist noch stärker als normal gehöhlt.

3. Vulpius: C. K., 9 Jahre alt. Die Lähmung des Fußes wurde im 3. Lebensjahre bemerkt, die Fußspitze hing herab und geriet allmählich in leichte Varusstellung.

Muskelbefund: Tib. ant. fehlt völlig, Extens. halluc. und Extens. digit. vorhanden. Peronei schwach.

Operation: Vorderer Längsschnitt. Extens. halluc. abgeschnitten, ebenso ein Drittel des Extens. digit., beide auf den Tib. ant. genäht. Peripherer Stumpf des Extens. halluc. am Tib. hochgenäht. Glatter Verlauf.

Resultat: 6 Wochen nach der Operation steht der Fuß

im rechten Winkel, kann noch weiter dorsalflektiert und adduziert werden. — Nach kurzer Nachbehandlung entlassen. Nach $2^1/_2$ Jahren steht der Fuß gut, kann aktiv nach allen Seiten bewegt werden. Der Junge kann gut und weit gehen, turnt viel. hat keine Beschwerden.

Der Spitzfuß ist ein durchaus günstiges Objekt der Überpflanzung, wenn er durch isolierte Lähmung im Bereiche der vorderen Muskelgruppe bedingt ist. Die angeführten Beispiele zeigen, daß das Resultat ein sehr vollkommenes sein und beinahe eine völlige Wiederherstellung normaler Muskelthätigkeit bedeuten kann, sowie daß der Erfolg ein bleibender ist.

Anders liegt die Sache natürlich bei den Schlotter-Spitzfüßen mit ausgedehnter Lähmung, auf die wir nachher zurückkommen werden.

2. Der paralytische Klumpfuß.

Der Lähmungsklumpfuß kommt zu stande durch Paralyse bezw. Parese des Extens. digit. und der Peronei, deren Ausfall ein Überwiegen der Adduktoren, Supinatoren und Plantarflexoren des Fußes bedingt. Wie wir vorhin schon gesehen haben, ist die Folge einer Lähmung des Extens. digitor. zunächst zwar der Spitzfuß. Wir haben aber gerade gelegentlich der Überpflanzungen uns immer aufs neue überzeugen können, wie erheblich und wichtig auch die Pronationswirkung dieses Muskels ist, er sichert das Bestehen der Pronation bei dorsalflektiertem Fuß.

Der paralytische Klumpfuß entwickelt sich aber nicht nur durch einseitigen Muskelzug, sondern auch unter dem Einflusse des Eigengewichtes, indem dieses den Fuß nicht nur in Equinusstellung, sondern zugleich in Varität herabzieht. Das dauernde Verharren und vollends die Belastung des Fußes in dieser fehlerhaften Stellung kann allmählich den anfangs völlig schlotternden Spitzklumpfuß durch Knochenumbildung in einen hochgradig und starr deformierten Pes varus verwandeln.

Die Transplantation bezweckt, dem durch Redressement

mobilisierten Fuß die aktive Dorsalflexion, Abduktion und Pronation wiederzugeben. Da wie gesagt nur der Extens. digit. energische Dorsalflexion mit Pronation zusammen leistet, so ist sein Ersatz in erster Linie zu erstreben. In zweiter Linie kommt die Wiederherstellung der Peronealwirkung, wobei sehr wohl beide Peronei die Kraft aus gleicher Quelle schöpfen können. Denn wenn auch ihre Wirkungsweise verschieden ist, so ist doch ihre synchrone Thätigkeit durchaus vorteilhaft.

Die Nachbehandlung sucht durch Übung zu erreichen, daß nicht nur die Flexionsbewegungen in normalen Bahnen möglich werden, sondern daß auch isolierte Pro- und Supinationsbewegungen wieder ausgeführt werden können.

Auch hier schützt anfangs eine einfache Außenschiene, am außen hochgesohlten Stiefel mittels Hemmungsscharnier angebracht, vor Überdehnung der jungen Sehnennarbe.

Beispiele:

1. Vulpius: K. K., 4 Jahre. Eintritt der Lähmung vor $1^1/_2$ Jahren, es entwickelte sich ein Spitzklumpfuß mittleren Grades, aber durch starke Knochendeformierung bereits fixiert.

Muskelbefund: Tib. ant. mäßig gut, Extens. halluc. sehr kräftig, Extens. digit. und Peronei schlecht, hintere Gruppe gut.

Operation: Nach schwierigem Redressement Extens. halluc. auf Extens. digit. Tib. post. auf Peron. brev., Zipfel der Achillessehne auf Peron. long. Tib. ant. verkürzt, peripheres Ende des Extens. hall. am Extens. digit. hochgenäht. Glatter Verlauf.

Kritik: Es wäre wohl richtiger gewesen, den Tib. post. nicht ganz zu opfern oder wenigstens seinen peripheren Stumpf zu versorgen. Die Achillessehne hätte beide Peronei übernehmen können. Indessen hat der Erfolg gezeigt, daß auch die angewendete Methode zweckmäßig war.

Resultat: Nach 2 Monaten steht der Fuß normal und kann um die Mittelstellung allseitig, wenn auch beschränkt, bewegt werden. Nach $2^1/_2$ Jahren ist der Zustand geradezu normal geworden hinsichtlich Stellung und Beweglichkeit des Fußes, Art und Ausdauer des Ganges.

2. Vulpius: P. L., 7 Jahre, Lähmung im ersten Lebensjahre eingetreten. Es entwickelte sich ein sehr hochgradiger Spitz-Klump-Hohlfuß.

Muskelbefund: Alle Muskeln völlig degeneriert mit Ausnahme des Peron. long. und der Zehenbeuger.

Operation: Redressement sehr erschwert, insbesondere gelingt die Beseitigung des Spitzfußes nur mit großer Mühe. Flexor halluc. und Flexor digitor. werden durch das Spat. inteross. auf den Tib. ant. geführt, Extens. hall. verkürzt. Der halbe Peron. long. kommt auf Extens. digit. long., ein Zipfel der Achillessehne auf die verkürzten Peronei behufs tendinöser Fixation.

Nachträglich werden Tib. ant. und Extens. digitor. nochmals verkürzt. Glatter Verlauf.

Resultat: Der Fuß steht in normaler Mittelstellung fixiert, aktive Bewegungen nur eben angedeutet. Nach $3^1/_2$ Jahren ist das Resultat unverändert. Die Stellung des Fußes ist die gleiche geblieben, die tendinöse Fixation hat nirgends nachgegeben. Der Gang ist in gewöhnlichem Stiefel vorzüglich. Es bestehen keinerlei Beschwerden.

3. Vulpius: M. M., 9 Jahre alt. Eintritt der Lähmung im ersten Lebensmonat. Es entwickelt sich langsam ein Spitz-Klump-Hohlfuß.

Muskelbefund: Isolierte Lähmung des Extens. digit.

Operation: Der halbe Tib. ant. kommt auf den Extens. digit., nachdem das Redressement des starren Fußes gemacht war. Glatter Verlauf.

Resultat: Schon bei Abnahme des Verbandes ist die Stellung und Beweglichkeit des Fußes gut. Nach $4^1/_2$ Jahren ist der Zustand ein geradezu normaler, der Fuß ist nach allen Richtungen gut beweglich. Nur ist das Bein ein wenig kürzer geblieben.

4. Vulpius: H. M., 16 Jahre alt. Eintritt der Lähmung

im 2. Lebensjahr. Der Fuß hat sich allmählich in extreme Spitzfußstellung begeben, die Varität ist mittleren Grades, sie soll erst später durch die Lagerung des Fußes (er ist Schneider) entstanden sein. Außerdem ist der Quadriceps gelähmt.

Muskelbefund: Isolierte Lähmung des Tib. ant. und Extens. halluc.

Operation: Plastische Verlängerung der Achillessehne um 5—6 cm. Der Peron. long. wird auf den Tib. ant. genäht. Glatter Verlauf.

Resultat: Bei Abnahme des Verbandes nach 6 Wochen Stellung des Fußes gut, leichte Bewegungen möglich. Eine Nachbehandlung ist undurchführbar. Nach $3^1/_4$ Jahren stellte sich der Operierte wieder vor. Er hatte eine Fußwanderung hinter sich, die ihn von Karlsruhe nach München und Innsbruck führte. Den Rückweg hatte er über Halle, Fulda, Frankfurt genommen. Ich traute meinen Augen und Ohren kaum, als ich den nur pekuniär erschöpften Wanderer untersuchte. Der Fuß steht tadellos, kann aktiv zum rechten Winkel mit normaler Kraft gehoben, nach allen Richtungen frei bewegt werden. In diesem Falle hat der Verlust des Peron. long. nicht, wie Duchenne lehrt, einen Plattfuß erzeugt.

5. Vulpius: K. U., 18 Jahre alt. Eintritt der Lähmung im 1. Lebensjahre. Es entwickelte sich ein hochgradiger Spitz-Hohl-Klumpfuß.

Muskelbefund: Alle Muskeln gelähmt mit Ausnahme des Gastrocnemius.

Operation: Redressement in 2 Sitzungen. Ein Zipfel der Achillessehne kommt auf den Tib. ant., ein zweiter auf den Peroneus long., der Rest wird plastisch verlängert. Glatte Heilung.

Resultat: Der Fuß steht in Mittelstellung, leicht überkorrigiert. Senkung des Fußes unter den rechten Winkel ist unmöglich aktiv wie passiv, weitere Hebung ist passiv etwas möglich. Bei Bewegungsversuchen spannten sich Tib. ant., Peron. long. und Achillessehne straff an, ein Bewegungseffekt blieb aus. Das Resultat bestand 2 Jahre ungestört, dann starb die Patientin an Phthise.

6. VULPIUS: F. G., 18 Jahre. Eintritt der Lähmung im 6. Lebensjahre, es entwickelte sich ein sehr hochgradiger Spitz-Hohl-Klumpfuß.

Muskelbefund: Tib. ant. und Extens. hall. gut, Extens. digit. degeneriert. Peronei gut, hintere Muskeln recht mäßig.

Operation: Nach dem Redressement Achillessehne plastisch verlängert, Peronei verkürzt. Extens. halluc. und halber Tib. ant. auf Extens. digit. Glatter Verlauf.

Resultat: Jetzt, 4 Monate nach der Operation, steht der Fuß in Mittelstellung, Fußspitze wegen der Beinverkürzung leicht gesenkt, Bewegungen nach allen Richtungen in beschränktem Umfang möglich, insbesondere ist die Pronation recht gut möglich. Der Gang, früher sehr unsicher und mühsam, ist gut und bereits recht ausdauernd.

7. VULPIUS: C. L., 19 Jahre. Eintritt der Lähmung im 4. Lebensmonat. Es entwickelte sich ein Klumpspitzfuß, der durch stetes Umknicken beim Belasten das Gehen sehr erschwert.

Muskelbefund: Tib. ant. und Extens. digit. völlig degeneriert, Extens. halluc. sehr gut. Peron. long. ganz gelähmt, Peron. brev. wenig besser, Gastrocnemius schlechter als erwartet.

Operation: Nach schwierigem Redressement ein Drittel der Achillessehne auf den Peron. long. und brevis, Rest der Achillessehne plastisch verlängert. Extens. halluc. auf den Tib. ant. absteigend, Extens. digitor. aufsteigend an den Tib. ant. peripher von der Überpflanzungsstelle. Leichte Spitzfußstellung wird belassen wegen der Verkürzung des Beines. Glatter Verlauf.

Resultat: Stellung des Fußes gut, geringe aktive Beweglichkeit vorhanden. Nach $1^1/_2$ Jahren Stellung unverändert, Bewegungen nach allen Richtungen im beschränktem Umfang möglich. Gang in erhöhtem Stiefel gut, ausdauernd, ohne Beschwerden. Das Umknicken ist völlig verschwunden.

8. Vulpius: L. M., 27 Jahre. Eintritt der Lähmung im 3. Lebensjahre; es entwickelte sich allmählich ein hochgradiger Klump-Spitz-Hohlfuß. Die Gehschwielen auf dem Dorsum pedis machen viel Schmerzen. Das Gehen ist nur mit Apparat möglich.

Muskelbefund: Tib. ant. streifig degeneriert (getigert), Extens. halluc. sehr gut, Extens. digit. und Peronei gänzlich gelähmt, Gastrocnemius gut.

Operation: Nach vorausgeschicktem instrumentellem Redressement wird ein Zipfel der Achillessehne auf die Peronei verpflanzt, der Rest plastisch verlängert. Ein Teil des Tib. ant. und des Extens. halluc. kommt auf den Extens. digitor. Der Tib. ant. wird etwas verkürzt. Glatter Verlauf.

Resultat: Nach 4 Monaten befindet sich der Fuß in guter Mittelstellung, etwas überkorrigiert. Bewegungen sind nur in geringem Umfang möglich. Nach $2^3/_4$ Jahren ist die Stellung unverändert gut, die Bewegungen sind nach allen Richtungen, aber beschränkt, möglich. Das Gehen ist in gewöhnlichem Stiefel gut und andauernd. Der Mann ist als Arbeiter den ganzen Tag auf den Beinen.

9. Vulpius: E. H., 29 Jahre. Eintritt der Lähmung im 4. Lebensjahre. Es entstand ein enormer Spitz-Hohl-Klumpfuß. Die Patientin tritt nur auf den Außenrand des Metatarsale 5 auf, sinkt bei jedem Schritt zusammen und kann ohne Stütze überhaupt nicht gehen.

Muskelbefund: Tib. ant. gut, Extens. halluc. sehr gut, Extens. digitor. geringer, Peronei völlig gelähmt, Gastrocnemius gut.

Operation: Das Redressement gelingt erst nach Durchschneiden der Plantaraponeurose. Extens. halluc. wird auf den Extens. digit., ein Teil der Achillessehne auf die Peronei überpflanzt, der Rest plastisch verlängert. Glatter Verlauf.

Resultat: Nach 3 Monaten ist die Stellung des Fußes die gewünschte, aktive Beweglichkeit noch gering. Nach $2^1/_4$ Jahren ist die Stellung durchaus günstig, der Fuß wird nach allen

Seiten gut bewegt, Patientin kann in gewöhnlichem Schuh stundenweit ohne Beschwerden gehen.

Die wenigen Beispiele von Operationen an jungen und älteren Kranken aus meiner Praxis zeigen verschiedenartige Überpflanzungsmethoden und deren Dauerfolge, auf welch letztere ja natürlich das Hauptgewicht zu legen ist. Da gerade der paralytische Spitzklumpfuß die häufigste Lähmungsdeformität darstellt, so ist er auch am häufigsten Gegenstand der Überpflanzung geworden. In der Litteratur sind viele Dutzende solcher Operationen niedergelegt, meist fehlt allerdings eine längere Beobachtung der gewonnenen Resultate bezw. ihrer Dauerhaftigkeit.

Die Zahl der von mir operierten Spitzklumpfüße beträgt gegen 150. Die erzielten Erfolge sind natürlich verschiedenartig ausgefallen, aber auch verschieden zu bewerten je nach dem Grad und der Ausdehnung der Lähmung. Ganz versagt hat die Operation wohl nie; im ungünstigsten Falle wird wenigstens die Deformität beseitigt, der Fuß in guter Stellung tendinös festgehalten. Vielfach hat sie Vorzügliches hinsichtlich Stellung und Beweglichkeit des Fußes sowie bezüglich des Gehens geleistet.

Zwischen diesen Extremen liegt das Gros der Durchschnittserfolge in mittelschweren Fällen, bei denen einige Muskeln fehlen, aber auch einige recht kräftige Muskeln vorhanden sind. Was hier außer der guten Stellung erreicht wird, ist eine aktive Beugung und Streckung des Sprunggelenkes etwa zwischen 70—110° in normaler Bahn mit wechselnd erheblicher Pronation und Supination.

Bisweilen wird auch Pro- und Supination recht ausgiebig möglich. Ein solcher Fall von Lange sei hier schon deshalb mitgeteilt, um die Technik der periostalen Überpflanzungsmethode an einem Beispiel zu erläutern.

Lange 1900: 13 Jahre altes Mädchen mit paralytischem Spitzklumpfuß.

Muskelbefund: Gelähmt sind Extens. digit. und die Peronei.

Operation: Die Sehne des Tib. ant. wird auf dem Fußrücken freigelegt und vom Lig. annulare bis zum Ansatz am ersten Keilbeine gespalten. Die laterale Hälfte wird am Knochen abgelöst, aus dem Fach des Lig. cruciatum herausgezogen, subkutan bis zur Dorsalfläche des Cuboideum verschoben und dort mit dem Periost vernäht.

Resultat: Der Fuß wird in normaler Weise auf und ab bewegt, außerdem aber auch willkürlich supiniert und proniert. Dabei läßt sich nachweisen, daß die beiden künstlich geschaffenen Teile des Tibialis sich entsprechend der Supination und Pronation gesondert kontrahieren.

3. Der paralytische Plattfuß.

Der paralytische Plattfuß (Pes abductus pronatus) kann sowohl durch Schwäche der gesamten Unterschenkelmuskulatur, also als Folge der Belastung des muskulär nicht genügend gestützten Fußes beim Stehen und Gehen, sich entwickeln als auch durch partielle Lähmung einzelner Muskeln. Sind die Supinatoren und Adduktoren des Fußes geschwächt, so wird der Fuß durch die Antagonisten auf deren Seite hinübergezogen. Der Verlust des Tib. ant. und post. sowie des Gastrocnemius ist also verantwortlich für die Entwickelung des Plattfußes.

Am häufigsten kommt wohl der Tib. ant. in Betracht, dessen Funktion wiederherzustellen ist. Die Überpflanzung muß recht kräftig ausfallen, weil der neue Muskel nicht etwa nur die Aufgabe der Supination hat, sondern dem pronierenden Einflusse der Körperlast entgegenwirken muß.

Der Ersatz wird am besten aus der vorderen und äußeren Muskelgruppe genommen, gelegentlich muß aber auch die Beugergruppe herangezogen werden.

Eine Fixation des Fußes in Überkorrektur durch Transplantation und Verkürzung wie durch den Verband ist durchaus notwendig. Die Nachbehandlung sorgt für die Einübung der Adduktions-Supinations-Dorsalflexionsübungen. Ein innen hochgesohlter Stiefel mit artikulierter Innenschiene sichert bis zur erfolgten Kräftigung der Muskulatur das Resultat.

Beispiele:

1. Vulpius: K. K., 4 Jahre. Eintritt der Lähmung im zweiten Lebensjahre. Es entwickelte sich ein starker Spitzplattfuß.

Muskelbefund: Tib. ant. und post. völlig gelähmt, die übrigen Muskeln gut, Achillessehne und Peronealsehnen verkürzt.

Operation: Zunächst Redressement und Achillotenotomie. Peron. long. wird auf den Tib. post. verpflanzt, der Extens. hall. und ein guter Teil des Extens. digitor. kommt auf den Tib. ant., Extens. digit. etwas verkürzt. Peripherer Stumpf des Extens. halluc. am Tib. ant. hochgenäht. Glatte Heilung.

Resultat: Nach 2 Monaten steht der Fuß gut, alle Bewegungen möglich. Nach 1 Jahr sind letztere noch wesentlich ausgiebiger geworden, Adduktion und Supination werden mit guter Kraft ausgeführt.

2. Vulpius: H. L., 5 Jahre, Eintritt der Lähmung im ersten Monat. Es entwickelte sich hochgradige Pronationsstellung und Pes equinus.

Muskelbefund: Alle Muskeln recht schwach, völlig gelähmt Tib. ant. und post.

Operation: Peron. long. wird auf den Tib. post. verpflanzt, der Extens. halluc. auf den Tib. ant. Außerdem Achillotenotomie und Redressement. Glatter Verlauf.

Resultat: Nach 3 Monaten steht der Fuß gut, Bewegungen nach allen vier Richtungen sind möglich. Nach 1 Jahr kann der Fuß aktiv bis 60° dorsalflektiert werden, plantar etwas unter den Rechten. Auch- Pro- und Supination sind, wenn auch nicht in normaler Ausdehnung möglich. Der Fuß wird in normaler Mittelstellung aufgesetzt und abgewickelt, auch wenn der Junge mit bloßen Füßen geht. Der Gesamterfolg ist sehr befriedigend.

3. Vulpius: L. M., 10 Jahre, Eintritt der Lähmung im 2. Lebensjahre. Es entstand ein hochgradigster Pes pronatus, so daß der innere Knöchel den Boden berührte und eine schmerzhafte Gehschwiele trug.

Muskelbefund: Tib. ant. und post. völlig gelähmt, Gastrocnemius geschwächt, die übrigen Muskeln gut entwickelt.

Operation: Das Redressement ist ungemein schwierig. Peron. long. kommt auf Tib. post., Extens. halluc. und eine gute Hälfte des Extens. digit. auf den Tib. ant., der Zehenbeuger auf die Achillessehne. Glatter Verlauf.

Resultat: Nach 2 Monaten sind schon deutliche Supinationsbewegungen möglich. Die Stellung des Fußes ist gut. Nach 4 Jahren hat die Mittelstellung des Fußes Stand gehalten. Es sind ausgiebige Bewegungen nach allen vier Richtungen möglich. Der Gang ist wegen Lähmung der Hüftmuskulatur schwankend.

4. Vulpius: H. L., 11 Jahre, Eintritt der Lähmung vor 2 Jahren. Es entwickelte sich ein paralytischer Platt-Spitzfuß, der Fuß wurde bei jeder Belastung stark proniert.

Muskelbefund: Tib. ant. und posticus gelähmt, die übrigen Muskeln im ganzen gut erhalten.

Operation: Redressement, Achillotenotomie, Peron. long. kommt auf Tib. post., Extens. halluc. auf Tib. ant.

Resultat: Nach 2 Monaten schon deutliche Supination möglich. Nach 4 Jahren ist der Fuß in jeder Hinsicht als geradezu normal zu bezeichnen.

5. Vulpius: W. R., 22 Jahre, Eintritt der Lähmung im 1. Lebensjahre, es entwickelte sich ein äußerst hochgradiger Plattfuß mit extremer Abduktion und Pronation des Vorderfußes.

Muskelbefund: Tib. ant. und post. völlig degeneriert, der Gastrocnemius schwach, der Peron. long. auch nicht ganz normal, die übrigen Muskeln sehr gut.

Operation: Achillotenotomie, Peron. brev. kommt auf den Tib. post., Extens. halluc. und ein guter Teil des Extens. digit. auf den Tib. ant.

Das zuvor ausgeführte Redressement war ungemein schwierig.

Resultat: Nach 3 Monaten ist die Stellung gut, die Beweglichkeit allseitig möglich, aber beschränkt. Nach 3 Jahren ist die Form und Stellung des Fußes normal, auch die aktive Beweglichkeit vorzüglich. Die Plantarflexion ist bis 65°, die Dorsalflexion bis 70° möglich, die Supination und Adduktion ist sehr gut, die Abduktion über Mittelstellung hinaus ist nicht möglich.

Das Operationsverfahren ist bei dem paralytischen Plattfuß, wie auch die gebrachten Beispiele zeigen, ziemlich typisch. Ein Peroneus ersetzt den Tib. post., ein vorderer oder seitlicher Muskel den Tib. ant.

Die Resultate sind durchaus befriedigend, wenn genügend kräftige Muskulatur zur Verfügung steht. Denn nur in diesem Falle vermag die überpflanzte Muskulatur der Belastung stand zu halten. Daß aber unter dieser Voraussetzung schöne und zugleich physiologisch interessante Dauererfolge erzielt werden können, zeigt unsere kleine Kasuistik, wie auch anderweitige Angaben in der Litteratur.

Bezüglich des Plattfußes ist dieselbe allerdings spärlicher als für den Klumpfuß, was wohl durch die relative Seltenheit desselben zu erklären ist.

4. Das schlotternde Sprunggelenk.

Je geringer die Zahl und Kraft der der Lähmung entronnenen Muskeln ist, desto geringer wird natürlich auch das deformierende Moment, welches in dem kräftigen einseitigen Zug der Antagonisten enthalten ist. Und von diesem Gesichtspunkte aus konnte man DUCHENNE beipflichten, wenn er sagte, daß ein Mensch mit völlig gelähmtem Fuße oft besser daran sei als mit partiell gelähmtem.

Man konnte dies thun, ehe die Sehnenüberpflanzung gefunden und eingeführt war, heute trifft der Ausspruch glücklicherweise nicht mehr zu.

Je mehr der Zustand sich der kompletten Lähmung nähert,

um so ausgesprochener wird das Schlottern des Gelenkes, bedingt einmal durch den mangelnden Zug der Muskeln, die in ihrer Gesamtheit bekanntlich die Gelenkflächen mit erheblichem Drucke aufeinanderpressen, bedingt aber auch durch Dehnung und Erschlaffung der Gelenkkapsel und -bänder.

Dieser Zustand erscheint einer operativen, zirkulären, gleichmäßigen Anspannung der Gelenkmuskulatur viel mehr als der unmöglich gewordenen Wiederherstellung aktiver Bewegungen zugänglich zu sein. Es tritt an die Stelle der Sehnenüberpflanzung die Sehnenverkürzung.

Doch verliert auch in solchen Fällen die Überpflanzung nicht völlig den Boden. Sind noch kleine, wenn auch für die funktionelle Restitution wertlose Muskelreste vorhanden, so empfiehlt es sich jedenfalls, dieselben auszunutzen durch Verlagerung an günstige Stelle, sie zu gebrauchen namentlich zur Hebung der Fußspitze. Aber auch bei völliger Lähmung kann eine Überpflanzung in Betracht kommen, um die Verkürzung zu sichern. Wir können z. B. die Verkürzung der atrophisch verdünnten Peroneussehne zwar erzeugen durch Fältelung oder mittels Durchschneidung und Längsverschiebung der Stümpfe. Wir werden aber die Verkürzung gewiß solider gestalten, wenn wir ein gutes Stück der derben Achillessehne unter starker Spannung mit dem Peroneus absteigend vernähen.

Entscheidend für oder gegen das Verkürzungsverfahren ist ja die Kenntnis, ob derart operierte Sehnen sich unter dem Einflusse der Schwere erneut dehnen und dadurch ein Rezidiv herbeiführen. Diese Befürchtung war es zum Teil, wie wir im allgemeinen Teile gesehen haben, welche Lange zur periostalen Transplantation greifen ließ.

Meine eigenen Erfahrungen hierüber sind noch nicht groß und nicht eindeutig genug, um diese Frage zu entscheiden. Ich besitze Fälle, die durch Verkürzung dauernd geheilt sind, d. h. tendinös ausreichend fixierte Gelenke erhalten haben. Bei anderen ging das Resultat wieder teilweise verloren.

Es mögen da auch technische Fehler vorgekommen sein,

die sich vermeiden ließen. Meine Erfahrungen haben deshalb nicht zugenommen, weil ich die Arthrodese am Sprunggelenk, die Konkurrentin der Verkürzung, schätzen gelernt habe. Es bleibt nach der Arthrodese zumeist eine leichte Beweglichkeit im operierten Sprunggelenk zurück oder es entwickelt sich eine kompensatorische vermehrte Beweglichkeit im unteren Sprunggelenk — in beiden Fällen ist das Abwickeln des Fußes beim Gehen genügend möglich.

Ja manchmal erheischt das übermäßige Schlottern im unteren Sprunggelenk gleichzeitig mit der Arthrodese oder nachträglich die tendinöse Fixation durch Verkürzung der Extensoren.

Codivilla hat die tendinöse Fixation des Sprunggelenkes in eigenartiger Weise, mittels aufsteigender periostaler Fixation, durchgeführt, wie im allgemeinen Teile beschrieben wurde. Er hält diese Modifikation für zuverlässiger, weil die fixierenden Sehnenstücke nur kurz sind, eigentlich Ligamente vorstellen und weniger leicht nachgeben als die in toto verkürzten Sehnen. Seine Ergebnisse sind noch nicht als Dauerresultate zu bezeichnen.

Um meinen Standpunkt in dem Streite: „Arthrodese oder Sehnenfixation“ nochmals kurz zu kennzeichnen, so halte ich prinzipiell zwar die Sehnen für genügend widerstandsfähig, um die Verkürzung zu wahren, ziehe aber bei kompletter Lähmung die Arthrodese als sicher, vollständig, rasch und einfach zum Ziel führendes Mittel am Sprunggelenk vor. Eine Kombination der Arthrodese mit Verkürzung der vorderen Muskelgruppe ist häufig zweckmäßig.

Die große Mehrzahl der Autoren bevorzugt in solchen Fällen völliger oder fast völliger Lähmung ebenfalls die Arthrodese.

5. Der paralytische Hackenfuß.

Der Hackenfuß, im wesentlichen auf einer Lähmung des Wadenmuskels und Kontraktur der kräftigen, die Schwere des Fußes überwindenden Dorsalflexoren beruhend, kann in verschiedener Form auftreten hinsichtlich der Stellung des Vorderfußes. Sehr gewöhnlich findet sich der Pes calcaneus kombiniert mit Hohl-Plattfuß als Pes cavo-valgus. Diese Abduktion wie die Plantarflexion des Vorderfußes wird u. a. bedingt durch den Peroneus longus, der bekanntlich ein Flexor des vorderen Fußabschnittes mit seinem Angriffspunkt am inneren Fußrand ist.

Der Gastrocnemius ist schwer zu ersetzen, da eine beträchtliche Muskulatur zur Bewältigung seiner Funktion nötig ist, da ferner die Überpflanzungsnaht sehr exakt und unter starker Verkürzung seiner Sehne angelegt werden muß, um eine nachträgliche Dehnung der Narbe durch die starke Inanspruchnahme zu vermeiden.

So ist es geradezu als ein Unglück zu bezeichnen, daß die ersten Versuche, die Sehnenüberpflanzung bei nicht traumatischen Lähmungen zu verwenden, sich gerade mit dem Hackenfuß beschäftigten. Mißerfolge waren hier unausbleiblich, solange die technische Erfahrung fehlte, und dadurch kam es, daß die ganze Methode lange Zeit hindurch keinen festen Fuß fassen konnte, wie im ersten Kapitel des allgemeinen Teiles gezeigt wurde.

Zum Ersatz des Gastrocnemius ist nach dem Gesagten, wenn möglich, eine Mehrzahl von Muskeln zu benutzen. Es eignet sich vor allem der Peroneus longus, der ja an sich schon plantarflektierend wirkt, durch seinen Ansatzpunkt aber unzweckmäßige Nebeneffekte erzeugt und deshalb besser der größeren Aufgabe, der Plantarflexion des gesamten Fußes, zugeführt wird. Ganz das gleiche gilt von den Flexoren sämtlicher Zehen. Auch der Tibialis posticus kann geopfert werden unter zwei Voraussetzungen:

Es muß der Tib. ant. gesund genug sein, um die Adduktion und Supination zu gewährleisten, es muß außerdem der eine Peroneus entweder ebenfalls zur Überpflanzung gebraucht werden oder gelähmt sein, damit nicht die Abduktoren das Übergewicht über die Adduktoren erhalten. Wichtig aber ist, daß die Überpflanzung unter starker Plantarflexion des Fußes vorgenommen wird, so daß letzterer zunächst ein tendinös fixierter Pes equinus wird. Die Spitzfußstellung muß, wenn nötig, vor der Überpflanzung durch plastische Verlängerung der vorderen Muskelgruppe erzwungen werden.

Eine merkwürdig kombinierte Operation empfiehlt neuerdings Whitman. Er exstirpiert den Talus, entfernt dann den Knorpel von allen angrenzenden Knochen, verkürzt die Achillessehne und näht auf sie die beiden Peronealsehnen. Wenn auch W. 13 Fälle auf diese Weise mit zufriedenstellendem Erfolg operiert zu haben angiebt, so kann sein Verfahren doch gewiß nicht als rationell bezeichnet werden. Auf der einen Seite soll der Ersatz der Wadenmuskulatur erreicht werden durch die Überpflanzung, auf der anderen Seite wird der funktionelle Erfolg dieser Operation gestört durch die gleichzeitig ausgeführte Arthrodese.

Wenn der Pes Calcaneus verbunden ist mit Valgus- oder Varusstellung, so muß hierauf natürlich bei der Aufstellung des Operationsplanes Rücksicht genommen werden. So rät z. B. Tubby, bei Calcaneo-valgus den Peron. long. und den halben Peron. brev. auf die Achillessehne zu nähen, den Tib. ant. durch den halben Extens. digit. zu verstärken.

Soviel über die Technik. Die Wirksamkeit der Methode gerade beim Hackenfuß ist vielfach angezweifelt worden. Es sei deshalb die gesamte bisher bekannt gewordene Kasuistik hier mitgeteilt, um aus ihr ein Urteil zu gewinnen, ob diese Zweifel berechtigt sind.

Vollständige Kasuistik.

1. Nicoladoni 1881: 16jähriger Junge, Eintritt der Lähmung vor dem 3. Lebensjahre. Es entwickelt sich ein hochgradiger Hackenplattfuß.

Muskelbefund: Gastrocnemius völlig degeneriert, Peronei und vordere Muskeln kräftig.

Operation: Freilegung des Peronei und der Achillessehne

durch einen rechtwinkligen Lappenschnitt. Die beiden Peronei werden am Malleolus abgeschnitten. Ein lateraler Zipfel der Achillessehne mit peripherer Basis wird abgespalten. Zwischen die beiden Hälften der Achillessehne werden die Peronei eingenäht.

Resultat: Patient lernte willkürlich und kräftig plantarflektieren, die Fußform wurde entschieden gebessert. 5 Jahre später teilte freilich MAYDL mit, daß sich nach Jahren die Sehnen wieder gelöst hätten, die Deformität wieder eingetreten sei. Er berichtete außerdem, daß in der ALBERT'schen Klinik noch dreimal die NICOLADONI'sche Operation wiederholt worden sei, nähere Angaben machte er nicht.

2. HACKER 1886: 10jähriges Mädchen mit Hackenplattfuß.

Operation: Nach NICOLADONI, Fuß in rechten Winkel gestellt.

Resultat: Nach 5 Wochen tritt Pat. auf den größten Teil der Sohle auf. Es besteht noch Pronation, die wohl durch Kräftigung der Peronei verschwinden wird (?).

3. DROBNIK 1893: 11jähriges Mädchen, Eintritt der Lähmung im 3. Lebensjahre. Es bildet sich ein Pes calcaneus mit rechtwinkliger Abknickung des Vorderfußes durch Zug der Peronei und der Zehenbeuger.

Operation: Zwei Längsschnitte zu beiden Seiten der Achillessehne. Der halbe Flexor digitor. wird an das Periost des Calcaneus und an den inneren angefrischten Rand der Achillessehne befestigt. Das gleiche geschieht mit dem halben Peroneus long. auf der Außenseite. Fixation in Spitzfußstellung.

Resultat: Nach 1 Monat ist Patient plantigrad, die Plantarflexion ist aktiv möglich, der Fuß wird beim Gehen abgewickelt. Die Fußsohle plattete sich allmählich ab. Spätere Erkundigungen ergaben weitere Besserung des Zustandes.

4. PHELPS 1894: Patient mit paralytischem Hackenfuß.

Operation: Verkürzung der Achillessehne und Verpflanzung des Tib. post. und der Zehenbeuger auf dieselbe.

Resultat: PH. bezeichnet dasselbe als ausgezeichnet. Patient ist plantigrad geworden.

5. GOLDTHWAIT 1894: 19jähriges Mädchen, Eintritt der Lähmung im 1. Lebensjahre. Es entstand hochgradigster Hackenplattfuß. Die Abduktion der Ferse betrug 40°, der Fußrücken lag am Unterschenkel.

Muskelbefund: Vordere und äußere Muskelgruppe kräftig, die hintere gelähmt.

Operation: Schräger von außen oben nach innen unten verlaufender Schnitt legt Peronei und Achillessehne frei. Die Peronei werden abgeschnitten. Der P. Brevis kommt auf den Flexor hall. long. (!), der Longus auf die Achillessehne. Fixation in Equinusstellung.

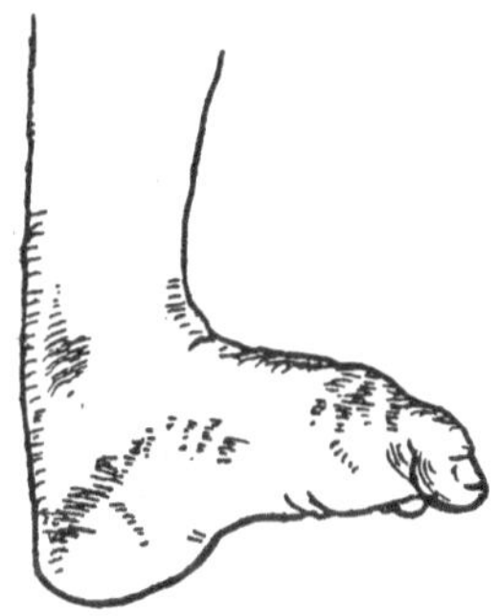

Fig. 36.

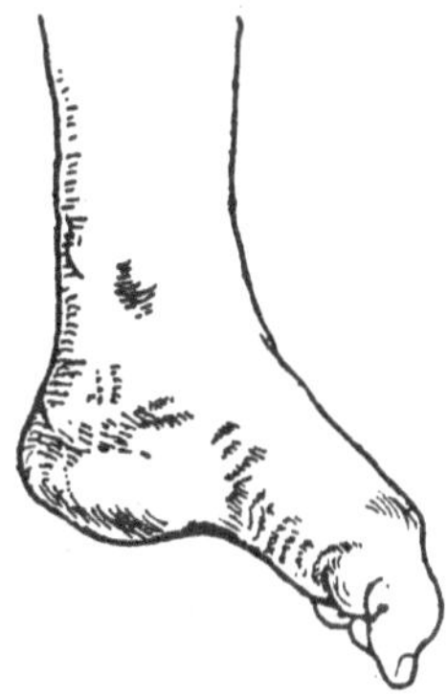

Fig. 37.

Resultat: Der Fuß steht sehr gut, er wird durch eine Plattfußeinlage gestützt. Patient geht sehr gut, hat keine Beschwerden, kann arbeiten. Die Dorsalflexion ist etwas gehemmt, die Plantarflexion ist ziemlich ausgiebig. (Fig. 36 und 37.) Daß die Stellung des Fußes beim Gehen wesentlich besser ist, beweist in origineller Weise das Aussehen eines Monate hindurch getragenenen Stiefels vor und nach der Operation (Fig. 38 und 39).

6. GOLDTHWAIT: 13jähriger Knabe, Eintritt der Lähmung im 3. Lebensjahre. Wegen hochgradigen Hackenplattfußes ging Patient an der Krücke.

Muskelbefund: Gelähmt Tib. ant., Extens. hall. und die Beuger.

1. Operation: Analog dem Vorgehen in 5.

2. Operation: Je der halbe Extens. digit. und Peron. tert. kommen auf den gelähmten Tib. ant.

Resultat: Die Stellung ist gut, eine Plattfußeinlage wird getragen. Plantar- und Dorsalflexion sind ausgiebig möglich, sie erfolgen in normaler Bahn (Fig. 40 und 41).

7. GOLDTHWAIT: 10jähriges Mädchen mit Platthackenfuß.

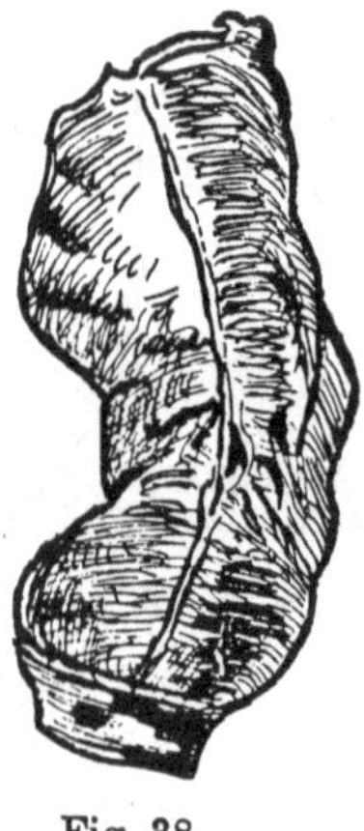

Fig. 38.

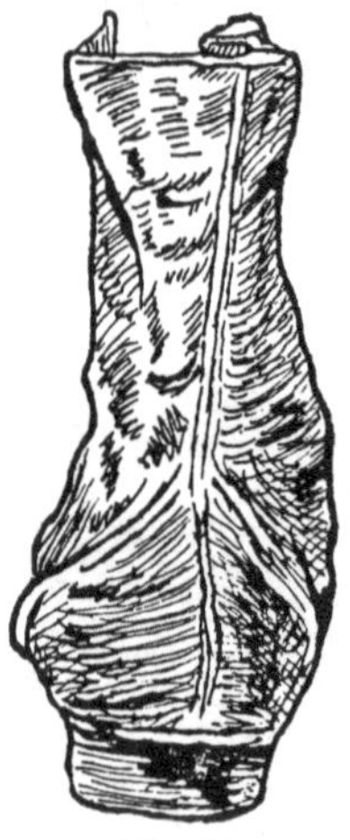

Fig. 39.

Muskelbefund: Hintere Muskeln gelähmt, Peronei gut, vordere Muskeln schwach, aber kontraktionsfähig.

Operation: Wie in Fall 5.

Resultat: Nach 3 Monaten ist die Stellung des Fußes gut, die Ausgiebigkeit der Plantar- und Dorsalflexion ergiebt sich aus den Abbildungen. (Fig. 42 und 43.)

8. LANGE 1897: 10jähriges Mädchen, Eintritt der Lähmung im 3. Lebensjahre. Es entwickelte sich ein hochgradiger Hacken-Platt-Hohlfuß.

Muskelbefund: Tib. ant. schwach, Gastrocnemius gelähmt, die übrigen Muskeln gut.

Operation: Der abgeschnittene Peron. long. wird am Calcaneus medial von der Achillessehne angenäht.

Resultat: Nach 1 Jahr kann Patient den Fuß mit deut-

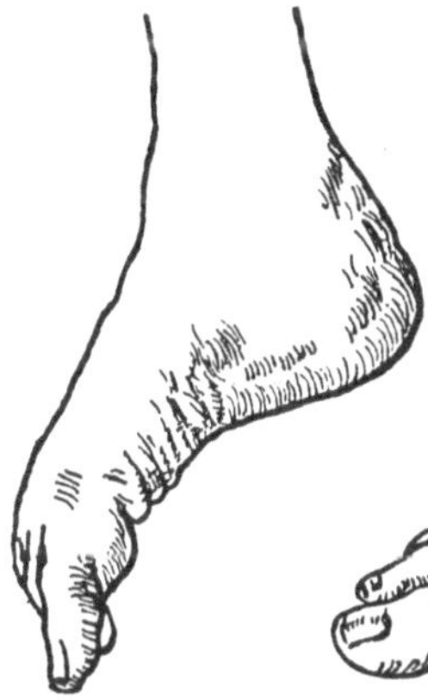

Fig. 40.

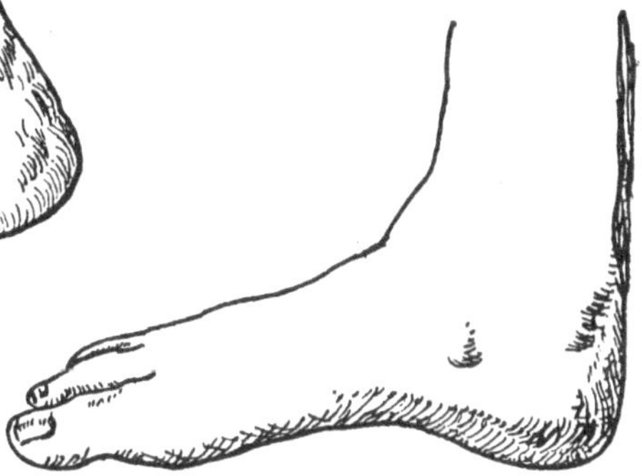

Fig. 41.

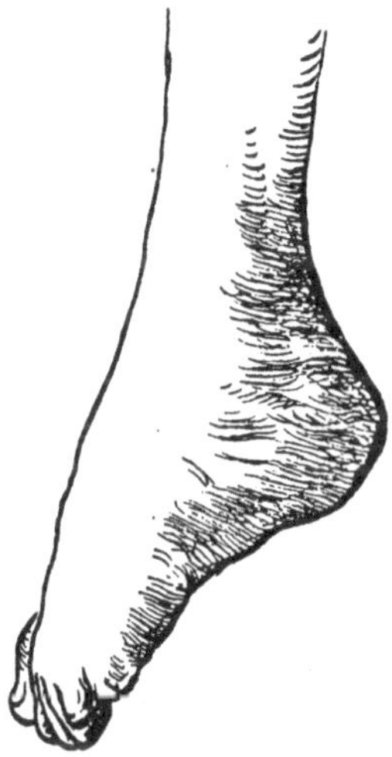

Fig. 42.

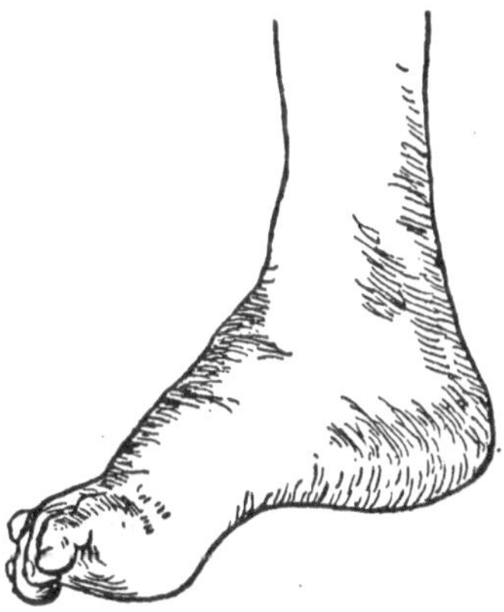

Fig. 43.

licher Kraft bewegen, der Plattfuß ist verschwunden, der Hohlfuß geringer geworden. Das Kind, das früher nur 15 Minuten gehen konnte, läuft jetzt 20 Kilometer. Nach 3 Jahren ist der Erfolg unverändert günstig.

9—14. Tubby 1897—1901: a) 8jähriger Knabe mit Calcaneo-valgus. Eintritt der Lähmung im 2. Lebensjahre.

Befund: Peron. long. gut, Tib. post. einigermaßen.

Operation: Peron. long. und Tib. post. kommen auf die Achillessehne. Tenotomie der Plantarfascie.

Resultat gut, Patient kann auf der Fußspitze stehen, Gang gut.

b) 3 Jahre alter Patient mit Calcaneo-varus.

Operation: Peron. long. und Flex. halluc. kommen auf die Achillessehne.

Resultat sehr gut.

c) 6 Jahre alter Patient mit Calcaneo-valgus.

Befund: Peronei gut, Wade gelähmt.

Operation: Die Peronei kommen auf die Achillessehne.

Resultat: Patient kann auf der Fußspitze stehen. Der Erfolg besteht seit 3 Jahren.

d) 3jähriger Patient, Eintritt der Lähmung im 1. Lebensjahre.

Befund: Calcaneo-valgus, Plantarflexoren und Einwärtsdreher gelähmt, Dorsalflexoren und Auswärtsdreher einigermaßen erhalten.

Operation: Peron. long. wird auf die Achillessehne genäht.

Resultat: Es ist Besserung, aber nicht Heilung eingetreten. Er kann auf der Fußspitze stehen, die Valgusneigung ist geblieben.

e) 8jähriger Patient. Hochgradiger direkter Calcaneus entstanden nach Tenotomie wegen Spitzfußes.

Operation: Nachdem früher Verkürzung der Achillessehne vergebens versucht war, wird jetzt der Peroneus long. direkt am Calcaneus befestigt (periostal).

Resultat: Wesentliche Besserung, nicht Heilung.

f) 6jähriger Patient, Eintritt der isolierten Wadenlähmung vor 4 Jahren.

Operation: Peron. long. und Flex. halluc. auf Achillessehne genäht.

Resultat vorzüglich.

15. Joachimsthal 1898: 4jähriges Mädchen, Eintritt der Lähmung im 2. Lebensjahre. Es entwickelte sich extremer Hackenfuß, der Proc. post. calcanei sah direkt nach unten.

Operation: Peron. long. kommt auf die Achillessehne bei extremer Spitzfußstellung.

Resultat: Nach 6 Monaten ist Patient im stande, kraftvoll plantar zu flektieren, plantigrad zu gehen und zwar im Gegensatz zu früher recht andauernd.

16. Joachimsthal: 4jähriges Mädchen, Eintritt der Lähmung vor 2 Jahren.

Muskelbefund: Gastrocnemius gelähmt, Tib. ant. schwach.

Operation: Peron. brev. kommt auf die Achillessehne.

Resultat: wie in Fall 9.

17. Ludwig (v. Mikulicz) (Fall 2) 1898: $5^1/_2$jähriger Junge, im 1. Lebensjahre erkrankt. Es entstand ein Pes calcaneus.

Muskelbefund: Lähmung des Gastrocnemius und Tib. post.

Operation: Peron. brev. mit dem ebenfalls abgeschnittenen Tib. post. vernäht. Peripherer Stumpf des Peron. brev. an dem Peron. long. befestigt. Verband in Equinusstellung.

Resultat: Nach Verbandabnahme steht der Fuß im rechten Winkel. Weiterhin nichts bekannt.

18. Ludwig (Fall 4): 10jähriges Mädchen, Eintritt der Lähmung im 2. Lebensjahre. Es entsteht ein Calcaneo-valgus.

Muskelbefund: Gut sind die Peronei, leidlich der Extens. digit.

Operation: Peron. long. abgeschnitten und mit einem Zipfel der Achillessehne vernäht. Peripherer Stumpf des Longus am Brevis hochgenäht.

Resultat: Nach 3 Wochen geringe Plantarflexion möglich durch Aktion des Peroneus. Nach 1 Jahr ist die Plantarflexion vollständig, aber mit geringer Kraft möglich. Bei elektrischer Reizung der Peronei wird der äußere Fußrand gehoben und der Fuß gesenkt.

19. Ludwig (Fall 7): 3jähriges Mädchen, Eintritt der Lähmung vor einem Jahre.

Muskelbefund: Erhalten sind die Peronei, der Tib. ant. und der Extens. digitor.

Operation: Ein Peroneus (welcher?) in die Achillessehne genäht. Verband in Spitzfußstellung.

Resultat: Nach 4 Wochen steht der Fuß gut, wird beim Gehen richtig abgewickelt. Der Zustand soll unverändert geblieben sein.

20. Winkler (Helfrich) (Fall 3) 1898: 3jähriges Mädchen, Eintritt der Lähmung vor einem Jahre. Leichter Hackenfuß.

Muskelbefund: Gelähmt der Gastrocnemius.

Operation: Ein aufsteigender Zipfel der Achillessehne wird in den Peron. long. eingenäht.

Resultat: Nach 7 Wochen ist die Stellung des Fußes gut, die Plantarflexion gut und stark. Reizung des Peroneus erzeugt Abduktion mit Plantarflexion.

21. Sudaka 1898: 5jähriges Mädchen, Eintritt der Lähmung vor einem Jahre. Es entsteht Calcaneo-valgus.

Muskelbefund: Lähmung des Gastrocnemius.

Operation: Ein Teil des Peron. long. wird in die Achillessehne befestigt.

Resultat: Nach 6 Wochen geht das Kind mit der ganzen Sohle. Nach 4 Monaten steht der Fuß gut, stärkere passive Dorsalflexion stößt auf Widerstand der Achillessehne. Das Gehen ist gut und ausdauernd, bis zu $1^1/_2$ Stunden, vor der Operation kaum $^1/_4$ Stunde.

22. Tilanus (Fall 3) 1898: 11jähriger Junge, es besteht ein Pes calcaneo-valgus.

Muskelbefund: Tibial. ant. und Extens. halluc. sehr gut, Peron. long. gut, Peron. brev. und Extens. digit. schwach, Gastrocnemius und Flex. digit. sehr schwach.

1. Operation: Peron. long. wird auf die Achillessehne genäht, der Brevis tenotomiert.

2. Operation: Extens. halluc. auf Tib. ant.

Resultat: Nach Verbandabnahme hat Stellung und Beweglichkeit des Fußes sich gebessert.

23. Tilanus (Fall 6): 19jähriges Mädchen mit Calcaneovalgus.

Muskelbefund: Extens. halluc. sehr gut., Tibial. ant. schlecht, ebenso der Gastrocnemius.

Operation: Beide Peronei auf die Achillessehne, der Extens. halluc. auf Tib. ant.

Resultat: Der Fuß wird fast normal gebrauchsfähig.

24. Codivilla (Fall 13) 1899: 8jähriger Knabe, Eintritt der Lähmung mit 3 Jahren. Starker Pes calcaneus-cavus.

Muskelbefund: Völlige Lähmung des Gastrocnemius, Verkürzung der Achillessehne und aufsteigende Einpflanzung derselben in den Tib. post. und Peron. long.

Resultat: Nach $2^1/_2$ Monaten Stellung des Fußes gut, aktive Plantarflexion kräftig möglich, Gang gut.

25. Codivilla (Fall 19): 5jähriger Junge, Eintritt der Lähmung mit 2 Jahren. Es entsteht ein Calcaneo-valgus.

Muskelbefund: Gut sind die Zehenbeuger, die Peronei, der Extens. digit. und der Extens. hall., ziemlich gut der Tib. ant., völlig gelähmt der Gastrocnemius und der Tib. post.

Operation: Der Peron. long. kommt auf die Achillessehne, die verkürzt wird. Verkürzung des Tib. post. Der periphere Stumpf des Peron. long. am Brevis hochgenäht.

Resultat: Nach 7 Wochen steht der Fuß noch leicht in Valgität. Plantarflexion schwach möglich, dabei zugleich etwas Pronation.

C. bezeichnet das Resultat als gut (?).

26. Hoffa: Pes calcaneo-valgus.

Operation: Tib. post. verkürzt. Je der halbe Peron. long. und brev. auf die Achillessehne.

Resultat: Erfolg gut.

27. JALAGUIER (LE ROY DES BARRES p. 120) 1900: 18jähriges Mädchen, Eintritt der Lähmung mit 3 Jahren. Es handelt sich um isolierte Lähmung der Wadenmuskulatur.

Operation: Je die Hälfte des Peron. long. und des Tib. post. werden mit aufsteigenden Zipfeln der Achillessehne vernäht. (Also beiderseitige Überpflanzung.)

Resultat: Nach 6 Monaten kann Patient auf der Fußspitze stehen.

28. VULPIUS: L. E., 3jähriges Mädchen, Eintritt der Lähmung vor einem Jahre. Es entsteht Hackenfuß und Valgusstellung.

Muskelbefund: Gastrocnemius gelähmt, die übrigen Muskeln vorhanden, wenn auch im ganzen schwach.

Operation: Peron. long. kommt auf die Achillessehne in starker Spitzfußstellung. Tib. post. verkürzt.

Resultat: Nach 7 Wochen macht das Kind schon am senkrecht emporgehobenen Bein Plantarflexionen, überwindet also das Gewicht des Fußes. Gang durchaus plantigrad. Nach 6 Monaten kräftige Plantarflexion möglich.

29. VULPIUS: F. L., $3^1/_2$jähriges Mädchen, Eintritt der Lähmung im ersten Lebensjahre. Ziemlich fixierter Hackenfuß, die Peronealsehnen gespannt.

Muskelbefund: Gastrocnemius gelähmt, Tib. ant. schwach, ebenso Tib. post. und Zehenbeuger.

Operation: Peron. long. und die Hälfte der Brevis kommen auf die Achillessehne, der halbe Extens. digit. auf den Tib. ant., der Tib. post. wird verkürzt.

Resultat: Nach 2 Monaten kann der Fuß kräftig um 30° plantar- und dorsalflektiert werden, Pro- und Supination kaum möglich. Der Gang ist gut. Nach $2^1/_2$ Jahren ist die Plantarflexion recht kräftig, das Kind kann auf den Fußspitzen stehen. Es besteht etwas Plattfuß.

30. VULPIUS: D. U., 4jähriges Kind, Eintritt der Lähmung im zweiten Lebensjahre. Es besteht starker Hackenfuß mit ausgeprägtem Hohlfuß.

Muskelbefund: Tib. ant. mäßig gut, Extens. hall. und Extens. digitor. gut. Peron. long. gut, Brevis gelähmt. Flex. digit. und Tib. post. sehr blaß. Gastrocnemius gelähmt.

Operation: Extens. hall. auf dem Fußrücken abgeschnitten, sein peripherer Stumpf am Extens. digit. befestigt. Der zentrale Stumpf durch das Spat. inteross. nach hinten gezogen und nebst dem Peron. long. auf die Achillessehne genäht in starker Equinusstellung. Der Tib. ant. muß plastisch verlängert werden, um das Redressement möglich zu machen.

Resultat: Nach 4 Monaten ist die Stellung des Fußes gut, die Plantarflexion erfolgt kräftig und in ziemlich normaler Ausdehnung, die Dorsalflexion etwas über dem Rechten. Auch Pro- und Supination sind teilweise möglich. Beim Gehen tritt die ganze Sohle auf.

31. Vulpius: B. F., 6jähriges Mädchen, Eintritt der Lähmung mit 2 Jahren. Starker Calcaneus, Plantarflexion nur bis zum Rechten aktiv und passiv möglich.

Muskelbefund: Isolierte Lähmung des Gastrocnemius.

Operation: Peron. long. und der halbe Brevis, je die Hälfte des Flexor halluc. und Flexor digitor. wird mit der Achillessehne in Spitzfußstellung vernäht.

Resultat: Sofort bei der Verbandabnahme nach 6 Wochen ist deutliche Plantarflexion möglich.

Nach 3 Monaten ist dieselbe in ziemlich normaler Ausgiebigkeit und mit ebensolcher Kraft ausführbar.

Der Gang ist vorzüglich.

Nach $1^1/_2$ Jahren ist das Resultat unverändert günstig.

32. Vulpius: P. L., 12 Jahre, Eintritt der Lähmung im 6. Lebensjahre. Es besteht hochgradiger Hackenfuß mit Hohlfuß. Die Großzehe steht rechtwinklig gebeugt. Der Junge geht nur auf Proc. post., der Calcaneus und Kuppe der Großzehe (Fig. 44).

Operation: Das Redressement gelingt erst nach plastischer Verlängerung des Tib. ant. und Extens. digit. sowie Durchtrennung der Plantaraponeurose. Keilexcision aus dem Metatarsale 1 gestattet Geraderichtung der Großzehe, deren Strecker verkürzt wird. Auf die Achillessehne kommt der halbe Tib. post., der Peron. long., der Flexor digit. und Flexor. halluc.

Resultat: Nach 10 Wochen ist die Stellung des Fußes normal, die Plantarflexion ist kräftig möglich, Patient kann auf der Fußspitze stehen. Nach 3 Monaten hat die Kraft so zugenommen, daß Patient in ganz normaler Fußstellung sogar tanzen kann. Jetzt nach 2 Jahren ist der Zustand vorzüglich (Fig. 45 und 46).

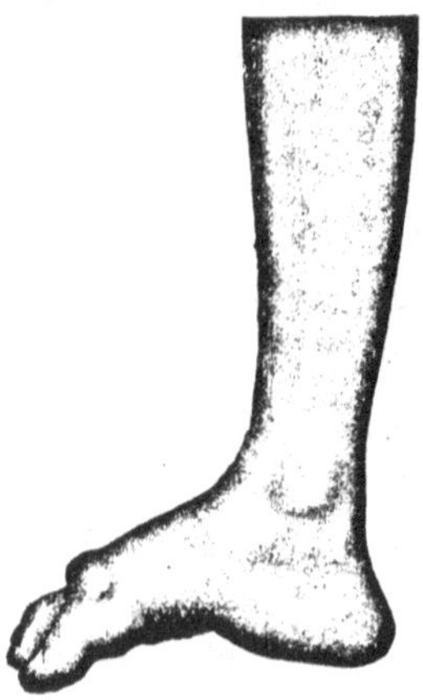

Fig. 44.

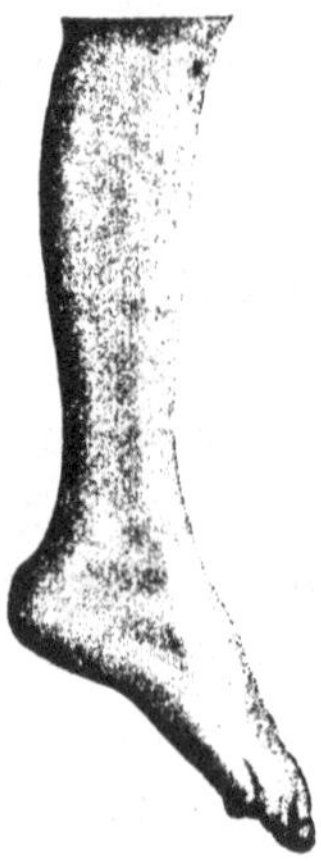

Fig. 45.

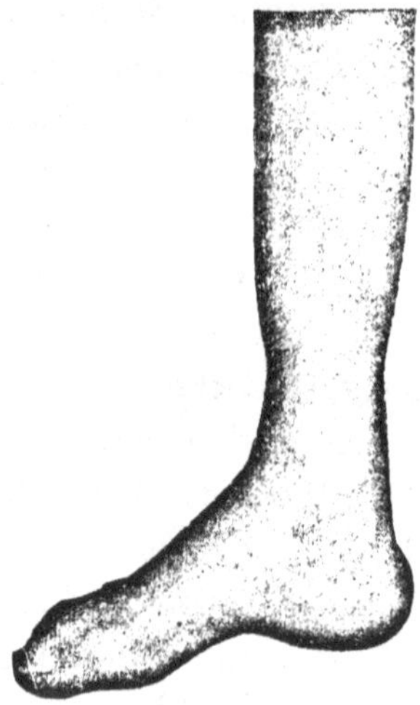

Fig. 46.

Die Bewegungen und ihre Kraft sind durchaus günstig, man merkt von der schweren Lähmung durchaus nichts. Der Junge macht große Fußtouren ins Gebirge und schickte mir voll Freude über seine Leistungsfähigkeit schon wiederholt von solchen Ausflügen — Ansichtspostkarten.

Endlich entnehme ich einer brieflichen Mitteilung von Reichard (Craucau bei Magdeburg), daß er in 2 Fällen von isolierter Lähmung der Wade gute Erfolge durch Überpflanzung erzielt hat.

Überblicken wir die ganze Serie, so werden wir den Eindruck gewinnen müssen, daß die isolierte Lähmung des Gastrocnemius eine geradezu vorzügliche Prognose für die Überpflanzung ergiebt, daß aber auch bei ausgebreiteterer Lähmung sich erfreuliche Frfolge erzielen lassen, um so erfreulicher, als Hilfe auf andere Weise nicht zu leisten ist.

b) Die Sehnenüberpflanzung am spinal gelähmten Oberschenkel.

Die Lähmung der Oberschenkelmuskulatur erfordert durchaus nicht immer eine Behandlung oder gar eine Operation. Man sieht nicht selten Menschen speziell mit paralytischem Quadriceps recht gut gehen, die Schwäche kommt nur beim Treppensteigen u. dergl. zum Ausdruck. Ich kenne einen solchen Patienten, der Tagestouren bis zu 10 Stunden wie ein Gesunder auch ohne Quadriceps zu leisten vermag.

Die Stützfunktion des Beines ist bei Quadricepslähmung abhängig von der Festigkeit des Bandapparates am Kniegelenk und von der Möglichkeit völliger passiver Streckung im Gelenk.

Besteht eine Schlaffheit der Gelenkkapsel und eine Überdehnung der Ligamente, so entsteht unter dem Einflusse der Belastung ein Genu recurvatum zunehmenden Grades. Bei jedem Versuche des Patienten, sich auf das Bein zu stützen, sinkt das letztere in nach vorne offenem Winkel haltlos zusammen. In einem solchen Falle kann nur geholfen werden durch Versteifung des Kniegelenkes mittels eines Hülsenapparates oder mittels operativer Ankylosierung durch die Arthrodese.

In anderen Fällen wieder und zwar bei isolierter Lähmung der Streckmuskulatur überwiegen bei jeder intendierten Bewegung die Flexoren, es kommt dadurch zum Einknicken im Gelenk und allmählich zu einer Beugekontraktur. Selbst ein ganz geringer Grad derselben genügt aber, um das Benutzen des Beines zum Stehen und Gehen sehr zu erschweren. Sobald das leicht gebeugte Gelenk belastet wird, klappt es zusammen wie ein Taschenmesser.

Der Patient kann nur gehen, wenn er die Hand fest auf

den Oberschenkel drückt und dadurch die Flexion des Kniegelenkes verhindert. Oder es muß ein Stützapparat getragen werden. Derselbe stellt am besten das Bein beim Gehen steif. Oder aber man verwendet den sogen. künstlichen Quadriceps, einen doppelten gekreuzten starken Gummigurt, der auf einem Bügel das Kniegelenk überbrückend von der Oberschenkelhülse zum Unterschenkelteil des Apparates zieht und so die Quadricepswirkung nachahmt.

Nimmt die Beugekontraktur zu, was auch bei weniger kräftiger Beugemuskulatur infolge dauernd eingenommener Flexionslagerung geschehen kann, so ist natürlich die operative Streckung auf irgend welche Weise erforderlich.

Wir können entweder die Beuger durchschneiden und schwächen und nähern uns dadurch dem Zustand kompletter Lähmung oder aber — und die Superiorität dieses Verfahrens leuchtet ohne weitere Worte ein — wir verwenden die Beuger zur Neuschaffung eines Streckmuskels.

Nach dem Gesagten kommt also die Sehnenüberpflanzung in Betracht, wenn durch den Ausfall des Quadriceps erhebliche funktionelle Schädigung in die Erscheinung tritt und natürlich, wenn hinreichend kräftige Muskulatur an irgend welcher anderen Stelle des Oberschenkels vorhanden ist, endlich wenn das Gelenk nicht schlottert, die Gelenkenden nicht erheblich deformiert sind. Sind die genannten positiven und negativen Voraussetzungen nicht vorhanden, so bleibt nur die Wahl zwischen Arthrodese und orthopädischem Apparat.

Zum Ersatz eines so mächtigen Muskels, wie es der Quadriceps ist, und einer so bedeutenden Funktion, wie sie ihm zukommt, bedarf es freilich eines tüchtigen Ersatzkraft. Gerade aus diesem Grunde wurden Zweifel an der Möglichkeit des Erfolges einer solchen Operation noch kürzlich von Braun geäußert. In der That vermögen wir auch im günstigsten Falle keinen auch nur annähernd so kräftigen Muskel an die Stelle des Quadriceps zu bringen. Aber die Erfahrung hat gelehrt, daß auch ein schwächerer Muskel im stande ist, die oben geschilderten funktionellen Störungen, insbesondere das Einknicken in Flexion zu verhüten.

Die Überpflanzung eines Beugers oder der Flexoren schafft ja nicht nur ein Plus auf der Vorderseite des Oberschenkels, sondern zugleich ein Minus auf der Rückseite. Dieses Beugungsminus bezw. ein geringes vorderes Plus aber macht bereits die Streckstellung des Gelenkes bei Belastung möglich. Selbst wenn also eine aktive Extension durch die Überpflanzung nicht möglich wird, kann doch der funktionelle Erfolg für das Bein und dessen Besitzer ungemein wichtig sein.

Weiter aber wissen wir aus Erfahrung, daß die überpflanzten Muskeln sich der gesteigerten Inanspruchnahme durch Hypertrophie anzupassen vermögen. Dadurch erklärt es sich, daß der Erfolg hinsichtlich aktiver Streckung sich nur allmählich zeigt, oft nur langsam zunimmt, um schließlich doch ein sehr erheblicher oder sogar recht vollkommener zu werden.

Zur Überpflanzung auf den Quadriceps stehen mehrere Muskeln zur Verfügung:

Der Tensor fasciae beteiligt sich durch seinen Zusammenhang mit dem sogenannten Reservestreckapparat des Kniegelenkes bereits an der Extension. Seine Verpflanzung auf die eigentliche Extensorensehne kommt also meines Erachtens nur in Frage, wenn er der einzig überlebende Muskel ist.

Der Sartorius eignet sich durch seine Lage sehr gut zur Überpflanzung, er kommt um so häufiger in Betracht, als er ähnlich wie der Extensor halluc. long. am Unterschenkel merkwürdig oft von der Lähmung verschont bleibt.

Was die Technik für die Sartoriusüberpflanzung betrifft, so empfiehlt Goldthwait eine Längsincision, die an der Innenseite der Patella beginnt und in einer Ausdehnung von 6 Zoll am Oberschenkel aufsteigt. Der Sartorius wird an seiner tibialen Insertion abgeschnitten und direkt über der Patella an die Muskelfascie befestigt (Fig. 47).

Ich selbst suche den Sartorius gewöhnlich von einem

Längsschnitt hinter dem Condylus medialis femoris aus, die Incison macht außer diesem Muskel auch den Gracilis, Semitendinosus und Semimembranosus zugänglich. Ein zweiter longitudinaler Schnitt verläuft über die Mitte der Patella und legt dieselbe sowie den untersten Teil der Quadricepssehne frei. Die zwischen beiden Schnitten liegende Brücke wird unterminiert und der Sartorius nach vorne gebracht. Auf dem gleichen Wege und in gleicher Weise geschieht event. die Verlagerung der übrigen drei erwähnten Muskeln der medialen Seite des Oberschenkels. Die Auslösung der Muskeln muß so hoch hinauf stattfinden, daß ihr geradliniger Verlauf nach der Streckseite gesichert ist. Die Sehnen müssen so peripher als irgend möglich abgeschnitten werden, sie reichen dann gewöhnlich bis zur Patella, ja bis zum Ansatz des Lig. patellae hinab. Krause empfiehlt, den Semitendinosus und Semimembranosus durch einen im Vastus medialis angebrachten Schlitz nach vorne zu leiten, um die Arteria femoralis zu umgehen. Ich habe das Tunnel immer längs der Muskeloberfläche gebohrt.

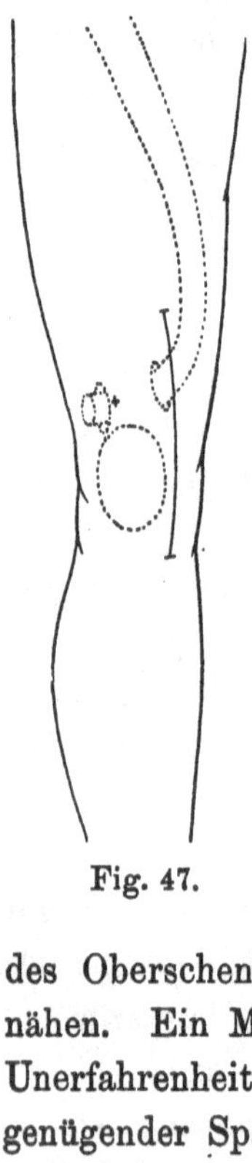

Fig. 47.

Erwähnt sei noch, daß ich in meinem ersten Falle fehlerhafterweise versucht habe, den Muskelbauch des Sartorius in der Mitte des Oberschenkels etwa auf die Fascie des Quadriceps zu nähen. Ein Mißlingen war die unausbleibliche Folge meiner Unerfahrenheit, da ein Festnähen des Muskelbauches unter genügender Spannung unmöglich ist.

Der Biceps wird in hinterem lateralen Schnitt freigelegt, seine Sehne am Fibulaköpfchen abgeschnitten und unter sorglicher Erhaltung seiner Fascie und eintretender Gefäße und Nerven sowie natürlich des bloßgelegten N. peroneus hoch hinauf mobilisiert. Vom vorderen Längsschnitt aus wird die Fascia lata unterminiert und der Muskel nach vorne geführt. Krause empfiehlt, ihn durch ein Loch im Vastus lateral. durchzuziehen, es hat sich mir dies zunächst nicht als nötig erwiesen.

Es ist wohl zweckmäßig, wenn möglich, sowohl den lateralen wie die zwei medialen Flexoren nach vorne zu schaffen, erstlich um möglichst viel Kraft zu gewinnen, dann aber auch, um einseitigen Beugezug zu vermeiden. Heusner hat einmal Semitendinosus und Semimembranosus hinten belassen und sich mit dem Biceps begnügt. Es entstand ein O-Bein, das er auf die partielle Überpflanzung bezog. Ich selber habe das gleiche zwar nicht erlebt, wohl aber wiederholt starkes Genu valgum gesehen und operieren müssen bei Lähmung der Semimuskeln und erhaltener Kraft des Biceps, gelegentlich freilich auch in Fällen, bei denen der Biceps fehlte, uur die medialen Beuger funktionierten.

Es ist aus folgendem Grunde sehr wichtig, daß die Beugesehnen in möglichster Länge nach vorne kommen:

Die Quadricepssehne erweist sich bei schweren Lähmungen manchmal als so morsch, daß ein exaktes Befestigen der Flexoren in diesem Gewebe unmöglich ist, die Nähte ausreißen. Es empfiehlt sich deshalb, die Sehnen am Periost bezw. an der Substanz der Patella zu fixieren, wo dies mit der nötigen Spannung geschehen kann.

Die lateralen und medialen Sehnen werden möglichst nebeneinander an der Vorderfläche der Kniescheibe bezw. an ihrem oberen Rand festgenäht. Einige Nähte fixieren außerdem die Sehnen zentralwärts von der Patella auf die Quadricepssehne. Sind die Sehnen lang genug, so werden sie auch noch am Lig. pat. bis gegen die Tuberositas tibiae hin befestigt.

Sind die Beugesehnen zu kurz, was namentlich bei vorhandener Beugekontraktur der Fall ist, so kann man sie durch mehrere starke Seidenfäden nach Lange's Vorschlag verlängern, die von der Sehne bis zum periostalen Ansatzpunkt reichen.

Lange hat nun diese Insertion der künstlichen Sehne nicht an der Patella, sondern an der Tuberositas tibiae unter Umgehung des Ligamentum patellae gewählt, um sein Prinzip der periostalen Überpflanzungsmethode zu verwirklichen. Natürlich muß die Seidensehne dann wesentlich länger ausfallen als wenn dieselbe nur zum oberen Patellarrand reichen muß. Ich habe gelegentlich das extreme LANGE'sche Verfahren angewendet und gleichguten Erfolg erzielt wie mit der gewöhnlichen Methode. Ich gebe letzterer unbedingt den Vorzug. Präpariert man die Flexorensehnen sorgfältig frei, so reichen sie, wie gesagt, gewöhnlich bis zur Patella, wenn nicht eine erhebliche Beugekontraktur bestand. In letzterem Falle muß natürlich die Sehne künstlich verlängert werden. Ich halte dann aber die Wahl des natürlichen Ansatzpunktes der Quadricepssehne an der Patella mindestens für ebensogut als den von LANGE gewählten und außerdem für technisch einfacher und sicherer. Je kürzer der Fremdkörper, desto eher dürfte er einheilen, dies läßt sich gewiß nicht bestreiten, so interessant die LANGE'schen Beobachtungen hinsichtlich der Umwandlung der künstlichen Sehne in eine echte Sehne auch sind.

Die praktische Erfahrung hat indessen hier wie überall das letzte und entscheidende Wort. Sehen wir also zu, was sie uns bisher lehrt.

Vollständige Kasuistik.

1.—5. GOLDTHWAIT 1895—97. Stets wurde der Sartorius direkt über der Patella an den Quadriceps genäht.

Resultate: Zwei Mißerfolge, wohl wegen schlechter Technik. Die drei erfolgreichen Fälle sind folgende:

a) 20jährige Frau, Lähmung des Quadriceps seit frühester Kindheit. Sie mußte mit Stock oder Krücke gehen.

Jetzt nach der Operation kann sie ohne Stütze gehen.

Sie kann im Sitzen das gebeugte Knie völlig strecken und gestreckt frei halten, also das ganze Gewicht des Unterschenkels tragen.

b) 12jähriger Knabe, Tensor fasciae und Sartorius erhalten. 5 Monate nach der Operation kann das Bein völlig gestreckt und einen Augenblick so frei gehalten werden. Der Sartorius wird sich noch weiter kräftigen.

c) 8jähriges Mädchen, Parese des Quadriceps, völlige Streckung unmöglich. 1 Jahr nach der Operation ist zwar Besserung vorhanden. Aber GOLDTHWAIT sagt selber, daß der Erfolg trotz günstigerer Bedingungen nicht so schön ist wie in Fall a und b.

6.—7. MILLIKEN 1895. Beidemal wurde der halbe Sartorius am oberen Rand der Patella befestigt, nachdem die Scheide des Quadriceps geöffnet war. Im ersten Falle hielt die Naht nicht. Die Beuger waren kontrahiert und rissen die Nähte ab, wie MILLIKEN annimmt.

Der 2. Fall: $2^1/_2$jähriges Kind, Eintritt der Lähmung vor 4 Monaten (!).

Das Resultat war gut. Es bestand etwas Abduktion des Beines, die MILLIKEN auf die Wirkung des zurückgebliebenen halben Sartorius bezieht. Er will künftig den ganzen Sartorius überpflanzen.

8.—9. 1897. Je eine Operation von HARRINGTON und DOLLIVER in Gegenwart von GOLDTHWAIT nach dessen Methode ausgeführt.

In das gleiche Jahr fällt mein mißlungener Versuch, den Sartorius in der Mitte des Oberschenkels auf den Quadriceps zu befestigen. Den ersten Erfolg erzielte ich im Jahre 1898.

10.—15. LANGE berichtet in seinen verschiedenen Arbeiten über eigene Operationen.

a) und b) 2 Fälle 1898 in der Weise operiert, daß Biceps und Semitendinosus nach vorne geführt und hier untereinander sowie mit der Quadricepssehne vernäht wurden. 2 Mißerfolge infolge schlechter Beschaffenheit letzterer Sehne.

c) 6jähriges Mädchen. Eintritt der Lähmung im 1. Lebensjahre.

Operation 1899. Biceps und Semitendinosus nach vorne geschafft, beide Muskeln werden miteinander vernäht, die Sehnen werden mit einer Anzahl stärkster Seidenfäden durchflochten, letztere verlaufen zwischen Patella und Haut zur Tuberositas tibiae.

Resultat: Die künstliche Sehne hat im Laufe von 8 Monaten von Stricknadelstärke bis zu Bleistiftstärke zugenommen. In Seitenlage kann das Knie zum Rechten gebeugt und fast bis 180° gestreckt werden. Beim Stehen vermag sie für kurze Zeit, das gestreckte Bein bis 45° zu heben.

Das Kind geht frei, braucht den Oberschenkel nicht mehr zu stützen.

d) 11jähriges Mädchen. Eintritt der Lähmung im 6. Lebensjahre. 1899 typische Operation.

Resultat: Nach 2 Monaten ist der Zustand der gleiche wie im vorhergehenden Falle.

e) 15jähriger Knabe konnte wegen schwerer paralytischer Beugekontraktur vom 1.—11. Jahre nicht gehen. Vor 4 Jahren Tenotomien und Apparat.

1900 Operation in typischer Weise.

Resultat: Nach 1 Jahr vermag er sitzend den Unterschenkel zu strecken und längere Zeit gestreckt zu halten. Er kann ohne Apparat gehen.

f) 5jähriges Mädchen, konnte wegen Quadricepslähmung nicht gehen.

1900 Operation in typischer Weise.

g) 22jähriges Mädchen, konnte bisher nicht gehen und stehen. Vorhanden Biceps und Tensor fasciae, gelähmt Quadriceps.

Operation: Ein Teil des Biceps wird mittels Seidensehne an die Tuberositas tibiae genäht.

Resultat: Das Mädchen kann mit 2 Stöcken gehen.

16. Se. Königl. Hoheit Prinz Ludwig Ferdinand von Bayern.

1899 Operation in typischer Weise. Die Seidensehne ist 15 cm lang.

Resultat: 6 Wochen nach der Verbandabnahme kann der sitzende Knabe den gestreckten Unterschenkel kürzere Zeit völlig horizontal frei halten. Im Stehen kann er das ausgestreckte Bein kurze Zeit frei halten (Fig. 48).

Nach 2 Jahren hat die Kraft zugenommen, der Unterschenkel kann auf Kommando gebeugt und gestreckt werden.

17. Krause 1898: 15jähriger Knabe. Eintritt der Lähmung im zweiten Lebensjahre. Es entwickelte sich eine Kniekontraktur bis 110°, dehnbar bis 145°.

Muskelbefund: Quadriceps völlig gelähmt, Sartorius schwach, Biceps sehr gut, beide medialen Beuger schwächer.

Operation: Biceps am oberen lateralen Rande der Patella angenäht und zwar ostal, Sartorius, Gracilis, Semitendinosus und Semimembranosus an dem medialen oberen Rande der Kniescheibe befestigt. Proximalwärts werden die Sehnen bezw. Muskeln ca. 4 cm weit miteinander vernäht. Fascia lata darübergenäht.

Während der Heilung wird ein 5 cm langes Sehnenstück (Semitendinosus?) nekrotisch ausgestoßen.

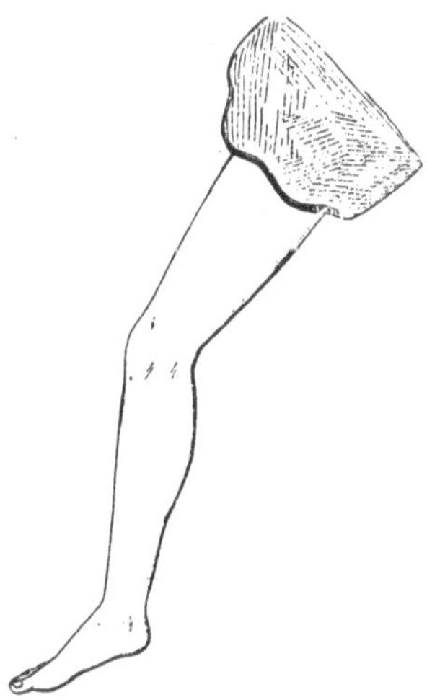

Fig. 48.

Resultat: Nach 7 Wochen schon etwas Extension möglich, nach 6 Monaten gelingt dieselbe fast vollkommen. Nach 8 Monaten geht er mit völlig gestrecktem Beine ohne Stock. Nach 3 Jahren fehlen nur 5° zur völligen Extension, wenn Patient im Sitzen streckt. Der Oberschenkel hat erheblich zugenommen, obwohl der Quadriceps paralytisch geblieben ist.

18. Gocht (Hoffa) 1898: 15jähriger Junge. Eintritt der Lähmung im dritten Lebensjahre. Quadriceps gelähmt, Sartorius und Beuger vorhanden.

Operation: Sartorius an der Grenze zwischen mittlerem und unterem Drittel des Oberschenkels abgeschnitten und mit dem peripheren Ende des ebenfalls durchschnittenen Quadriceps vernäht.

Resultat: Zunächst stand das Kniegelenk gestreckt, bald aber gab die Narbe nach, der Unterschenkel sank wieder schlaff herab.

Der Patient muß einen Hülsenapparat tragen.

Hoffa machte den gleichen Fehler wie ich bei meinem ersten Falle, indem er die Überpflanzung zu hoch oben vornahm statt an der Patella. Er hielt die Überpflanzung am Oberschenkel infolge dieses Mißgeschickes für wenig aussichtsreich, machte aber später doch noch eine derartige Operation, nämlich

19. Hoffa (vor 1902?): Fall von Quadricepslähmung. Tensor fasciae wird auf den Quadriceps genäht. Resultat sehr gut.

20. und 21. Codivilla: In zwei Fällen (vor 1900?) nähte er Biceps und Semitendinosus auf den Quadriceps. Der Erfolg war sehr gut.

22. Kunik berichtet 1901 von einer durch Friedrich (Leipzig) am Oberschenkel ausgeführte Überpflanzung.

23.—25. Reichard hat 1901 drei solche Operationen gemacht, nähere Angaben fehlen. Nur ist mir persönlich bekannt, daß einmal der Erfolg gut war.

26. Rosenfeld 1901: Quadricepslähmung durch Poliomyelitis.

Operation: Semitendinosus und Biceps werden durch Seidenfäden verlängert und an der Tuberositas tibiae befestigt.

Resultat: Tadelloser Erfolg, die Seidensehne funktioniert vorzüglich. Der Gang ist nach $3^1/_2$ Monaten sicher und ohne Hinken.

27. Schanz 1901: 7jähriger Knabe, Eintritt der Lähmung vor 4 Jahren.

Operation: Sartorius und ein Teil des Biceps kommen auf die Quadricepssehne.

Resultat: Nach 1 Jahre kann das im Knie gestreckte Bein bis zur Horizontalen aktiv gehoben werden.

28. Schanz 1901: 13jähriger Knabe.

Operation wie im vorhergehenden Falle.

Resultat wie in Fall 27.

29. Alessandrini 1901:

a) Der Biceps wird durch ein Knopfloch der Quadricepssehne geschoben und hier wie an der Patella vernäht.

Resultat: Nach 2 Monaten kann das Kind gehen.

b) Biceps (schwach) und Sartorius (gesund) werden durch ein Quadricepsknopfloch geschoben und vernäht. Nach vier Wochen sind schon energische Streckbewegungen möglich.

Zu dieser Statistik kommen nun meine eigenen dreizehn Fälle hinzu:

30. Bradford 1902: 8jähriger Knabe. Streckung des rechten Unterschenkels unmöglich. Beim Belasten sinkt er ins Knie, geht an Krücken.

Operation: Der Sartorius kommt auf die Sehne des Quadriceps.

Resultat: Nach 6 Monaten kann das Kniegelenk gestreckt werden, das Bein ist tragfähig. Gehen ohne Krücken möglich.

31. K. S., 2 Jahre. Eintritt der Lähmung vor 10 Monaten. Lähmung des Quadriceps, gesund ist nur der Biceps. Das Kind kann weder gehen noch stehen.

Operation: Bicepssehne wird durch ein Knopfloch der Quadricepssehne durchgezogen und an der Patella vernäht.

Resultat: Nachbehandlung fand nicht statt. Das Kind kann ohne Apparat gehen, aktive Streckung ist unmöglich. Der Semitendinosus beugt recht gut. Er soll in zweiter Sitzung ebenfalls nach vorne kommen.

32. Ch. S., 2 Jahre. Eintritt der Lähmung im ersten Lebensjahre.

Muskelbefund: Quadriceps völlig gelähmt, Semitendin. und Semimembran. schwach, Biceps und Sartorius gut.

Operation: Sartorius peripher abgeschnitten und auf den Quadriceps gebracht. Seine Sehne wird längs der Mitte der Patella und am Lig. pat. propr. befestigt. Ebenso wird der Biceps auf die Patella genäht.

Resultat: Unbekannt. Patient wurde der Behandlung entzogen.

33. L. B., $2^1/_4$ Jahre. Eintritt der Lähmung mit $^3/_4$ Jahren. Das Kind kann nicht gehen, weil das Knie bei Bewegungsversuchen gebeugt wird.

Es wurden nach vorne gebracht: Biceps, die beiden medialen Beuger und Sartorius. Der erstere wird durch ein Knopfloch geschoben. Alle Sehnen werden mit Quadricepssehne und Patella vernäht. Die Strecksehne wird durch Faltenbildung verkürzt.

Resultat: Keine Nachbehandlung. Eine aktive Streckung ist bei der Entlassung nicht möglich. Nach einem Jahre wird das Bein aktiv völlig gestreckt und sehr gut gestreckt in die Höhe gehoben. Das Kind geht gut. Der Erfolg ist inzwischen merkwürdig gut geworden.

34. F. J., $5^1/_2$ Jahre. Eintritt der Lähmung im ersten Lebensjahre. Patient kommt nicht zum Stehen oder Gehen, sondern rutscht mit untergeschlagenen Beinen. Es entwickeln sich rechtwinklige Beugekontrakturen beider Kniegelenke, links mit Subluxation des Unterschenkels und Deformierung der Gelenkenden.

Es wird deshalb links eine schonende Resektion in Art einer Arthrodese gemacht und außerdem der Biceps an die Patella genäht, um eine erneute Beugekontraktur zu verhüten. Die medialen Beuger waren gelähmt, sie werden tenotomiert.

Rechtes Kniegelenk wird in zwei Etappen gestreckt. Biceps, Semitendinosus, Semimembranosus und Gracilis werden nach vorne geleitet, mit Seidenfäden verlängert und an der Patella befestigt.

Resultat: Nachbehandlung findet kaum statt. Nach sieben Monaten steht das linke Knie in völliger Streckstellung ankylosiert. Das rechte Knie kann bis 45° gebeugt, völlig und mit geradezu normaler Kraft gestreckt werden im Liegen, Stehen, Sitzen. Der Junge läuft im Zimmer ohne Stock. (Fig. 49 u. 50.)

35. J. K., 7 Jahre. Eintritt der Lähmung im ersten Lebensjahre. Der Gang ist schlecht, der Junge fällt fortwährend, treppab geht er rückwärts.

Muskelbefund: Quadriceps und Biceps gelähmt, Semimembranosus schwach, Semitendinosus und Sartorius gut.

Operation: Die beiden letztgenannten Muskeln kommen nach vorne, sie werden direkt mit dem Ligament. patellare vernäht.

Resultat: Nach 2 Monaten ist die aktive Streckung nur andeutungsweise möglich. Dagegen ist der Gang sehr viel

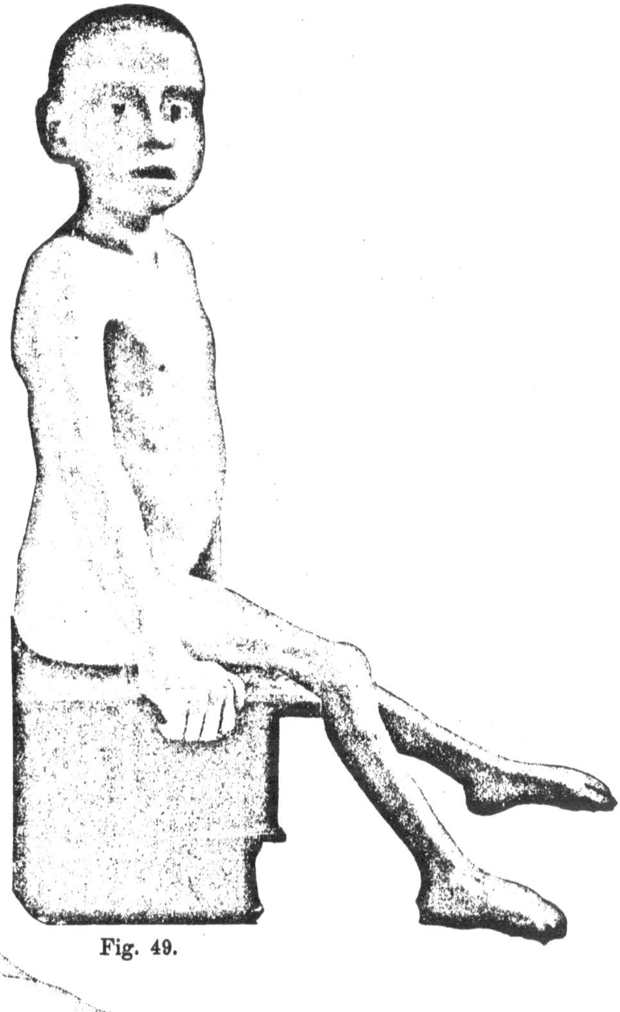

Fig. 49.

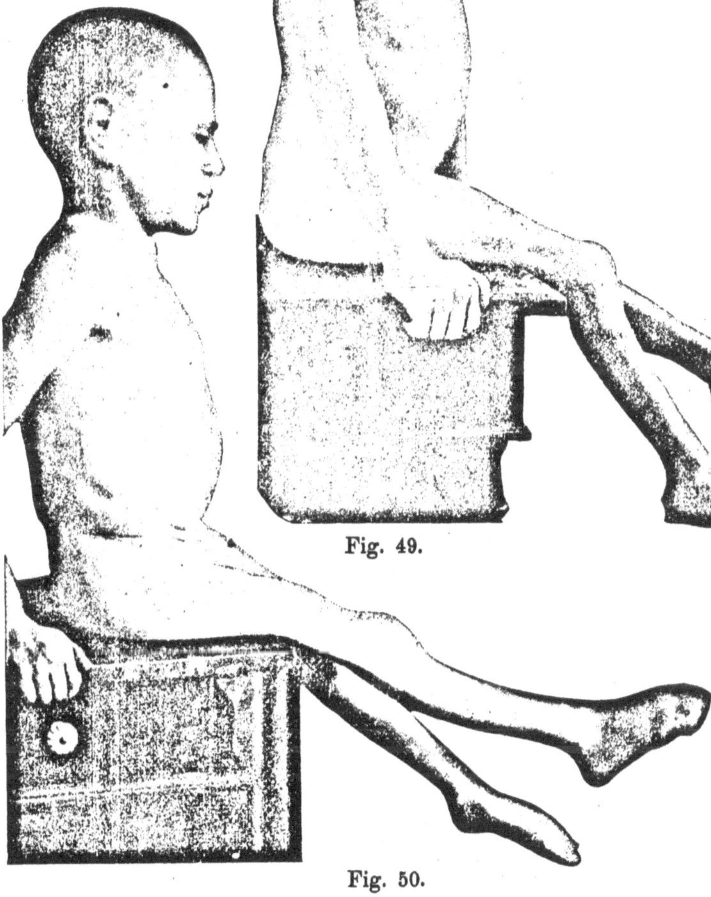

Fig. 50.

besser und sicherer. Das Knie kann auch passiv nur um 45° gebeugt werden.

36. M. X., 8 Jahre. Eintritt der Lähmung in frühester Kindheit. Das Kniegelenk steht in Beugekontraktur von 20°, Semimembranosus kräftig, alle übrigen Muskeln gelähmt.

Operation: Die Sehne des Semimembranosus wird nach vorne gebracht, durch starke Seidenfäden um 5 cm verlängert und mittels derselben an der Tuberositas tibiae befestigt. Die Sehne wird außerdem möglichst medial am Vastus internus angenäht, um die Zugrichtung longitudinal zu machen. Eine vollkommene Streckung des Kniegelenkes gelingt nicht.

Nachträglich wird wegen Genu valgum noch supracondylär osteotomiert.

Resultat: Nach 7 Monaten kann das Knie aktiv völlig gestreckt und in dieser Stellung mehrere Minuten hindurch festgehalten werden. Die Beugung gelingt bis zum Rechten. Der Gang ist außerordentlich gebessert, der Junge ist den ganzen Tag auf den Beinen.

37. A. K., 9 Jahre. Eintritt der Lähmung vor sechs Jahren. Lähmung des Quadriceps. Der Patient drückt beim Gehen die Hand auf den Oberschenkel.

Operation: Der vorzügliche Sartorius wird in der Mitte des Oberschenkels auf den Quadriceps genäht.

Resultat: Es tritt keine aktive Streckfähigkeit ein. Der einzige Erfolg ist, daß Patient ungestützt gehen kann. Schade um den prächtigen Sartorius in diesem meinem ersten Falle, der bei richtiger Technik gewiß erfolgreich operiert worden wäre.

38. E. P., 10 Jahre. Eintritt der Lähmung im 2. Lebensjahre.

Operation: Der ziemlich schwache Biceps wird durch eine Seidensehne um 4 cm verlängert und an der Tuberositas tibiae befestigt, aber auch am lateralen Rand der Patella angenäht. Der sehr kräftige Sartorius, der schwache Semitendinosus und der wenig bessere Semimembranosus werden abgelöst und verlagert. Sartorius und Semitendinosus reichen ohne weiteres bis zur Tuberositas tibiae, der Semimembranosus wird mit Seidenfäden um 5 cm verlängert. Die medialen Sehnen werden außerdem an die mediale Hälfte der Patella angenäht.

Resultat: Bei der Verbandabnahme nach 6 Wochen sind die ersten Anfänge der aktiven Streckung bereits erkennbar. Die Nachbehandlung beginnt jetzt erst.

39. H. F., 11 Jahre. Eintritt der Lähmung im ersten Lebensjahre. Der Junge kann nur gehen, wenn er die Hand mit aller Kraft auf den Oberschenkel stemmt. Es besteht eine Beugekontraktur von 20°.

Operation: Der kräftige Biceps kommt auf den völlig entarteten Quadriceps direkt über der Patella.

Resultat: Nach 2 Monaten ist die Streckung zur Hälfte möglich. Nach $2^1/_2$ Jahren kann das Kniegelenk im Stehen wie im Sitzen bis auf 15° gestreckt werden und zwar mit ziemlicher Kraft. Der Gang ist gut und ohne Stütze möglich.

40. H. L., 16 Jahre. Eintritt der Lähmung in frühester Kindheit. Es ist unter den Beugern nur der Biceps kräftig. Gehen nur mit Hülsenapparat möglich.

Operation: Der Biceps kommt auf den Quadriceps und wird auf die Patella genäht, wohin er bequem reicht.

Resultat: Nach 3 Monaten ist aktive Streckung bis zum halben Rechten möglich. Gehen kann der Junge ausdauernd ohne Apparat.

41. F. R., 19 Jahre. Eintritt einer sehr schweren Lähmung im ersten Lebensjahre. Hat nie gehen gelernt. Es bestehen ausgedehnte Lähmungen und Deformitäten.

Operation: Der kräftige Biceps und der schwache Semitendinosus werden nach vorne gebracht, mit langer Seidensehne an die Patella genäht. Der Sartorius wird ebenfalls nach vorne genäht. Später noch Osteotomien am Ober- und Unterschenkel.

Resultat: Nach 3 Monaten kann erst die Nachbehandlung beginnen. Es sind bereits leichte Streckbewegungen vorhanden.

42. V. M., 20 Jahre. Eintritt der Lähmung in frühester Kindheit. Ausgedehnte Lähmung des Beines, Gehen kaum möglich.

Operation: Sartorius auf den Quadriceps und an die Patella genäht.

Resultat: Nach einem Jahre kann Patientin das Knie gut beugen und strecken, sie kann gehen, ohne einzusinken.

43. E. B., 21 Jahre. Eintritt der Lähmung in der frühesten Kindheit. Bis zum 14. Lebensjahre ging sie mit Schienenapparaten, seitdem überhaupt nicht mehr. Schwere Lähmung des Beines, leichte Beugekontraktur des Kniegelenkes.

Operation: Der schwache Biceps — alles andere ist gelähmt — kommt auf den Quadriceps bezw. an den oberen Patellarrand.

Resultat: Nach 7 Monaten kann Patientin zwar nicht aktiv strecken, aber im Zimmer selbst ohne Stock gehen.

44. B. O., 21 Jahre. Eintritt der Lähmung im zweiten Lebensjahre. Patient geht mit Krücken. Das linke Bein ist völlig gelähmt, erhält einen Hülsenapparat. Am rechten Beine Lähmung des Quadriceps.

Operation: Der Semitendinosus wird auf die Patella genäht, ebenso der sehr kräftige Biceps mittels einer mehrere Centimeter messenden Seidenverlängerung.

Resultat: Nach 3 Monaten kann das Bein zum halben Rechten aktiv gestreckt werden. Patient kann sich auf das Bein stützen und im Zimmer selbst ohne Stock gehen.

Aus dieser Statistik können wir einige wichtige Thatsachen entnehmen.

Erstlich muß anerkannt werden, daß die ersten erfolgreichen Überpflanzungen in Amerika zu einer Zeit gemacht worden sind, zu welcher bei uns das Problem überhaupt noch nicht aufgegriffen war.

Weiter aber steht als unumstößliche Erfahrungssache fest, daß ein ausreichender Ersatz des gelähmten Quadriceps möglich ist. Derselbe kann durch verschiedene Muskeln in anscheinend gleich guter Weise erzielt werden, jedoch empfiehlt es sich gewiß, möglichst viele Muskeln heranzuholen. Der Erfolg läßt sich ohne Seidensehnen erreichen durch gründliche Freilegung und möglichst periphere Ablösung der Sehnen, falls nicht eine starke Beugekontraktur vorhanden war.

Sind die Sehnen zu kurz, so leistet die künstliche Verlängerung derselben ausgezeichnete Dienste.

Der funktionelle Erfolg ist gerade hier so überraschend, daß er auch hartnäckige Zweifler überzeugen muß.

Was die Einbuße an aktiver Beugungsfähigkeit anlangt, die natürlich durch die Verlagerung der drei Flexoren entstehen muß, so ist dieselbe unbedeutend im Vergleich zu dem Gewinn. Und zudem behält der Gastrocnemius eine immerhin noch bemerkenswerte Beugefähigkeit.

Der Erfolg kann bisweilen erst nach einer Reihe von Monaten in Erscheinung treten und dann doch noch recht bedeutend werden.

Selbst wenn die aktive Streckung nicht oder nicht in erheblichem Grade erzielt wird, zeigt sich doch oft eine wesentliche funktionelle Besserung, indem das Gehen möglich wird, das vorher wohl hauptsächlich durch die Aktion der Beuger gestört wurde.

Alles in allem genommen dürfen wir also heute wohl sagen, daß die Sehnenüberpflanzung bei Lähmung des Kniegelenkes ein wertvolles, ja ein unentbehrliches therapeutisches Hilfsmittel darstellt.

c) Die Sehnenüberpflanzung an der spinal gelähmten Hand bezw. am Vorderarm.

Die spinale Lähmung der oberen Extremität ist gewiß erheblich seltener als diejenige der unteren.

Dies dürfte wohl der Hauptgrund sein, weshalb unsere Erfahrungen über die Sehnenüberpflanzung am spinal gelähmten Arm noch sehr gering sind. Ferner aber erscheinen in der That die Aussichten auf Erfolg hier weniger günstig, so daß der Entschluß zur Operation nicht so leicht gefaßt wird. Die anatomische Anordnung der Muskulatur ist ungünstiger, ihre Differenzierung ist viel ausgebildeter als am Bein, das Muskelspiel komplizierter, und darum ist auch ein künstlicher Ersatz für das Verlorene erschwert.

Während am Fuß mit der Wiederherstellung aktiver Dorsal- und Plantarflexion im Sprunggelenk die Hauptaufgabe gelöst ist, hat ein analoger Erfolg am Handgelenk durchaus nicht den gleichen Wert. Hier gilt es, in erster Linie die Fingerbewegungen wieder zu ermöglichen.

Was bei ausgedehnterer Lähmung am Fuße die tendinöse Fixation mit Hilfe einzelner überlebender Muskeln leistet, das kommt an und für sich als funktioneller Erfolg an der oberen Extremität nicht in Betracht.

Immerhin ermutigen uns die bei traumatischen Lähmungen gesammelten Erfahrungen, dem Verfahren künftighin auch am spinal gelähmten Arm mehr Vertrauen zu schenken. Auch Teilerfolge sind hier von um so größerer Bedeutung, als konkurrierende Verfahren gar nicht in Betracht kommen.

Weder mit der Arthrodese noch mit Apparaten läßt sich am Arm etwas Wesentliches leisten, die Lähmung des Schultergelenkes ausgenommen.

An den **Handmuskeln** sind nur von Codivilla 2 Versuche mit der Überpflanzung gemacht worden, die hier mitgeteilt seien, wenngleich sie keinen Erfolg hatten.

1. Codivilla (I. Fall 17) 1899: $7^1/_2$jähriger Junge: Neben anderen Lähmungen Atrophie des Thenar, Opponens pollic. gelähmt.

Operation: Flexor sublim. dig. V wird abgeschnitten, nach innen verlagert und an der Insertionsstelle des Opponens befestigt.

Resultat nicht erzielt, vielleicht wegen Schwäche des Kraftspenders oder wegen Verwachsungen.

2. Codivilla (I. Fall 18) 1899: 19jähriges Mädchen. Neben anderen Lähmungen Atrophie des Thenar, Hypothenar, der Interossei. Schwäche der Fingerflexoren.

Operation: Wie im ersten Fall.

Resultat: Bei hyperextendierter Hand wird der Daumen

ulnarwärts bewegt. Diese Bewegung, die früher nicht möglich war, ist indessen nicht eigentlich eine Opposition.

Ich selber hatte einmal die Absicht (1897) die gelähmten Lumbricales zu verstärken mittels einer Abzweigung der langen Flexoren. Bei der Operation waren die Lumbricalissehnen nicht zu finden, so daß ich die Operation aufgab. Vielleicht würde sich hier durch periostale Anheftung eines Zipfels der Beugesehne an der Basis der Grundphalanx doch eine teilweise Wiederherstellung der Beugung dieses Gliedes ermöglichen lassen.

Größer und bereits erfreulicher ist die Statistik der Überpflanzungen am **Vorderarm.**

Vollständige Kasuistik.

1. Drobnik 1894: $4^1/_2$ Jahre altes Mädchen. Eintritt der Lähmung im 3. Lebensjahre. Es entstand eine Radialislähmung.

Muskelbefund: Alle Muskeln der Streckseite mit Ausnahme des Extens. carpi rad. long. und brevis sind gelähmt, ebenso die Interossei.

Operation: Der Extens. carp. radial. long. kommt auf den Extens. digit., der halbe Extens. carp. rad. brev. auf den Extens. poll. long.

Verband in Hyperextension.

Resultat: Unter gleichzeitiger radialer Extension wurde die Extension der Finger im Grundgelenk möglich. Patient lernte Gegenstände mit der Hand fassen und halten. Der Daumen wurde willkürlich gestreckt und wurde beim Festhalten behilflich.

Es konnte ein vollkommenes Resultat unmöglich eintreten, weil die Streckung des Endgliedes den Interossei zukommt, nicht dem Extens. digitor. Der Teilerfolg bedeutete immerhin eine Besserung der Funktion.

2. Rochet 1897: 9 Jahre.

Muskelbefund: Gelähmt sind Extens. carp. rad., Abduktor und Extensor pollic.

Flexor und Extens. carp. ulnar. sind retrahiert und fixieren die Hand in starker ulnarer Abduktion.

Operation: Flexor carp. ulnar. durchschnitten. Extensor carp. ulnar. kommt auf die beiden Daumensehnen. Verband in Überkorrektur.

Resultat: Nach 4 Monaten steht die Hand völlig gerade. Patient hat gelernt, in radialer Abduktionsstellung den Daumen aktiv abzuspreitzen, der früher gegen den Zeigefinger gepreßt wurde. Elektrische Reizung des Extens. carp. ulnar. erzeugt die gleiche Bewegung.

3. Rochet 1897: 13jähriger Knabe.

Muskelbefund: Lähmung der Extensoren des Daumens und des Abductor pollicis longus.

Operation: Das periphere Ende des durchschnittenen Extens. poll. long. wird an die unverletzte Sehne des Extens. indic. propr. angenäht.

Resultat: Die Streckung geschah nun gleichzeitig mit der des Zeigefingers und war an diese gebunden. Der Kranke war mit dem Erfolge sehr zufrieden, da er den Daumen zum Schreiben und auch zur Ausführung der Opposition gebrauchen konnte, und weil das Endglied des Daumens nicht mehr in dauernder Flexion stand.

Die aufsteigende Überpflanzung vermochte also zwar dem Daumen aktive Beweglichkeit zu geben, nicht aber ihn hinsichtlich dieser Bewegungen selbständig zu machen. Ob dies nicht noch allmählich kam?

4. Rochet 1897. 14 Jahre. Spinale Kinderlähmung des rechten Armes bezw. an Vorderarm und Hand. Das Handgelenk sehr schlotternd. Aktive Fingerbeugung gut, die Finger bleiben aber dauernd halb gebeugt, die aktive Streckung völlig unmöglich, ausgenommen Ringfinger und Daumen. Letzterer ist gegen das Metacarpale II gepreßt und kann weder abduziert noch opponiert werden. Hochgradige Atrophie des Thenar.

Operation: Längsschnitt auf der Streckseite des Vorderarmes. Es wurden keine Sehnen durchschnitten, sondern sie wurden seitlich aneinander genäht und zwar:

1. Extens. poll. brev. und Abductor poll. long.
2. Extens. poll. long. und Extens. indic.
3. Strecksehne des Mittelfingers und des kleinen Fingers mit der Sehne des Ringfingers.

Nach $3^1/_2$ Monaten ist ein Resultat deutlich vorhanden. Zeigefinger und kleiner Finger werden aktiv gestreckt, der Mittelfinger hat nichts gewonnen. Der Daumen wird gleichzeitig mit der Streckung etwas abduziert infolge der Sehnenanastomose.

5. Vulpius 1897. I. A. K., 6 Jahre. Spinale Lähmung am linken Arm und am rechten Bein seit 5 Jahren.

Schulter- und Ellenbogengelenk sind gut beweglich. Am Handgelenk wirken nur Extensor und Flexor carpi radialis, letzterer ziemlich kräftig, so daß die Hand immer nach der Daumenseite abgelenkt wird. Die Extensoren sind vorhanden mit Ausnahme des Extensor indicis proprius, die Flexoren fehlen dagegen so gut wie vollständig, nur am 4. und 5. Finger zeigt sich eine Spur von Beugung. Die Finger stehen fast ganz gestreckt und steif. Thenar und Hypothenar völlig geschwunden.

Ein 6 cm messender Längsschnitt auf der Beugeseite des Vorderarmes legt die Sehne des Flexor carpi radialis frei, dessen Hälfte hochhinauf abgespalten wird. Aufsuchen des Flexor digitorum profundus. Durch einen Schlitz desselben wird der Flexor carpi durchgezogen und bei möglichst gebeugten Fingern und flektiertem Handgelenk mehrfach mit Seide vernäht. Nach 3 Wochen setzt die Nachbehandlung ein.

Bei der verfrühten Entlassung nach 6 Wochen ist der Erfolg ein deutlicher. Der Junge vermag Mittel- und Endglieder der Finger völlig zu beugen, natürlich unter gleichzeitiger radialer Abduktion. Um die Finger zu strecken, läßt er instinktiv die Hand in ulnare Abduktion sinken. Das Resultat mußte indessen ein mangelhaftes bleiben, da die Beugungsfähigkeit der Grundglieder und damit die Möglichkeit des Faustschlusses fehlte.

Nach $1^1/_4$ Jahr wurde folgender Zustand konstatiert:

Das Handgelenk ist frei beweglich. 4. und 5. Finger wurden im 1. Interphalangealgelenk völlig gebeugt, im Grund- und Endgelenk nicht. Die Beugung genügt, um einen dünnen Bleistift festzuhalten. Der 2. und 3. Finger werden in beiden Interphalangealgelenken gut gebeugt, der Hohlhand bis auf $1^1/_2$ cm genähert.

Beim Beugen wird radiale Abduktion, beim Strecken ulnare Abduktion gemacht.

Die Extension ist in dem Grundgelenk völlig möglich, sogar Hyperextension, die anderen beiden Fingergelenke verharren in leichter Beugung.

6. Franke 1898: 7jähriges Mädchen. Eintritt der Lähmung im zweiten Lebensjahre. Die Hand hängt schlaff herab, aktive Streckung der Hand unmöglich, Beugung gut möglich. Der Flexor carpi ulnar. ist kräftiger als der der Radialseite, weshalb die Hand während der Beugung ulnarwärts verzogen wird. Die Endglieder der Finger können gestreckt werden, ebenso der Daumen mit mäßiger Kraft.

Das Kind kann dünnere Gegenstände gar nicht festhalten.

Operation: Verkürzung des Extens. carp. radial. Der Flexor carpi ulnar. kommt auf den Extens. digitor. in starker Extensionsstellung der Hand.

Nach 14 Tagen Beginn der Nachbehandlung.

Resultat: Die Hand steht in radialer Extension. Die Finger können völlig gebeugt und gestreckt werden. Beugung des Handgelenkes ist unmöglich. Das Kind kann kleine Gegenstände fassen und halten.

7. Gocht (Hoffa) 1898: 7jähriges Mädchen. Eintritt der Lähmung vor vier Jahren.

Muskelbefund: Völlige Radialislähmung. Die Flexoren sind erhalten, aber geschwächt, am besten ist der Flex. carp. ulnar.

Operation: Flex. carp. ulnar. wird am Pisiforme abgeschnitten, unter dem Extens. carp. ulnar. hindurch zum Extens. digit. geführt. Der Extens. carp. radial. wird behufs Verkürzung durchschnitten und unter entsprechender Verschiebung der Stümpfe vernäht. Verband in starker Hyperextension.

Resultat: Die Greiffähigkeit macht Fortschritte, so daß aus der vorher ganz unbrauchbaren Hand eine recht brauchbare geworden ist.

Nach 8 Monaten hat die Funktionstüchtigkeit sich noch gebessert. Genauere Angaben fehlen.

8. LUDWIG (v. MIKULICZ) 1899: 11jähriges Mädchen. Eintritt der Lähmung vor zwei Jahren. Die Hand steht in Klauenstellung, aktive Dorsalflexion ist möglich zusammen mit radialer Abduktion. Volarflexion im Handgelenk ist kaum möglich. Streckung der Finger fehlt, nur am Zeigefinger ist sie in geringem Grade vorhanden.

Es fehlen: Extens. carp. ulnar., Abduct. poll. long., Abduct. und Flex. digit. V, Flex. carp. rad., Flex. carp. ulnar., Flex. poll. brev., Extens. digit. commun. und die Muskeln des Thenar.

1. Operation: Der Extens. carp. rad. long. wird durchschnitten und auf den ebenfalls durchschnittenen Extens. digit. genäht. Der periphere Stumpf des Extens. carp. rad. long. wird am Brevis befestigt.

Resultat: Nach 14 Tagen kann das Kind alle Finger strecken, den Zeigefinger am schwächsten. Doch geht das Resultat in 3 Wochen verloren. Deshalb

2. Operation: Supinator longus auf den Extens. digit. genäht.

Resultat: Nach 2 Monaten ist die Streckung aller Finger, wenn auch schwach, möglich.

Nach 4 Monaten steht die Hand in leichter Dorsalflexion gerade gerichtet.

Die Finger können im Grund- und Endgelenk aktiv gestrekt werden. Beugung der Finger fast völlig frei. Bei der elektrischen Reizung des Supinator long. erfolgt deutliche Streckung.

An dem ersten Mißerfolge war die Technik der beiderseitigen Überpflanzung und die ungenügende Fixationsdauer wohl schuld.

9. White 1900: Lähmung der Extensoren des Daumens.

Operation: Der Extens. carp. rad. wird auf die Daumenstrecker genäht.

Kein Erfolg.

Aus dieser freilich noch recht kleinen Statistik läßt sich immerhin entnehmen, daß sowohl auf der Beugeseite als im Extensorengebiete Versuche mit der Überpflanzung berechtigt und keineswegs aussichtslos sind. Insbesondere für die Radialislähmung läßt sich bereits ein ganz typisches Verfahren aufstellen: Verkürzung des Extens. carp. radialis und Überpflanzung des Flexor carp. ulnar. auf den Extensor digitor. Die Verkürzung des Handgelenkstreckers macht freilich die Volarflexion der Hand ein für allemal unmöglich. Doch ist dafür die Sicherung der Handgelenkstreckung von großem Vorteil, weil dadurch die Kraftentfaltung der Fingerbeuger begünstigt wird. Ein Ersatz aber des gelähmten Extens. carpi radial. durch den kräftigen Flex. carp. rad. scheint nach Franke die nötige Dorsalflexion des Handgelenkes nicht genügend zu sichern, so daß wir uns mit der Verkürzung der gelähmten Sehne begnügen müssen.

Da diese Verkürzung eine Ablenkung der Hand nach der Radialseite nach sich zieht, dürfte es sich empfehlen, auch den Extens. carp. ulnar. zu verkürzen.

Damit wäre das erste Symptom der Radialislähmung, die Beugestellung im Handgelenk, beseitigt.

Die Streckung der Finger kann sehr wohl der Flex. carp. ulnar. besorgen. Derselbe muß mit Spannung auf den Extensor. digit. genäht werden, doch ist eine übermäßige Anspannung auch vom Übel, weil dadurch die Fingerbeugung ernstlich not leiden kann. Gerade die Abwägung der Kraft und Spannung, welche wir dem Extens. digit. geben, scheint mir das Schwierigste und das Ausschlaggebende der ganzen Operation zu sein.

Der Flexor carp. rad. oder ein Teil desselben kann zur Streckung des Daumens verwendet werden. Die Wiederherstellung der Supination endlich hat FRANKE zwar nicht ausgeführt, aber erörtert. Und zwar glaubt er, auf aktive Bewegung verzichten und sich mit einer Fixation in Supination durch Verkürzung des Supinator brevis begnügen zu müssen.

Einen anderen und vollkommeneren derartigen Versuch hat TUBBY gemacht durch Verlagerung des Pronator teres, wie wir bei Besprechung der spastischen Lähmungen sehen werden.

d) Am **Oberarm** ist der Versuch des Tricepsersatzes gemacht worden.

1. MILLIKEN 1896: $2^1/_2$jähriger Junge. Eintritt der Lähmung vor einem Jahre. Ein Lappen des Deltoides wird an die Sehne und Sehnenscheide des gelähmten Triceps befestigt.

Resultat: Die Atrophie des Triceps bleibt bestehen, aber der Deltoides scheint seine Funktion gut zu übernehmen.

Der Erfolg ist unerwartet gut.

2. GOCHT (HOFFA): 7jähriges Mädchen. Eintritt der Tricepslähmung vor vier Jahren.

Muskelbefund: Deltoides normal, Biceps atrophiert.

Operation: Caput extern. und long. des Triceps werden hoch oben durchtrennt und vom Knochen losgelöst. Dann wird der Ellbogen gestreckt, der Arm über die Horizontale erhoben. Die Tricepssehnen werden hochgezogen und in den wund gemachten Deltoides eingenäht. Fester Verband in der beschriebenen Stellung während 3 Wochen.

Resultat: Es kommt gute Streckfähigkeit, deren physiologische Erklärung dahingestellt bleiben muß.

Über einen ähnlichen Fall der eigenen Praxis wird im Kapitel über spastische Lähmungen berichtet werden.

Auch mit dem Ersatz des Deltoides hat man sich bereits mehrfach beschäftigt.

1. v. WINIWARTER (bei ROERSCH, vor 1892): 8jähriges Mädchen mit Lähmung der Schultermuskulatur. Erhalten nur

Pectoralis major und Supraspinatus. Schlottern des Schultergelenkes.

Operation: Schnitt längs der Clavicula bis zur Schulterhöhe und von da am Arm abwärts. Die sternale Partie und der innerste Anteil der clavicularen Partie des Pectoralis werden abgetrennt, der Muskellappen wird nach außen oben umgeklappt und an der Spina scapulae befestigt.

Resultat: Nach 3 Monaten eine gewisse Besserung konstatiert. Patientin kann den Arm ein wenig vom Rumpf abheben und die Hand auf den Kopf führen, was ihr vorher unmöglich war.

Eine ähnliche Operation projektierte Codivilla 1900, zog aber die Arthrodese vor.

2. Hoffa (wohl 1901) löste einen Teil der gesunden Cucullaris ab und nähte ihn an den gelähmten Deltoides an. Er erzielte nicht nur einen guten Halt des zur Subluxation neigenden Humeruskopfes, sondern auch eine unzweifelhafte Besserung in der Funktion des Armes.

Endlich ist es mir durch briefliche Mitteilung bekannt, daß Reichardt (Magdeburg) den gleichen Versuch machte, aber den Deltoides aufsteigend in 3 Portionen in den Cucullaris einnähte. Es wurde das Heben des Armes nach vorne und nach der Seite um etwa 20° möglich, wobei man deutlich die straff gespannte vordere Deltoidespartie fühlte.

Ich muß gestehen, daß ich selber mir von der Überpflanzung weder auf den Triceps noch auf den Deltoides allzuviel verspreche. Ich glaube nicht, daß dadurch ein wirklich kräftiger Triceps wiederhergestellt werden kann. Die Funktion dieses Muskels läßt sich auch recht wohl entbehren.

Bei Deltoideslähmung aber leistet die Arthodese des Schultergelenkes nach meiner Überzeugung erheblich mehr als selbst eine gelungene Überpflanzung.

Erlaubt doch eine Ankylosierung des Schultergelenkes bisweilen eine Elevation des Armes fast bis zur Horizontalen, ein Erfolg, den eine Überpflanzung gewiß nicht zu leisten vermag.

Drittes Kapitel.

Die Sehnenüberpflanzung bei spastischer Lähmung.

Zweck und Ziel der Sehnenüberpflanzung bei spastischer Lähmung ist bereits in dem der Indikation gewidmeten Kapitel des allgemeinen Teiles dargelegt worden.

Wir brauchen hier nur daran zu erinnern, daß es sich in solchen Fällen um ein Gemisch von Lähmung und Krampfzustand in wechselndem Verhältnis handelt. Es handelt sich aber weiter auch um ein Gemisch verschiedener Krankheitsformen, deren Ordnung und Klassifizierung keine leichte Aufgabe darstellt.

Insbesondere ist es vielfach sehr schwer, zu entscheiden, ob es sich um spinalen oder cerebralen Sitz des Leidens handelt. Häufig freilich trifft beides zu.

Glücklicherweise ist für uns die Thatsache des Spasmus das Wichtigste. Die feinere neurologische Diagnose ist gewiß daneben nicht zu vernachlässigen, aber es genügt uns an dieser Stelle, die Kasuistik in einigen wenigen Abteilungen übersichtlich unterzubringen. Und zwar wollen wir die spastische Halbseitenlähmung und die spastische Diplegie getrennt besprechen hinsichtlich der mit der Sehnentransplantation gemachten Versuche und Erfahrungen.

A. Die spastische Hemiplegie.

I. Die cerebrale Kinderlähmung.

Das häufige Leiden, in frühester Jugend sich entwickelnd, charakterisiert sich an der unteren Extremität durch den spastischen Spitzfuß, der oft mit Varusstellung kombiniert ist. Leichte Beugekontraktur des Kniegelenkes ist nicht selten.

An der oberen Extremität besteht gewöhnlich das typische Bild der Radialislähmung kombiniert mit spastischer Kontraktur der Beuger und Pronatoren.

Das Handgelenk und die Finger können nur mit Anstrengung passiv gestreckt werden. Der Daumen ist ziemlich regelmäßig stark adduziert, in die Hohlhand eingeschlagen und hindert dadurch die Faustbildung und das Ergreifen von Gegenständen.

Vollständige Kasuistik.

a) Überpflanzungen am Unterschenkel.

1. Franke 1895: 6jähriger Knabe. Eintritt der Lähmung im 1. Lebensjahre. Es bildete sich ein Pes equino-varus mit Schwäche des Extens. digitor, Lähmung der Peronei.

Operation: Sehne des Extens. digit. aufsteigend am Tib. ant. befestigt.

Erfolg: Nach 9 Monaten ist das Gehen sowie die Stellung des Fußes gut, der äußere Fußrand noch ein wenig gesenkt.

2. Franke 1897: 9jähriger Knabe. Erkrankung in der ersten Kindheit. Es besteht ein spastischer Klumpfuß.

Muskelbefund: Beuger gesund, aber stark spastisch. Parese des Extensor digit. und der Peronei.

Operation: Plastische Verlängerung der Achillessehne, Tenotomie des Flexor digitor. long. und halluc. Ein Teil der Achillessehne kommt auf den Peroneus long.

Resultat: Es tritt eine Überkorrektur mit leichtem Spasmus ein, die durch Tenotomie des Peroneus beseitigt wird. Der Fuß steht jetzt normal, der Gang ist bedeutend gebessert.

3. Codivilla 1899: 17jähriges Mädchen. Eintritt der Lähmung im 5. Lebensjahre, es entwickelte sich ein spastischer Equino-varus.

Operation: Instrumentelles Redressement der Fußdeformität. Der Tibial. post. kommt auf den Extens. digit. (durch das Spat. inteross.), die halbe Achillessehne auf den Peron. brevis. Rest der Achillessehne plastisch verlängert. Verband während 4 Wochen.

Resultat: Einige Tage später schon reflektorische Dorsalflexion möglich, bald auch willkürlich.

Die Exkursionsweite der aktiven Bewegungen nach 2 Monaten zeigt Fig. 51.

4. CURCIO 1900/01: 12jähriges Mädchen. Eintritt der Lähmung mit 4 Jahren. Es entsteht hochgradiger Spitzfuß und Varusneigung.

Operation: Achillessehne verlängert. Tib. post. wird durch das Spat. inteross. auf den Extens. digit. geführt.

Resultat: Nach 6 Monaten ist aktive Dorsalflexion möglich.

5. VULPIUS: K. L., 4 Jahre. Eintritt der Lähmung in den ersten Monaten. Es besteht starker Spitzfuß, etwas Varusstellung.

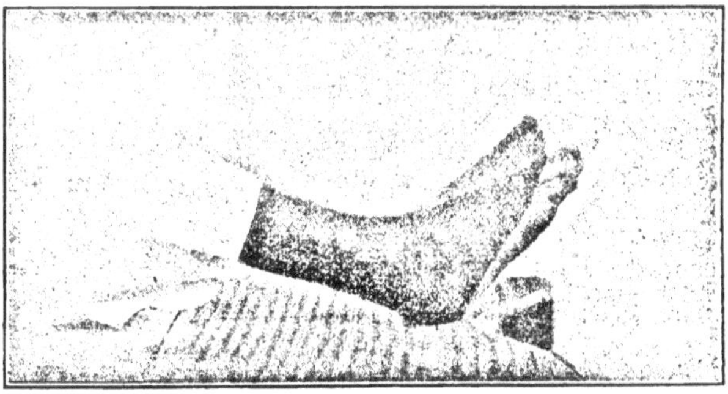

Fig. 51.

Operation: Zipfel der Achillessehne auf beide Peronei. Die vorderen Muskeln verkürzt und Extens. halluc. auf Tib. ant.

Resultat: Nach 2 Monaten Stellung des Fußes gut, aktive Bewegungen in geringem Grade möglich. Kind bald darauf zu Hause gestorben.

6. VULPIUS: M. K., 4 Jahre. Im 1. Lebensjahre Eintritt der Lähmung. Starke Equinusstellung. Die Zehen sind beweglich, Hebung der Fußspitze nicht möglich.

Operation: Achillotenotomie, Extens. halluc. und der halbe Extens. digit. auf den paretischen Tib. ant.

Resultat: Nach 6 Wochen Stellung gut. Nach einem Jahre

ist Patient völlig plantigrad. Nach 4 Jahren hat die Stellung standgehalten, Beuge- und Streckbewegungen sind im Sprunggelenk möglich. Kein Spasmus vorhanden.

7. Vulpius: P. F., 4 Jahre. Eintritt der Lähmung im 1. Lebensjahre. Es entsteht starker Spitzfuß, mäßiger Klumpfuß.

Operation: Achillotenotomie, Extens. hall. und $^1/_2$ Tibial. ant. auf Extens. digit., Peron. brevis aufsteigend mit dem Extens. digit. verbunden.

Resultat: Nach 2 Monaten aktive Dorsalflexion in normaler Bahn möglich. Nach 2 Jahren Stellung des Fußes gut, aktive Dorsalflexion zum Rechten möglich. Kein Spasmus im Unterschenkel vorhanden.

8. Vulpius: F. H., 4 Jahre. Lähmung im 1. Lebensjahre bemerkt. Hochgradiger Spitz-Klumpfuß.

Operation: Plastische Verlängerung der Achillessehne, ein Zipfel derselben wird mit einem entgegengeführten Stück des Peron. long. vernäht.

Resultat: Nach 2 Monaten aktive Dorsalflexion möglich, aber nicht ganz bis zum Rechten. Es überwiegt etwas der Peroneus über den Tib. ant. Nach 4 Jahren ist der Fuß ziemlich normal dorsal und plantar beweglich. Spasmus völlig verschwunden.

9. Vulpius: E. N., 5 Jahre, Lähmung im 3. Lebensjahre. Starker Spitz-Plattfuß.

Operation: Extens. halluc. und halber Extens. digit. kommen auf den Tib. ant., Flex. digit. auf den Tib. post. Achillotenotomie.

Resultat: Nach 2 Monaten bereits aktive Bewegungen nach allen Richtungen in geringem Grade möglich. Nach 1 Jahre sind die aktiven Bewegungen fast in normaler Ausdehnung vorhanden, kein Spasmus mehr.

10. Vulpius: W. P., 9 Jahre: Starker Spitzfuß.

Operation: Extens. hall. kommt auf den Tib. ant., Extens. digit. verkürzt. $^1/_2$ Tib. post. auf den Peron. long.

Resultat: Der Fuß steht in guter Mittelstellung. Patient entzog sich der Behandlung.

11. Mainzer 1902: 29jähriger Patient, Eintritt der Lähmung in der Kindheit. Es bestand ausgesprochener Equinovarus. Fußspitze stand stark einwärts, der spastische Gang war sehr mühselig. Die Peronei, Fuß- und Zehenstrecker funktionierten nicht.

Operation: Die laterale Hälfte der Achillessehne wird in 2 Zipfel gespalten, von denen einer mit den Peronei vernäht wird. Der andere reichte nicht bis zum Extens. digit., er wurde deshalb am Peron. tert. befestigt, der Extens. digit. aufsteigend am Peron. tert. — indirekte Überpflanzung.

Resultat: Schon nach 4 Tagen aktive Zehenstreckung möglich. Nach 4 Monaten Stellung und Beweglichkeit des Fußes ausgezeichnet. Die Spasmen im ganzen Bein haben sich bedeutend vermindert.

Bei der Beurteilung der Erfolge ist nicht zu vergessen, daß die Achillotenotomie stets ausgeführt wurde, daß also schon dadurch eine relative Kräftigung der Dorsalflexoren erzeugt worden ist.

Indessen bestanden bei den Fällen der kleinen Kasuistik doch auch Innervations- bezw. Gleichgewichtsstörungen zwischen Pronatoren und Supinatoren, Ab- und Adduktoren. Hier wirkt gewiß die Überpflanzung ausgleichend.

Vor allem aber ist das Zurückgehen der spastischen Erscheinungen und dadurch die Ermöglichung aktiver Bewegungen eine häufig konstatierte Thatsache. Kurz, ein günstiger Einfluß auf die Stellung und Beweglichkeit des Fußes sowie auf das Gehvermögen ist durchweg erzielt worden.

b) Überpflanzung am Oberschenkel.

1. Codivilla 1899: 17jähriges Mädchen (identisch mit Fall a, 3). Das Knie stand seit 10 Jahren in Beugekontraktur von etwa 110°.

Operation: Biceps und Semitendinosus werden auf den Quadriceps genäht. Der Semimembranosus verlängert.

Resultat: Nach 2 Monaten kann das Bein aktiv zum rechten Winkel gebeugt und fast völlig gestreckt werden (Fig. 52 und 53).

2. Curcio 1900/01: 12jähriges Mädchen (identisch mit Fall a, 4). Starke Beugekontraktur des Kniegelenkes.

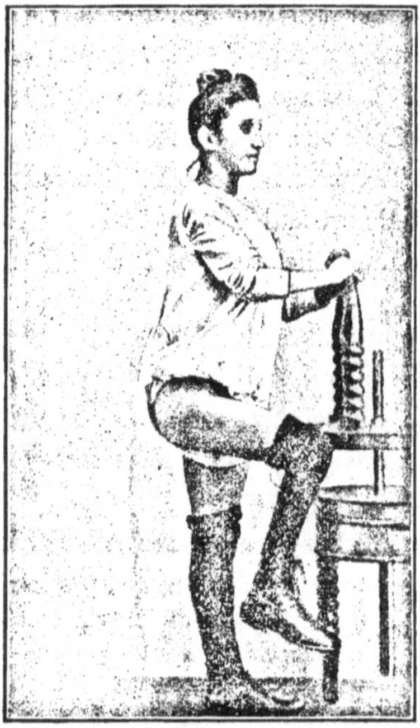

Fig. 52.

Operation: Der Biceps kommt auf den Quadriceps.

Resultat: Noch nicht abgeschlossen.

Der vorzügliche Fall von Codivilla berechtigt zum mindesten zur Wiederholung des Verfahrens in Fällen rezidivierender Beugekontraktur, deren Zugänglichkeit für die Überpflanzung wir in einem folgenden Kapitel noch kennen lernen werden.

c) Überpflanzung am Vorderarm.

1. Franke 1896 (publiziert 1898). 11jähriges Mädchen, Eintritt der Lähmung im 2. Lebensjahre.

Die rechte Hand stand wie die Finger in Beugestellung, aktive Streckung war nur an den Endgliedern der Finger möglich (Lumbricales), Streckung des Daumens war schwach möglich. Beugung der Hand und Finger, Ab- und Adduktion der Hand war möglich.

Das Mädchen konnte mit der Hand gar nichts leisten, konnte nicht einmal einen Bleistift festhalten. Dagegen geschah dies mit ziemlicher Kraft, wenn die Hand passiv gestreckt wurde.

1. Operation: Flexor carpi ulnar. kommt absteigend auf den Extens. carpi ulnar.

Resultat: Rezidiv der Beugestellung.

2. Operation: Extens. carpi rad. verkürzt. Durch versehentliches Liegenlassen des abschnürendes Schlauches erfolgt komplette Lähmung.

Resultat: Trotzdem erstaunlicher Erfolg. Die leichte Dorsalflexion der Hand bleibt bestehen. Der Extens. digitor. hat sich erholt, auch die Supination ist wieder leidlich möglich. Das Mädchen kann sogar eine Nadel halten, schreiben u. s. w.

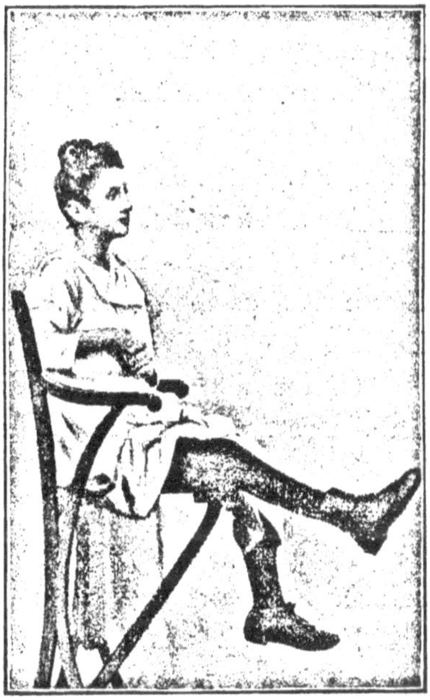

Fig. 53.

Franke sagt selbst, daß wir es hier eigentlich nicht mit einem Überpflanzungserfolg zu thun haben.

In analoger Weise hat Hoffa 3 Fälle operiert, indem er nur die Verkürzung des Extens. carp. radial. machte.

Die Fingerstreckung stellte sich danach mehr oder weniger ausgiebig wieder ein.

Eine ausführliche Beschreibung dieser Beobachtungen gehört nicht hierher, weil eben keine Transplantationen ausgeführt wurden.

2. Rochet 1897: 14jähriger Patient. Spitzwinklige Beugerstellung des Handgelenkes, völlige Beugung der Finger.

Operation: Ein Dorsalschnitt legt die völlig degenerierten

Strecker frei, die sämtlich 6—7 cm über dem Handgelenke durchgeschnitten werden. Ein zweiter volarer Schnitt legt die Beuger frei. Die Sehnen des Palmaris und des Flexor sublimis werden durchschnitten. Die peripheren Strecksehnenstümpfe werden durch das Spat. interosseum zu den durchschnittenen Beugern geführt und mit ihnen vernäht. Verband in Extension.

Resultat: Nach 5 Monaten steht die Hand gerade. Die Finger können mit dem Flex. profund. gebeugt werden, zeigen aber auch zwar beschränkte, aber deutliche aktive Streckfähigkeit, mit Ausnahme des Daumens. Patient kann jetzt Gegenstände festhalten.

3. Keiler 1899: 18jähriges Mädchen. Eintritt der Lähmung im zweiten Lebensjahre.

Muskelbefund: Vorhanden sind auf der Beugeseite die Flexores digitor., es fehlen die Flexores carpi. An der Streckseite fehlen die Extensores digit., die Extensores carp. sind vorhanden. Thenar und Hypothenar erhalten. Interossei gelähmt.

Operation: Extens. carp. rad. long. und der halbe Extens. carp. ulnar. kommen auf den Extens. digitor. Der halbe Extens. carp. rad. brev. kommt auf die miteinander vernähten Abduct. poll. long. und Extens. poll. brevis. Außerdem wird an dieses Konglomerat der nicht durchtrennte Extens. poll. long. seitlich befestigt. Fixation 14 Tage.

Resultat: Patientin lernte nicht nur die Finger beugen, sondern auch im Grundgelenk zu strecken, am besten den vierten und fünften Finger. Sie kann Gegenstände fassen und fängt Schreibübungen an.

Eine Verkürzung der Extensoren machte K. nicht, um nicht die Fingerbeugung zu stören.

4. Krautwig 1899: 3jähriger Knabe. Cerebrale Radialislähmung.

Operation: Flex. carp. rad. kommt auf Extens. poll. long., Supinator long. wird mit Extens. carp. rad. vernäht. Extens. digit. verkürzt.

Resultat: Zunächst recht gut.

5. Townsend 1899: 14jähriger Junge. Eintritt der Lähmung in der ersten Kindheit. Es besteht starke Beugekontraktur der Hand und der Finger (Fig. 54). Der Extens. digit. reagiert nicht auf elektrische Reizung. Was von aktiver Fingerstreckung möglich ist, zeigt Fig. 55.

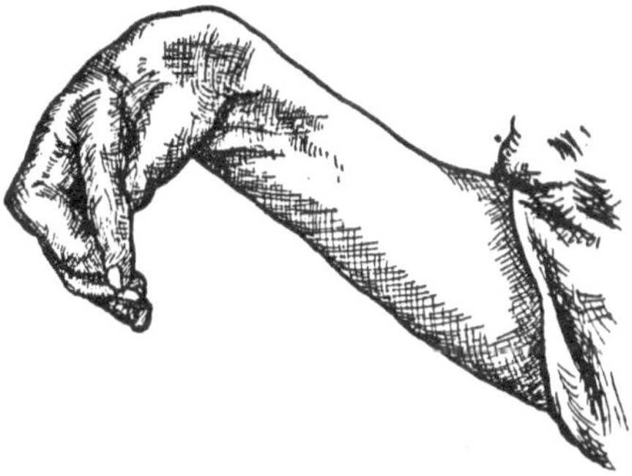

Fig. 54.

Operation: Flexor carp. ulnar., Flex. carp. rad. und Palmaris long. werden über dem Handgelenk abgeschnitten, durch das Spat. interosseum auf die Dorsalseite gezogen und mit dem Extens. digit. vernäht, der außerdem durch Fältelung verkürzt wird.

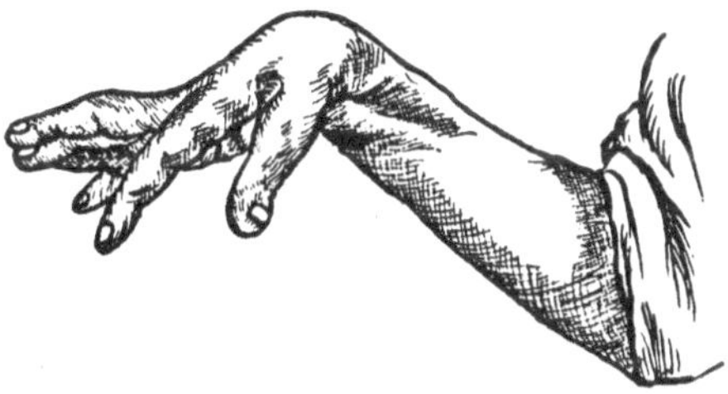

Fig. 55.

Verband liegt 6 Wochen.

Resultat: Die Hand steht in Mittelstellung. Flexion und Extension ist in einer Ausdehnung von 20° möglich.

Nach 4 Monaten wesentliche Besserung. Er kann die Feder halten, schreiben, Gegenstände ergreifen. Die Beugefähigkeit der Finger hat sich gebessert und die Extension im Handgelenk ist ausgiebiger (Fig. 56 und 57).

6. Townsend 1900: 14jähriger Junge. Eintritt der Lähmung in früher Kindheit.

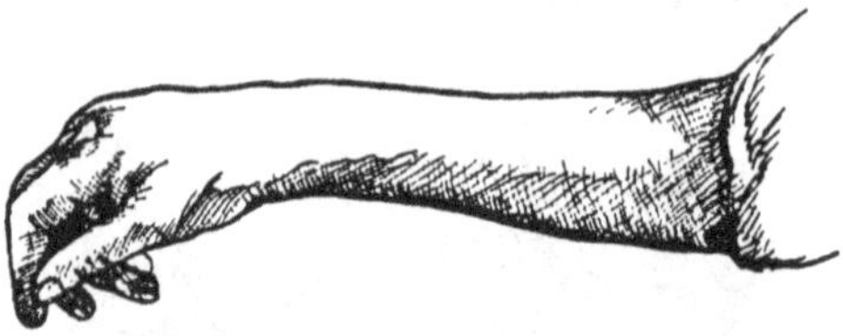

Fig. 56.

Das Handgelenk steht in rechtwinkliger Beugung, die Finger zur Faust geballt. Der Extens. digit. reagiert nicht auf elektrische Reizung.

Operation: Der Flexor carp. rad. und der Palmar. long.

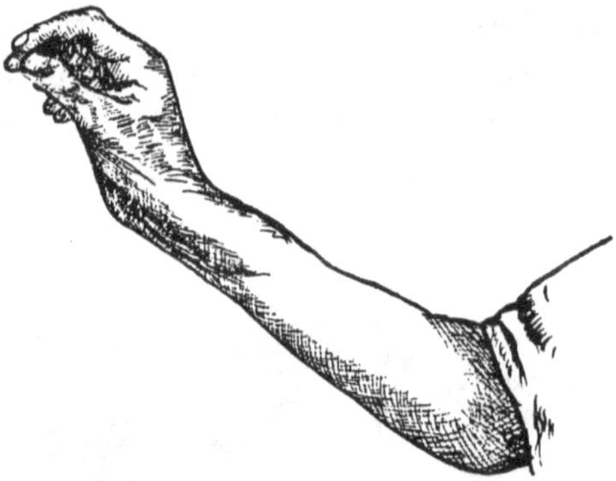

Fig. 57.

werden auf den Extens. digit. genäht unter Hyperextension des Handgelenkes.

Behandlung noch nicht abgeschlossen.

7. Vulpius: M. K., 4 Jahre. Eintritt der Lähmung im ersten Lebensjahre. Die Hand hängt herab in Beugestellung. Fingerstreckung ist etwas möglich, die Beugung aktiv nicht.

Operation: Extens. carp. rad. und ulnaris werden durchschnitten und verkürzt. Der Flexor carpi ulnar. kommt auf den Flexor digit. profund.

Resultat: Aktive Fingerbeugung und Dorsalflexion des Handgelenkes sind in geringem Grade möglich.

Nach 4 Jahren können die Finger gut gebeugt und gestreckt werden. Das Handgelenk befindet sich in guter Mittelstellung und kann von da aus dorsalflektiert werden. Das Kind kann auch feine Gegenstände ergreifen und festhalten.

8. Vulpius: E. H., 6 Jahre. Eintritt der Lähmung im ersten Jahre. Die Hand steht in typischer Beuge-Pronationskontraktur. Der Daumen in die Hohlhand eingeschlagen.

Operation: Verkürzung des Extens. carp. radial. und ulnar. Der Abduktor poll. long. wird an den Extens. poll. aufsteigend angehängt unter starker Abduktionsstellung des Daumens. Verkürzung des Supinator brevis.

Resultat: Nach einigen Wochen ist aktive Dorsalflexion, Streckung und Beugung der Finger möglich. Nach einem Jahre ist die Stellung der Hand gut. Dieselbe kann aktiv gut extendiert, nicht unter die Horizontale gesenkt werden. Die Finger können gut gestreckt, aber nicht ganz zur Faust geschlossen werden. Der Daumen steht gut. Die Hand kann recht gut benutzt werden.

9. Vulpius: A. L., 8 Jahre. Eintritt der Lähmung im ersten Lebensjahre. Die Hand steht in extremer Beugung und Pronation. Der Daumen stets in die Hohlhand eingeschlagen.

Operation: Extens. carp. rad. und ulnar. stark verkürzt. Flex. carp. rad. kommt auf den Abductor poll.

Resultat nach einem Jahre: Handgelenk steht in Mittelstellung. Der Daumen ist gestreckt und abduziert. Die Finger können gestreckt, aber nur zur Hälfte gebeugt werden.

10. Vulpius: W. P., 9 Jahre. Eintritt der Lähmung in der Kindheit. Die Hand steht gewöhnlich in Beugekontraktur, indessen sind Streckbewegungen bis zur Horizontalen und

Beugung aktiv möglich. Nur der Daumen liegt stets in der Hohlhand und stört die Faustbildung.

Operation: Extens. und Abductor poll. werden durch Fältelung verkürzt und aufsteigend an den Extens. carp. radial. befestigt. Der Daumen wird im Verband in Überkorrektur fixiert mittels eines durch den Nagel gezogenen Seidenfadens.

Resultat unbekannt.

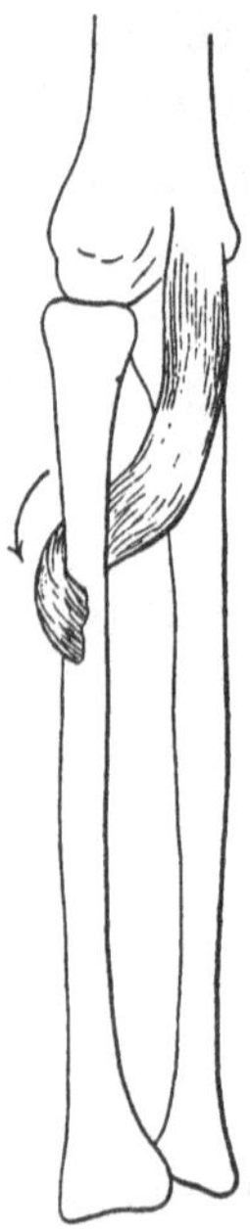

Fig. 58.

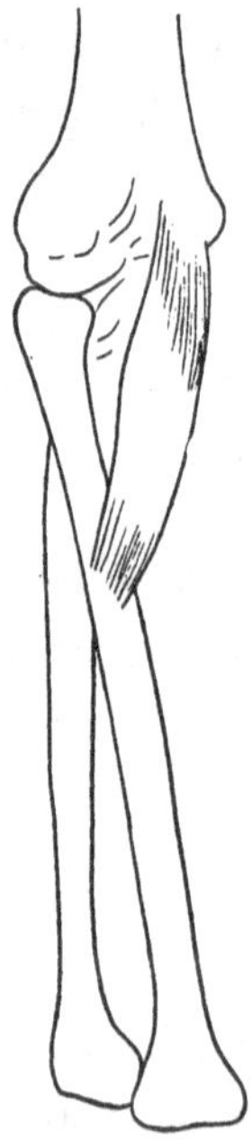

Fig. 59.

11. Vulpius: S. R. Eintritt der Lähmung im ersten Lebensjahre. Typische Handkontraktur.

Operation: Extens. carp. ulnar. und radial. verkürzt. Flexor carp. ulnar. auf Extensor digit.

Resultat: Die Hand steht in Mittelstellung, kann etwa 25° dorsalflexiert werden. Fingerbewegung zur Hälfte möglich.

12.—15. Tubby machte 1899 mit großem Erfolge folgende Operation behufs Beseitigung der Pronationskontraktur: In der Mitte des Vorderarmes wird der Pronator teres freigelegt, sein Ansatz am Radius abgeschnitten, durch ein Loch der Membrona interossea mit Hilfe der Aneurysmennadel um den Radius herumgeleitet und dann wieder an der alten Insertionsstelle oder wegen seiner Kürze etwas höher oben befestigt. Um die Annähung zuverlässig auszuführen, wird an der neuen Insertionsstelle der Radius durchbohrt und jeweils ein Seidenfaden der Fixationsnaht durch dieses Loch hindurchgezogen. Dadurch wird also der Pronator zum Supinator. Tubby hat diese originelle Operation viermal ausgeführt bei Patienten von 3 bis 22 Jahren und hierbei drei gute Erfolge, einen zufriedenstellenden erzielt.

16.—17. TOWNSEND hat die Operation zweimal nachgemacht und ebenfalls guten Erfolg gehabt.

Schließlich wäre noch eine

d) Überpflanzung an der Hand

zu erwähnen:

REICHARD 1901: 18jähriger Bursche. Eintritt der Lähmung in frühester Kindheit. Es stört vor allem die enorme spastische Hyperextension des Daumens, welche ihn hindert, als Schneider die Nadel zu halten.

Operation: Die Extensorsehne des Daumens wird an ihrer Insertion abgetrennt und auf den Flexor poll. long. genäht.

Resultat: Patient streckt den Daumen mit dem Extens. poll. brevis, er beugt ihn aber auch vorzüglich aktiv. Er kann feine Gegenstände zwischen Daumen und Zeigefinger halten und den Daumen bei seinem Handwerk gut gebrauchen.

Die Überpflanzung ist für die Behandlung der spastisch-gelähmten Hand ein unzweifelhaft wertvolles Hilfsmittel. Sie verschafft im Vereine mit Verkürzungsplastik der Hand und den Fingern eine günstigere Stellung, aber auch ausgiebigere Beweglichkeit.

Es läßt sich stets eine Mittelstellung des Handgelenkes erzielen, die für die Kraftentfaltung der Fingerbeuger ungemein wichtig ist.

Eine große Schwierigkeit aber liegt in dem richtigen Ausgleich zwischen Flexoren und Extensoren der Finger. Es ist öfters vorgekommen, daß durch zu starke Anspannung der letzteren die Faustbildung not litt.

Es empfiehlt sich also, die Carpalextensoren kräftig zu verkürzen, den Fingern aber keine Hyperextension zuzumuten. Gerade in dieser Hinsicht befinden wir uns noch im Stadium des Lernens.

Und noch mehr gilt dies hinsichtlich der Herstellung der

Supination bezw. der Beseitigung der ungemein störenden Pronation des Vorderarmes.

Der Versuch von Tubby ist jedenfalls ingeniös erdacht und verdient die Nachprüfung.

2. Die apoplektische Hemiplegie.

Ermutigt durch die bei cerebraler Kinderlähmung gesehenen Erfolge haben Eulenburg und Franke, Alessandrini und Gibney daran gedacht, daß vielleicht auch die apoplektische Hemiplegie dem Verfahren zugänglich sei.

In der jüngsten Zeit hat man ja den Folgezuständen dieses Leidens vermehrte Beachtung geschenkt und insbesondere die Kontrakturen zu vermeiden bezw. zu beseitigen, die nicht völlig gelähmten, aber durch die Kontrakturen außer Thätigkeit gesetzten Muskeln zu kräftigen sich bemüht. Die Übungstherapie hat in dieser Richtung bereits mit Erfolg eingesetzt.

Wir haben die Indikationen für ein operatives Eingreifen im allgemeinen Teile angeführt. Es sei hier nur wiederholt darauf hingewiesen, daß eine Auswahl der Fälle dringend geboten ist, um Unglücksfälle zu vermeiden.

Insbesondere wird man alte Individuen nicht den Aufregungen einer Operation, den Gefahren der Narkose aussetzen.

Dagegen muß bei jugendlichen Individuen eine Operation in Betracht gezogen werden, wenn die Umstände sie ermöglichen und wenn die Funktionsstörung eine erhebliche ist.

Die apoplektische Hemiplegie durch Embolie ist nach dem Gesagten häufiger speziell der Sehnenüberpflanzung zugänglich als die apoplektische Lähmung durch Gefäßzerreißung, da letzterer die Gefahr einer neuen Attacke infolge einer gelegentlichen Blutdrucksteigerung (Narkose) in hohem Grade anhaftet.

Meine Erfahrungen erstrecken sich auf 7 Operationen an 4 Patienten, es wurde viermal am Unterschenkel, zweimal am Vorderarm, einmal am Oberarm operiert.

1. und 2. R. H., 14 Jahre. Eintritt der Lähmung wohl durch Embolie im achten Lebensjahre.

Erheblicher Spitzfuß, spastische Radialislähmung. Bei wiederholten Extensionsanstrengungen entsteht ein Krampf der Beuger am Vorderarm.

1. Operation am Fuß: Achillotenotomie. Extens. halluc. auf Tib. ant.

Resultat nach einem Jahre: Der Spitzfuß ist beseitigt, der Fuß kann aktiv gebeugt und gestreckt werden ohne Spasmus, der Gang ist wesentlich gebessert, die Fußspitze schleift nicht.

2. Operation am Vorderarm: Extens. carp. rad. long. und der halbe Extens. carp. ulnar. kommen auf den Extens. digitor., der halbe Flexor carp. ulnar. auf den Extens. carp. ulnar.

Resultat: Der Erfolg übertraf die Erwartungen — leider! Die Beuger vermochten nicht mehr, die Extensionsstellung zu überwinden. Die Finger waren in Streckstellung versteift. In Narkose mußte, da die psychisch nicht normale Patientin höchst widerspenstig war, gewaltsam gebeugt werden. Das Resultat ging verloren.

Das Verfahren war durchaus nicht typisch, die Extensoren wurden zu sehr verkürzt. Es fehlte mir zu jener Zeit noch die Erfahrung, es fehlte ferner an der Möglichkeit der Nachbehandlung — all diese Momente verschuldeten den Mißerfolg.

3., 4., 5. K. D., 17 Jahre. Apoplektischer Insult vor 16 Monaten. Es besteht spastischer Spitzklumpfuß, spastische Radialislähmung, rechtwinklige Beugekontraktur des Ellbogengelenkes.

3. Operation am Fuß: Ein Zipfel der Achillessehne kommt auf den Peron. long., der Rest wird plastisch verlängert. Der Extens. halluc. kommt auf den Extens. digit.

Resultat: Nach 10 Wochen ist die Stellung des Fußes gut. Es ist kein Spasmus vorhanden, Beugung und Streckung erfolgen in normaler Bahn, die Dorsalflexion recht ausgiebig. Der Gang ist sehr gebessert, der Fuß schleift nicht.

4. Operation am Vorderarm. Extens. carp. rad. und ulnar. verkürzt, Flex. carp. ulnar. wird auf den Extens. digit. genäht.

Resultat: Nach 9 Wochen steht die Hand leicht dorsalflektiert, die Finger werden halb gebeugt, die aktive Streckung gelingt nicht ganz.

5. Operation am Oberarm: Der völlig gelähmte, aber normal aussehende Triceps wird an seiner Ursprungssehne abgeschnitten und durch einen großen Schlitz des kräftig funktionierenden Deltoides durchzogen. Fixation in Extension.

Resultat: Nach 8 Wochen ist eine aktive Streckung des Ellbogengelenkes deutlich möglich, der Spasmus ist verschwunden.

Leider wurde die Nachbehandlung abgebrochen, die wohl auch an der oberen Extremität zunehmende Besserung erzielt hätte.

Merkwürdig war das Ergebnis am Triceps, der vorher absolut gelähmt war. War auch die erzielte Extension durchaus nicht kräftig, so erfolgte sie doch deutlich und entgegen dem Eigengewicht des Vorderarmes, es wurde dabei gleichzeitig der Arm im Schultergelenk abduziert (Deltoides). Meine Beobachtung deckt sich mit einer analogen von Hoffa, die früher angeführt wurde.

6. K. V., 48 Jahre. Apoplektischer Insult vor 5 Jahren, Gehstörung durch hochgradigen spastischen Spitzfuß.

Operation: Achillotenotomie. Die vorderen Muskeln am Unterschenkel werden verkürzt, der Extens. halluc. wird zur Verstärkung des Tib. ant. verwendet.

Resultat: Nach 3 Monaten ist die Stellung des Fußes gut, es besteht kein Spasmus. Die Senkung des Fußes nur bis zum Rechten möglich, die Dorsalflexion gelingt aktiv, aber nicht immer. Nach einem Jahre ist die Dorsalflexion recht gut ausführbar, doch muß sich der Patient dabei anstrengen. Der Gang ist wesentlich gebessert, da kein Spitzfuß vorhanden ist.

7. E. H., 53 Jahre. Apoplektischer Insult vor einem Jahre. Hochgradiger Spitzfuß macht das Gehen unmöglich, etwas Varusstellung.

Operation: Achillotenotomie. Verkürzung des Tib. ant., Extens. halluc. kommt auf den Extens. digitor.

Resultat: Fuß steht gut in Mittelstellung, Spasmus verschwunden, aktive Dorsalflexion ist möglich, wenn auch nicht sehr ausgiebig. Patient kann nach 3 Monaten gehen ohne Schienenstiefel, die Fußspitze schleift nicht.

Der Zustand hielt sich unverändert bis zum Tode nach zwei Jahren (Schlaganfall).

Die kleine Statistik — jüngstens teilte mir Reichard mit, daß er einen Fall mit „mittlerem" Erfolge operiert habe — zeigt wenigstens so viel, daß am Fuß Gutes geleistet werden kann. Merkwürdig ist das regelmäßige Verschwinden der spastischen Erscheinungen. Hierdurch sowie namentlich durch die Hebung der Fußspitze wird der Gang wesentlich erleichtert.

An der Hand liegen die Verhältnisse gewiß weniger günstig, es gilt auch hier das bei der cerebralen Kinderlähmung Gesagte.

B. Die spastische Diplegie.

Es ist ungemein schwierig, verschiedene Formen der diplegischen Starre zu unterscheiden bezw. die einzelnen Fälle mit Sicherheit der einen oder anderen Kategorie zuzuteilen. Man kann wohl spinale und cerebrale Formen trennen, findet aber Übergänge bezw. Kombinationen beider Formen, welche eine exakte Grenzziehung unmöglich machen. Oder aber man könnte unterscheiden angeborene von erworbenen Fällen, die ersteren als Little'sche Krankheit, als Entwickelungshemmung auffassen, die letzteren, als von beiderseitiger Encephalitis oder dergleichen herrührend der cerebralen Kinderlähmung zurechnen.

Es läßt sich indessen durchaus nicht immer feststellen, ob das Leiden auch wirklich erst auftrat, als es von den Angehörigen bemerkt wurde, ob es also nicht doch kongenital war, wenngleich die Folgen den Angehörigen erst nach Monaten und darüber oder gar erst bei den ersten Gehversuchen auffielen.

Von wesentlich praktischem Werte würde eine Einteilung der Fälle in solche mit und ohne Störung der Intelligenz sein. Denn von diesem Moment hängt die Prognose, hängt der Erfolg und der wirkliche Wert desselben ab.

Aber auch in dieser Hinsicht handelt es sich nicht um einen jähen Absturz von gesundem Intellekt zur Blödheit, sondern um einen sanft absteigenden Weg, der von geistiger Eigenart — Gereiztheit, Eigensinn u. dergl. — zu verzögerter Verstandesentwickelung, zum Schwachsinn und zu völliger Idiotie allmählich hinabführt.

Häufig, aber durchaus nicht immer, entspricht dem tieferen intellektuellen Niveau auch ein schwereres körperliches Leiden, insofern dann nicht nur die unteren Extremitäten, sondern auch die Arme ergriffen sind.

Es ist nach dem Gesagten unmöglich, mit scharfer Linie die Fälle zu umgrenzen, welche operativer Behandlung, insbesondere der Sehnenüberpflanzung, zugänglich sind. Man muß sich vielmehr jeweils nach dem körperlichen und geistigen Zustand des Patienten, oft aber auch nach den Wünschen der Angehörigen richten, die bisweilen eine möglichste Beseitigung der Deformitäten verlangen, auch wenn der psychische Zustand hoffnungslos ist.

Und in der That mag es doch für die unglücklichen Patienten eine gewisse Erleichterung bedeuten, wenn sie durch die Geistesnacht ihres Daseins auf wenigstens einigermaßen brauchbaren Füssen wandeln.

Unsere Erfahrungen über die Sehnenüberpflanzung bei diesen Leiden sind noch nicht so groß, daß eine Einteilung der Kasuistik nach irgend einem der genannten Gesichtspunkte nötig oder zweckmäßig wäre, daß vielmehr die zeitliche Folge der wenigen Operationen zu Grunde gelegt werden kann.

1. EULENBURG-SONNENBURG 1898: 3jähriges Mädchen, wenige Wochen nach der Geburt Strabismus bemerkt, später erst die Störung an den Beinen und an einem Arm. Halbidiotisch.

Es bestanden Pedes equino-vari.

Operation an beiden Beinen: Die halbe Achillessehne kommt auf beide Peronei.

Resultat: Die Füße sind durchaus plantigrad, zeigen auch bei aktiven Bewegungen keine Starre mehr. Der Gang ist wesentlich gebessert Nach 3 Monaten ist das Aufsetzen der Füße „ganz vorzüglich".

2. WALLERSTEIN 1898: 6jähriger Junge. Sehr schwere Geburt, Asphyxie. Mit einem Jahre Strabismus bemerkt. Lernte nicht gehen. Typische Kontrakturen der Beine und eines Armes. Schwachsinn.

Operation: Halbe Achillessehne auf beide Peronei, Achillotenotomie, Kniekehltenotomie.

Resultat: Nach 9 Monaten stehen die Füße in Mittelstellung, werden aber beim Gehen nicht abgewickelt. Selbständiges Gehen möglich.

3. CODIVILLA (I, Fall 23) 1899: 6jähriger Junge, 7 Monatskind. Intelligenz normal. Starke Spasmen der Beine, Equinovari, sehr erschwertes Gehen.

Operation: Beiderseits halbe Achillessehne auf Peroneus brevis. Plastische Verlängerung der zurückbleibenden Hälfte.

Resultat: Füße nach allen Richtungen frei beweglich, auch der Spasmus der übrigen Beinmuskulatur erscheint geringer. Gang viel leichter, völlig plantigrad.

4.—5. CODIVILLA II, 2 Operationen 1899: Außer Tenotomien, Redressement u. s. w. Überpflanzung: Tib. post. und halbe Achillessehne kommt auf die vordere Muskelgruppe.

Resultat: Nach 3 Monaten bei einem Patienten vorzüglicher Zustand, Gehen ohne Stock möglich. Bei dem anderen standen die Füße zwar gut, aber die spastischen Kontrakturen in Knie und Hüfte machten einen stützenden Stock nötig.

Bei ihm waren während der Kur schwere epileptische Anfälle und Verschlechterung der Intelligenz eingetreten.

6.—10. Hoffa 1898/99: a) A. P., Little'sche Krankheit, rechtsseitiger Spitzfuß. Ein Zipfel der Achillessehne auf den Extens. digit. genäht.

Resultat gut.

b) M. J., angeborene Starre, Spitzfüße. Beiderseits Zipfel der Achillessehne auf Tib. ant.

Resultat gut.

c) P. P., angeborene Starre, spastische Klumpfüße. Beiderseits Zipfel der Achillessehne auf die Peronei.

Resultat sehr gut.

d) W. H., angeborene Starre, spastische Spitzfüße. Operation wie bei c.

Noch in Behandlung.

e) M. H., angeborene Starre, Athetose. Operation wie b. Besserung.

Leider sind die Resultate in diesen Fällen nicht genauer angegeben, was um so wünschenswerter wäre, als verschiedenartige Überpflanzungen gemacht wurden, die zu Vergleichen und Schlußfolgerungen hinsichtlich des besten Verfahrens benutzt werden könnten.

Nach der Ausdrucksweise scheint der bei c angewendete Modus das beste Resultat gegeben zu haben.

11. Péraire 1900: Ein Fall von spsatischer Paraplegie wurde mit Sehnentransplantation behandelt.

Resultat: Es verschwand die fehlerhafte Stellung und der Spasmus.

Reichardt teilte mir kürzlich ohne nähere Angaben mit, daß er vierzehnmal bei Little'scher Krankheit transplantiert habe.

Dazu kann ich 29 eigene Überpflanzungen stellen, die ich bei 15 spastischen Paraplegien ausgeführt habe.

1. R. M., $2^3/_4$ Jahre, angeborener Spasmus beider Beine, typischer Little, Equino-vari. Intelligenz mäßig.

Kann noch nicht gehen.

Operation beiderseits: Kniekehl- und Adduktorentenotomie. Zipfel der Achillessehne auf Peron. brevis, Extens. digit. verkürzt.

Resultat: Nach $1^1/_2$ Jahren ist der Zustand vorzüglich. Der Spasmus ist völlig verschwunden, die Füße können gesenkt und zum rechten Winkel gehoben werden.

Das Kind kann auch auf der Straße allein gehen.

2. J. S., 4 Jahre, bei den ersten Gehversuchen abnorme Fußstellung bemerkt. Pedes equino-vari spastici, die übrigen Gelenke frei. Strabismus. Normale Intelligenz.

Operation: Links Achillotenotomie, Extens. halluc. auf Extens. digitor., Tib. ant. verkürzt. Rechts Achillotenotomie, vordere Muskeln verkürzt, Extens. digit. am Tib. ant. hochgenäht.

Resultat: Nach $2^1/_2$ Jahren beiderseits normale Fußstellung, die Sprunggelenke sind ziemlich normal beweglich. Kein Spasmus mehr. Das Gehen völlig normal, nur beim Springen giebt er etwas nach.

3. E. B., $4^1/_2$ Jahre, wog bei der Geburt nur 4 Pfund. Von Anfang an Steifheit der Füße bemerkt. Kann noch nicht gehen. Hochgradige spastische Platt-Spitzfüße. Strabismus. Intelligenz nicht schlecht, aber großer Jähzorn.

Operation links: Peron. long. kommt auf Tib. post., ebenso ein Zipfel der Achillessehne. Tenotomie des Restes. Extens. halluc. auf Tib. ant., der periphere Stumpf des Extens. halluc. kommt auf den Extens. digitor.

Operation rechts durchaus analog.

Resultat: Nach 3 Monaten geht das Kind mit leicht überkorrigierten Füßen. Nach $2^1/_4$ Jahren geht das Kind $^1/_2$ Stunde selbständig. Die Füße stehen normal, können frei auf und ab, etwas beschränkt ein- und auswärts bewegt werden. Kein Spasmus mehr vorhanden.

4. J. M., 5 Jahre, bei den ersten Gehversuchen wurde die abnorme Fußstellung bemerkt. Starke spastische Spitz-Plattfüße, die übrigen Gelenke sind frei. Intelligenz gut. Strabismus

Operation: Beiderseits Achillotenotomie, dann Extens. halluc. und ein Teil des Extens. digit. auf Tib. ant.

Resultat: Nach einem Jahr Spasmus völlig verschwunden. Die Füße können zwischen 60 und 120° bewegt werden, Pro- und Supination nur teilweise möglich.

Der Gang ist plantigrad, aber etwas stampfend.

Der linke Fuß hat auch Neigung zur Abduktion.

5. P. L., 7 Jahre, schwere Geburt. Zunehmende Kontrakturen der Beine bemerkt, auch die Arme ungeschickt und teilweise gelähmt. Intelligenz mangelhaft, Strabismus. Hochgradige Spitzklumpfüße, Kniekontrakturen von 150°. Kann kaum stehen.

Operation links: Achillotenotomie. Verkürzung der drei vorderen Muskeln. Der Tib. post. großenteils auf die Peronei.

Operation rechts: Wie links, es kommt auch noch ein Teil des Extens. digit. auf die Peronei.

Beiderseits Kniekehltenotomie.

Wegen Neigung zu Rezidiv wird eine Nachoperation hinzugefügt: Es kommt ein Teil des Tib. ant. auf den Peron. long., ein Zipfel der Achillessehne auf den Brevis.

Resultat nach $1^1/_2$ Jahren: Die Füße stehen gut, die Beweglichkeit ist aber beschränkt, rechts mehr als links. Die Spasmen haben nachgelassen, sind auch am Oberschenkel völlig verschwunden.

Er geht noch nicht ohne Unterstützung.

Ist infolge des geistigen Defektes sehr ängstlich und energielos.

6. C. St., 9 Jahre. Alsbald nach der Geburt wurde die Steifigkeit bemerkt.

Starke Spasmen aller Extremitäten, Athetose der Arme, Facialisparese, Idiotie, Strabismus. Kontrakturen der Hüft- und Kniegelenke, links Spitzklumpfuß, rechts Spitzplattfuß. Gehen und Stehen unmöglich.

Operation links: Zipfel der Achillessehne auf Peron. brev.,

Tenotomie des Restes. Der halbe Tib. antic. und der Extens. halluc. auf den Extens. digit.

Operation rechts: Der Extens. hall., der Peron. long. und der halbe Extens. digit. auf den Tib. ant. Achillotenotomie.

Resultat: Die Spasmen sind verschwunden, die Füße können in normaler Bahn auf- und abbewegt werden. Nach 4 Jahren ist der Zustand der gleiche, das Kind kann wie bei der Entlassung an der Hand geführt gehen, aber nicht selbständig (Idiotie!).

7. F. S., 11 Jahre, das Leiden wurde sofort nach der Geburt bemerkt. Starke spastische Klump-Spitzfüße, die übrigen Gelenke frei. Intelligenz normal. Gang sehr mühsam auf dem Capitul. metatarsi V.

Operation: Beiderseits Achillotenotomie. Extens. hall. auf Extens. digitor., der halbe Tib. ant. auf Peron. brevis, Tib. post. auf Peron. long.

Resultat: Nach $3^1/_2$ Jahren Stellung der Füße normal, aktive Bewegungen beschränkt, woran wohl noch ein gewisser Spasmus schuld ist. Der Gang ist plantigrad, aber stampfend.

8. E. E., 12 Jahre, abnorme Fußstellung bei den ersten Gehversuchen bemerkt. Starke Spitzklumpfüße. Die übrigen Gelenke normal, nur Schwäche der Oberschenkelmuskulatur. Leichter Strabismus, Intelligenz gut, Wesen aber etwas eigenartig.

Operation rechts: Tib. post. und Zipfel der Achillessehne auf Peron. brev.

Halber Tib. ant. und Extens. halluc. auf Extens. digit., halber Extens. digitor. auf Peron. long.

Operation links: Wie rechts, nur wird die Achillessehne nicht zur Überpflanzung benutzt, sondern tenotomiert.

Resultat: Nach 2 Monaten sind die Füße frei von Spasmen und schon aktiv beweglich.

Nach 6 Monaten ist die Stellung der Füße sehr gut, Dorsal- und Plantarflexion ist normal, Pro- und Supination fast normal.

Der Gang ist infolge der Oberschenkelschwäche noch ungeschickt, Patient sinkt etwas in die Knie.

Nach 2 Jahren soll der Gang noch schlechter geworden sein durch zunehmende Schwäche.

9. H. H., 13 Jahre, im ersten Lebensjahre schwere Krämpfe mit Ausgang in Idiotie. Es entwickelten sich hochgradigste spastische Plattfüße, die Fußsohlen geradezu konvex.

Operation links: Peron. long. und $^1/_2$ Peron. brev. auf Tib. post., der periphere Longus wird am Brevis hochgenäht, letzterer durch Tenotomie auf dem Muskelbauch geschwächt.

Extens. hall. und $^1/_2$ Extens. digit. auf Tib. ant. Mediale Hälfte der Achillessehne verkürzt.

Rechts: Dieselbe Operation, die Achillessehne unberührt.

Resultat: Stellung ist zunächst gut, doch ist der Zustand noch zu neu, um ein abschließendes Urteil zu gestatten. Immerhin können nach 3 Monaten die Füße über den Rechten dorsalflektiert werden ohne die geringste Abduktionsneigung. Die Idiotie erschwert die Nachbehandlung natürlich sehr, doch setzt Pat. beim Gehen seine Füße normal auf, kann schon aaf der Straße gehen. Die Spasmen sind verschwunden.

10. M. Z., $13^1/_2$ Jahre. Bald nach der Geburt wurde die Steifigkeit der Beine bemerkt. Beiderseits starke Spitzfüße, Knie- und Hüftkontrakturen, typischer Little.

Die Arme normal. Schwachsinn, Sprachstörung. Kann nicht stehen, nicht gehen.

Operation: Beiderseits Tenotomie der Adduktoren, Kniekehlsehnen, Achillessehnen. Extens. hall. kommt auf Tib. ant.

Resultat: Nach 5 Monaten kann die Patientin die Füße gut dorsal und plantar flektieren, kein Spasmus. Sie kann kurze Strecken ohne Stock gehen, auch Treppen steigen, doch ist der Gang stampfend. Nach 3 Jahren soll weitere Besserung nicht eingetreten sein.

11. H. A., 14 Jahre. Die Steifigkeit der Füße soll vor 3 Jahren eingetreten sein.

Es bestehen starke spastische Spitzklumpfüße, Patientin geht auf den Capitula metatars. V. Intellekt gut.

Operation: Beiderseits Achillotenotomie und Durchschneidung der Plantaraponeurose. Der halbe Tibial. ant. kommt auf den Peron. long., der Tib. post. auf den Peron. brevis, der Extens. halluc. auf den Extens. digit.

Resultat: Nach 3 Monaten stehen die Füße normal, der Spasmus ist völlig verschwunden. Die Füße sind nach allen Richtungen aktiv beweglich, fast in normalen Grenzen, nur die Dorsalflexion geht nicht viel über den Rechten. Sie ist plantigrad, geht gut und bereits ziemlich ausdauernd. Es ist am Gang kaum ein Rest der vorhanden gewesenen Erkrankung zu konstatieren. Nach einem Jahre ist der Zustand unverändert.

12. S. B., $14^1/_2$ Jahre. Im ersten Lebensjahre entstanden (Meningitis?). Hochgradigste Spitzfüße und etwas Plattfußstellung. Die übrigen Gelenke der unteren Extremität sind frei. Der rechte Arm spastisch gelähmt. Die Intelligenz hat nicht gelitten. Leichter Strabismus. Das Gehen kaum möglich, äußerst ermüdend, wobei Wadenkrämpfe eintreten (eine auch von anderen Patienten häufig geklagte Erscheinung).

Operation: Beiderseits plastische Verlängerung der Achillessehne. Der Extens. halluc. kommt auf den gelähmten Tib. ant.

Resultat: Nach 4 Monaten sind die Füße gut beweglich, die aktive Dorsalflexion bis zum Rechten möglich, Ab- und Adduktion nebst Pro- und Supination gehen gut. Der Gang ist gebessert. Kein Spasmus mehr.

Nach $1^3/_4$ Jahren ist der Zustand unverändert günstig. Die Patientin hat keine Beschwerden in den Beinen, kann Fußtouren von 3 Stunden machen.

13. O. B., 15 Jahre. Zangengeburt, nach der Geburt Krämpfe. Spasmus in beiden Beinen, rechts starker Spitz-Klump-Hohlfuß, links nur mäßiger Spitzfuß. Schiefhals.

Das Gehen ist sehr erschwert. Strabismus, Intelligenz mäßig.

Operation: Links nur Achillotenotomie. Rechts kommt der halbe Tib. ant. und der Extens. hall. auf den Extens. digit., der halbe Extens. digit. und ein Zipfel der Achillessehne auf die Peronei.

Resultat: Der Fuß steht nach einem Jahre in leichter Überkorrektur, seine Bewegungen sind beschränkt. Der Gang ist sehr viel besser als früher und ausdauernd.

Nach 4 Jahren ist der Zustand unverändert, der Patient mit dem Ergebnis sehr zufrieden.

14. F. A., 17 Jahre. Der Zustand ist angeboren. Mäßige spastische und paretische Erscheinungen an den Armen. In den Hüftgelenken Adduktorenspasmus, ferner Genua valga und leichte Kniekontraktur, hochgradigste spastische Spitzfüße mit Plattfußstellung. Gang auf den Zehenballen sehr mühsam. Intelligenz nicht ganz normal.

Operation: Beiderseits multiple Tenotomien. Plastische Verlängerung der Achillessehnen. Der Extens. halluc. und der halbe Extens. digit. kommt auf den Tib. ant.

Resultat: Nach 3 Monaten ist jeder Spasmus verschwunden, die Füße sind nach allen Richtungen tadellos beweglich. Gang gut. Nach 4 Jahren geht der Patient ohne Beschwerden, nur mit etwas Innenrotation der Hüftgelenke. Stellung und Beweglichkeit der Füße ist unverändert.

15. H. S., 19 Jahre. Die Erkrankung soll im dritten Lebensjahre allmählich aufgetreten sein. Seit 4 Jahren kann sie nicht mehr gehen. Intelligenz normal. Enorme Spitzhohlfüße.

Operation: Beiderseits plastische Verlängerung der Achillessehnen, Durchschneidung der Plantaraponeurose, Redressement. Extens. hall. auf Tib. ant.

Resultat: Nach 3 Monaten kann die Patientin gut dorsal- und plantarflektieren, auch Pro- und Supination möglich, wenn auch beschränkt. Sie ist völlig plantigrad und kann bereits ohne Stock im Zimmer gehen, auch Treppen steigen. Weiteres Ergehen unbekannt.

Auch am Oberschenkel habe ich kürzlich beiderseits wegen spastischer Parese Überpflanzungen gemacht.

Vulpius: 6jähriger Knabe, sinkt beim Versuch zu stehen in die Kniee. Die Flexoren sind spastisch kontrahiert, der Quadriceps schlaff, paretisch.

Operation: Sartorius, Biceps und beide Semimuskeln werden auf der Patella und dem Lig. pat. festgenäht.

Definitives Resultat noch unbekannt.

Endlich sei hier noch ein Fall von

hereditärer spastischer Spinalparalyse-Strümpell

ewähnt.

Codivilla (I, Fall 20): 17jähriger Bursche. Eintritt der spastischen Lähmung mit 14 Jahren. Ein älterer Bruder hat das gleiche Leiden.

Es bestehen spastische Spitzklumpfüße. Das Gehen ist sehr erschwert.

Operation: Beiderseits kommt die halbe Achillessehne auf den Peron. brev. Plastische Verlängerung des Restes.

Resultat: Nach 4 Wochen ist das Gehen durch die jetzt normale Fußstellung erleichtert, der Spasmus ist nicht verschwunden.

Wir verfügen nach vorstehenden Mitteilungen bereits über ein genügendes operatives Material, um sagen zu können, daß die spastische Paraplegie ein lohnendes Arbeitsfeld für chirurgische Maßnahmen, insbesondere für die Sehnenüberpflanzung, kombiniert mit Sehnenplastiken, darstellt.

Namentlich sind es die Fußdeformitäten, die Spitzfüße mit gleichzeitiger Platt- oder Klumpfußstellung, welche sich hierdurch in recht vollkommener Weise beseitigen lassen. Es ist eine durch vielfache Beobachtungen sichergestellte Thatsache, daß nicht nur die Deformität, sondern ganz gewöhnlich auch der Spasmus verschwindet. Es werden die Fußbewegungen meist nach allen Richtungen wieder möglich, wenn auch nicht in ganz normaler Exkursionsweite.

Dadurch aber erfährt das Gehvermögen eine oft erstaunliche Besserung, zu der freilich auch Kniekehl- und Adduktorentenotomie ihr Teil beitragen. Patienten, die überhaupt noch nicht oder seit Jahren nicht mehr gehen konnten, kommen wieder zu selbständiger Lokomotion. Volle Freude hat man freilich an solchen Erfolgen nur, wenn die Arme gesund oder wenigstens brauchbar sind, der Intellekt erhalten ist. In solchen günstigen Fällen — und sie sind nicht so gar selten — ist aber die Befriedigung des Arztes, wie die Freude der Patienten eine große und glücklicherweise dauernde. In Fällen spastischer Kniekontraktur mit Schwäche des Quadriceps wird voraussichtlich die Sehnenüberpflanzung öfters den Vorzug vor der Flexorentenotomie verdienen. Endlich läßt sich der Statistik noch entnehmen, daß auch ältere Patienten der operativen Behandlung zugänglich sind.

Dieselbe besteht in der Beseitigung des Spitzfußes durch Tenotomie oder Verlängerung der Achillessehne, in Sicherung der guten Mittelstellung durch teilweise Verkürzung vorderer Muskeln und schließlich in Kräftigung einzelner Muskeln mittels Überpflanzung behufs Förderung der Ad- oder Abduktion, Pro- oder Supination.

Der Erfolg zeigt sich nicht selten sofort nach der Verbandabnahme, die Bewegungen gehen ohne spastische Begleiterscheinungen alsbald, wenn auch in beschränkten Grenzen, vor sich. Die Nachbehandlung und Übung vermehrt die Ausgiebigkeit der Bewegungen. Nur ausnahmsweise bleibt eine spastische Fixation des Sprunggelenkes zurück, aus welchem Grunde, läßt sich zur Zeit noch nicht entscheiden.

Überblicken wir zum Schlusse noch einmal das besprochene Gebiet der spastischen Lähmungen, so muß zugegeben werden, daß hier unsere ja noch jungen Kenntnisse noch nicht so gesichert sind wie bei der Gruppe der schlaffen Lähmungen. Wir können uns trösten im Hinblick darauf, daß auch der Neurologe hier noch vor manchem Rätsel, mancher diagnostischen Unklarheit steht.

Immerhin dürfen wir uns freuen darüber, daß die operative Orthopädie dem Neurologen als Gefährtin in der Behandlung dieser Leiden hat zur Seite treten und Dienste erweisen können, welche für den früher wenig besserungsfähigen Kranken wenn auch nicht die Heilung, so doch die Beseitigung schwerer und höchst lästiger Symptome bedeutet.

Viertes Kapitel.

Die Sehnenüberpflanzung bei arthrogener Kniekontraktur.

Wir wissen, ein wie hartnäckiges und zu Rezidiven neigendes Übel die Kniekontraktur darstellt. Sie findet sich als Residuum entzündlicher akuter oder chronischer Prozesse im Gelenk, so namentlich bei Tuberkulose bezw. nach deren Ausheilung. Sie tritt in einem nicht geringen Prozentsatz nach der Knieresektion ein, sie beeinträchtigt bisweilen den Erfolg der Arthrodese.

Der Patient erträgt ein Redressement nach dem anderen, er erhält Verbände und Hülsenapparate, er unterzieht sich der Tenotomie oder der plastischen Verlängerung der Sehnen. Und doch führt der Zug der kräftigen Beugemuskeln immer wieder ein Rezidiv herbei.

Ein jeder hat solche Fälle miterlebt und war gewiß oft froh, wenn wenigstens eine Progredienz der Kontraktur verhütet war.

Daß der Zug in erster Linie auf die Beugemuskulatur zu beziehen ist, welche über den bei allen Gelenkaffektionen überaus rasch atrophierenden Quadriceps obsiegen, liegt auf der Hand. Die Tenotomie verlängert die Beugesehnen, aber nur vorübergehend, und darum bleibt auch die Streckung nur vorübergehend bestehen. Nach nicht allzulanger Zeit hat der Muskel sich wieder verkürzt, das Knie rückt langsam, aber sicher von neuem in Flexion. Man hat die Regeneration der tenotomierten Sehnen zu verhüten gesucht durch Ausschneiden eines Stückes aus ihrer Kontinuität, nicht immer mit Erfolg, da die Sehnenscheide neues Sehnengewebe erstehen läßt. Und selbst wenn der Erfolg eintritt, so ist er erkauft mit der Lähmung an sich gesunder Muskeln. Da erscheint in jüngster Zeit als rettender Gedanke nicht nur, sondern bereits als rettende That die Sehnenüberpflanzung: Die überkräftigen Beuger werden nach vorne auf den Quadriceps genäht, sie müssen nun selbst wieder den Schaden gut machen, den sie angerichtet haben.

Noch sind unsere praktischen Erfahrungen über den Erfolg des Verfahrens gering, aber sie sind überaus günstig. Und vor allen Dingen ist die zu Grunde gelegte Idee so einleuchtend und überzeugend, daß wir nicht befürchten dürfen, in der Praxis enttäuscht zu werden.

Vollständige Kasuistik.

1. HEUSNER 1900: 5jähriger Knabe mit tuberkulöser Gonitis in der Ausheilung. Seit 2 Jahren wird die Kontraktur auf alle mögliche Weise bekämpft, ohne Erfolg.

Operation: Die Bicepssehne kommt auf den Quadriceps.

Resultat: Nach $^3/_4$ Jahren steht das Bein absolut gestreckt, obwohl Patient seit der Operation keine Schutzhülse mehr getragen hat. Eine immerhin nicht unerhebliche O-Beinstellung, die seitdem eingetreten ist, bezieht HEUSNER auf den fortdauernden Zug der medialen Beuger und hält es für besser, jeweils einen Muskel beider Flexorengruppen nach vorne zu bringen. Nach einem weiteren Jahre hat der Erfolg standgehalten.

2. HEUSNER 1900: 24jähriges Mädchen. Vor 9 Monaten schwere Gonitis gonorrhoica, seitdem Neigung zur Beugekontraktur trotz aller Therapie. Die Kontraktur betrug 40°.

Operation: Biceps und Semitendinosus werden durchschnitten und mit Schwierigkeiten — sie retrahierten sich stark — auf die Quadricepssehne befestigt und zwar in Kontrakturstellung, da die Sehnen sonst zu kurz waren.

Resultat: Das Bein streckte sich spontan vollständig. Die Patientin geht mit gestrecktem Knie gut und schmerzlos. Die Streckstellung ist im Frühjahre 1902 unverändert, das Knie ist steif.

3. HEUSNER 1901: Mädchen mit doppelseitiger Kniekontraktur von 50° infolge von chronischem Gelenkrheumatismus. Sie ist seit 3 Jahren bettlägerig.

Operation: Überpflanzung von Biceps und Semitendinosus auf Quadriceps.

Resultat: Heilung gestört durch Eiterung und teilweise Nekrose der überpflanzten Sehnen. Trotzdem strecken sich die Beine langsam, aber völlig während der Bettruhe. Die Dame ist wieder gehfähig, allerdings mit Krücken. Im Frühjahr 1902 sind die Beine gerade und nicht steif.

4. HEUSNER: 18jähriges Mädchen mit tuberkulöser Gonitis.

1. Operation: Biceps wird auf den Quadriceps genäht.

Die Streckung hielt nicht stand. Außerdem kam die Patientin zu Fall, worauf die tuberkulöse Entzündung wieder akuter wurde.

2. Operation: Semitendinosus unü Semimembranosus überpflanzt.

Resultat noch nicht bekannt.

5. HEUSNER: Alte Arthritis deformans. Überpflanzung der lateralen und medialen Beuger. Teilweise Ausstoßung der Sehnen. Trotzdem ist als Resultat Streckung der Gelenke eingetreten.

6. HEUSNER: Mädchen, vor 1 $^1/_2$ Jahren akuter Gelenkrheumatismus. Seitdem Kniekontraktur und heftige Schmerzen in diesem Gelenk.

1. Operation: Überpflanzung des Biceps. Als danach ein Rezidiv eintrat,

2. Operation: Semimembranosus nach vorne geholt.

Resultat: Seit 6 Wochen kann Patient gehen. Das Kniegelenk ist gestreckt, aber beinahe steif.

7. ALESSANDRINI (Fall III) 1901: 9$^1/_2$jähriger Junge. Wegen Kinderlähmung des Beines war vor 2$^1/_2$ Jahren die Arthrodese im Kniegelenk ausgeführt worden mit Ausgang in fibröse Ankylose.

Allmählich zunehmende Beugekontraktur des Kniegelenkes zwang den Jungen, wieder zur Krücke zu greifen.

Operation: Der Biceps wird auf den Quadriceps gebracht.

Resultat: Das Gelenk steht nach einigen Monaten gestreckt, der Junge geht andauernd, zunächst noch mit einem Stock.

8. Alessandrini (Fall VI) 1901: $5^1/_2$jähriges Mädchen. Vor etwa 4 Monaten wurde wegen Gonitis tuberculosa eine sparsame Resektion ausgeführt.

Es trat zunehmende Störung des Ganges ein, bedingt durch Beugekontraktur des Kniegelenkes.

Operation: Wie im vorhergehenden Fall. Noch in Behandlung.

Ich kann drei eigene Fälle hinzufügen, abgesehen natürlich von den am Oberschenkel wegen spinaler Lähmung des Quadriceps und konsekutiver Beugekontraktur ausgeführten Überpflanzungen.

9. $5^1/_2$jähriger Junge. Eintritt der Lähmung im 1. Lebensjahre (vgl. Spinale Kinderlähmung, Überpflanzung am Oberschenkel, eigene Fälle Nr. 29).

Paralytische Beugekontraktur des Kniegelenkes.

Operation: Es wird eine schonende Resektion in Art einer Arthrodese gemacht und außerdem der Biceps an die Patella genäht, um eine erneute Beugekontraktur zu vermeiden. Tenotomie der medialen gelähmten Beuger. Die Streckung gelingt zunächst nicht ganz, sie wird in einer 2. Etappe mühelos vollendet, offenbar unter dem korrigierenden Einfluß der Überpflanzung.

Resultat: Nach 7 Monaten ist das Bein in völliger Streckstellung fest ankylosiert.

In diesem Falle schien eine Überpflanzung ohne Arthrodese nicht auszureichen, weil auch das andere Bein schwer gelähmt war. Da erfahrungsgemäß eine Beugekontraktur auch nach gelungener Arthrodese kein eben seltenes Ereignis ist, da ferner hier das lange Bestehen der Kontraktur und ihre paralytische Ursache ein Rezidiv um so eher befürchten ließ, so wurde die Arthrodese mit der Überpflanzung kombiniert, gewissermaßen aus prophylaktischen Gründen.

Das gute Resultat spricht gewiß dafür, daß dieses Verfahren unter analogen Umständen zu empfehlen ist.

10) K. T., 11 Jahre. Gonitis tuberculosa seit einem Jahre.

Die Beugekontraktur rezidivierte trotz wiederholten Redressements und langen Tragens fixierender Verbände immer wieder.

Es besteht eine Beugung von 70°.

Das Gelenk ist mäßig verdickt durch fungöse Massen, wenig schmerzhaft, versteift.

Operation: Jodoforminjektion in das mit lateralem Schnitt geöffnete Gelenk.

Überpflanzung des Semitendinosus, Gracilis und Biceps direkt auf das Ligam. patellae propr. in Streckstellung des Kniegelenkes.

Das Resultat war zunächst das gewünschte, wurde aber bald wieder wertlos durch eine Verschlimmerung der tuberkulösen Entzündung mit schwerer Zerstörung des Gelenkes und Lungenphthise.

11. 5jähriges Mädchen mit chronischer tuberkulöser Gonitis. Gipsverbände vermochten die Beugekontraktur nicht dauernd zu beseitigen, ebensowenig die vor ca. 1 Jahre ausgeführte Resektion. Deshalb wird die Überpflanzung beschlossen.

Operation: Biceps, Sartorius und beide Semimuskeln werden auf die Patella, auf das Lig. pat. propr. und an die Tuberositas tibiae, wohin sie bequem reichen, befestigt.

Resultat zunächst gut, aber noch neuen Datums.

Es kann wohl sein, daß bei mild verlaufenden Gelenktuberkulosen die Resektion, die früher oft schon behufs Beseitigung der Flexionsstellung angewendet wurde, seltener nötig wird, wenn durch den nicht verstümmelnden Eingriff der Überpflanzung die Dauerheilung in Streckstellung gewährleistet wird.

Wenn aber Heusner daran denkt, später nach erfolgter Streckung die Beuger wieder an ihre ursprüngliche Insertion zurückzuholen, so dürfte dies weder zweckmäßig noch praktisch durchführbar sein. In Fällen, wo eine aktive Beugefähigkeit wünschenswert ist, kann der Gastrocnemius dieselbe versehen. Wenn aber eine dauernde Streckstellung erstrebt wird, dann ist es gewiß gut, die Veranlasser der Extension ihrer Aufgabe nicht abermals zu entziehen.

Fünftes Kapitel.
Die Sehnenüberpflanzung beim angeborenen Klumpfuß.

Wie bereits im allgemeinen Teil auseinandergesetzt worden ist, führte zur Sehnenüberpflanzung beim Pes varus congenitus zunächst das Bestreben, den durch das Redressement korrigierten Fuß in dieser Lage zu fixieren, und die Beobachtung, daß die Supinatoren und Adduktoren überwiegen über die durch Überdehnung geschwächten Antagonisten und darum eine wesentliche Schuld am Rezidiv tragen.

Verkürzung und Stärkung der Abduktoren, Pronatoren und namentlich der zugleich dorsalflektierenden Pronatoren (Extens. digit.) muß also unsere Aufgabe sein.

Die Operation soll durchaus nicht bei jedem angeborenen Klumpfuß an das Redressement angeschlossen werden, sondern zunächst nur dann, wenn die Fixation im Verband Schwierigkeiten macht. Letzteres trifft bei den kurzen, runden, fersenlosen Klumpfüßen zu, die mit Vorliebe aus dem Verband herausschlüpfen. Die durch Verkürzung und Überpflanzung erzielte Fixation des Fußes in Überkorrektur macht dies lästige Schlüpfen unmöglich.

Eine solche Überpflanzung beim kongenitalen Klumpfuß wurde erstmals gemacht von

Heusner 1898: Bei einem $4^1/_2$jährigen Mädchen bestanden ungemein hartnäckige Pedes vari congen. Unter anderem versuchte Heusner auch die Heilung zu erzielen durch Transplantation des Tib. ant. auf den Peron. long., hatte aber keinen Erfolg.

Ich selber habe seit 1898 27 Überpflanzungen aus dieser Indikation unternommen, fünfmal bei einseitigem, elfmal bei doppelseitigem Klumpfuß.

Gleich eine der ersten Operationen ergab einen Muskelbefund, der durchaus identisch war mit dem eines paralytischen Klumpfußes.

Es gestaltete sich dementsprechend die therapeutische Aufgabe ganz ebenso wie beim erworbenen paralytischen Klumpfuß.

Durch diesen Befund aufmerksam gemacht, entschloß ich mich in späteren Fällen von hartnäckigen immer wieder rezidivierenden, kongenitalen Klumpfüßen öfter zur operativen Freilegung der Sehnen und Muskeln, führte bei normalem Muskelbefund nur eine mäßige Verkürzung der Pronatoren aus oder wohl auch gelegentlich eine Transplantation, wenn die überdehnten Muskeln, insbesondere der Extens. digit., durch Inaktivitätsatrophie schwach und blaß erschienen.

Die erstgemachte Beobachtung einer partiellen Lähmung aber fand mehrere Nachfolger, so daß ich zur Zeit über sechs Operationsbefunde bei vier Patienten berichten kann, welche nur durch die Annahme einer intrauterinen Kinderlähmung erklärt werden können.

1. W. J., 2 Jahre, mit linksseitigem angeborenen Klumpfuß mittleren Grades. Er war anderwärts schon wiederholt redressiert und eingegipst worden, aber ohne Erfolg. Ebenso führte mein modellierendes Redressement nicht zu einer Fixierung in günstiger Position.

Es fiel auf, daß der Zehenstrecker nicht funktionierte, die 4. und 5. Zehe zeigten eine Spur von Dorsalflexion, die 2. und 3. Zehe hing völlig herab.

Operation: Es zeigt sich, daß der Tib. ant. rosa, der Extens. digit. ganz blaß ist. Nur der Extens. halluc. hat normales Aussehen. Letzterer wird auf den Extens. digit. genäht. Der Peron. long. ist ebenfalls blaß, der Brevis dagegen normal. Verkürzung der beiden Sehnen.

Resultat: Der Fuß steht gut, ist gut und in normaler Bahn beweglich. Es wird zunächst noch eine Schiene getragen.

2. G. W., 12jähriger Junge. Angeborener linksseitiger Klumpfuß, der lange mit Maschinen behandelt wurde, ohne Erfolg. Es handelte sich um einen schweren, knöchern fixierten Klumpfuß, Adduktion und Supination betrugen etwa 90°.

Der Anblick des rechten Fußes erweckte nun in mir alsbald den Verdacht, daß es sich am linken Fuß um eine Lähmung handeln müsse. Der rechte Fuß zeigte nämlich eine Spitz-Hohlfußstellung, wie man sie in Lähmungsfällen zu sehen gewohnt ist. Diese Deformität war durchaus nicht hochgradig, sie machte keine Beschwerden und war bisher gar nicht beachtet worden. Sie war aber doch so augenfällig, daß ich daraus, wie gesagt, die Diagnose auf angeborenen paralytischen Klumpfuß linkerseits stellte und auf Grund derselben dem Redressement die blutige Operation nachschickte. Dieselbe bestätigte meine Annahme vollkommen.

Muskelbefund: Der Tib. ant. ist rosa, hat offenbar auch gelitten. Der Extensor digitor. ist völlig gelähmt und degeneriert, er stellt ein dünnes Bündelchen dar. Der Extens. halluc. ist sehr kräftig und von normaler Färbung. Beide Peronei, der Tib. post. und der Zehenbeuger sind blaßgelblich, der Gastrocnemius ziemlich gut.

Operation: Die halbe Achillessehne kommt auf beide Peronei, der Extens. halluc. auf den Extens. digit.

Resultat: Der Fuß steht in guter Korrekturstellung, ist um die Mittelstellung herum je um die Hälfte der Norm beweglich. Der Gang ist gut.

3. H. K., $8^1/_2$ Jahre. Doppelseitige angeborene Klumpfüße. Schon im 3. Lebensjahre und nachher noch zweimal wurde das Redressement ausgeführt, dessen anfangs vollständiges Resultat immer wieder verloren ging.

Operation ergiebt l i n k s folgenden Muskelbefund:

Peron. long. gelblich getigert, blaß. Peron. brev. gut. Tib. ant. rosa, Extens. digit. ganz degeneriert, Extens. hall. kräftig und normal.

Überpflanzung: Peron. long. hochgenäht und verkürzt. Extens. halluc. und ein Teil des Tib. ant. auf Extens. digitor.

R e c h t s erweist sich nur der Extens. digitor. als gelähmt, aber auch nicht so hochgradig wie links, er ist blaßrosa. Der

Tib. ant. ist ebenfalls nicht normal, aber doch gut rosa gefärbt. Der Extens. halluc. ist ganz normal.

Operation: Extens. halluc. kommt auf Extens. digit.

Resultat: Nach 2 Jahren stehen die Füße gut und sind aktiv gut beweglich.

4. F. D., 3 Jahre. Beiderseits hochgradige angeborene Klumpfüße. Seit 2 Jahren werden Redressements und Verbände wiederholt gemacht, ohne dauerndes Resultat.

Operation ergiebt beiderseits totale Degeneration beider Peronei. Im Extens. digit. streifenförmige Degeneration, nicht sehr ausgedehnt.

Überpflanzung rechts: Tib. post. auf Peron brev., Flex. digit. auf Peron. long.

Der halbe Tib. ant. und der Extens. hall. auf den Extens. digit.

Überpflanzung links: Ein Zipfel der Achillessehne und Flexor. digit. auf die Peronei. Der halbe Tib. ant. auf den Extens. digitor. Der Extens. halluc. wird an der Basis der Metatarsale 5 periostal angenäht.

Resultat: Die Stellung der Füße ist seit $^3/_4$ Jahren gut geblieben, die Fußform und die Beweglichkeit läßt zu wünschen übrig. Immerhin ist der Patient plantigrad.

Bei den übrigen Klumpfußoperationen war die Veranlassung zur Operation meist das wiederholte Abrutschen der Verbände oder die Schwierigkeit, überhaupt einen exakt fixierenden Verband anzulegen.

Die Überpflanzung wurde gewöhnlich so gemacht, daß ein Achillessehnenzipfel auf die Peronei, der Extens. hall. und event. ein Teil des Tib. ant. auf den Extens. digit. kam. Mehrmals wurde außerdem der Process. post. des Fersenbeines freigelegt und mittels eines stumpfen Doppelhakens herabgezogen, um eine besser gestaltete Ferse zu erhalten.

Nur ein einziges Mal kam es trotz dieser Eingriffe abermals zum Abgleiten des Verbandes, in den übrigen Fällen war der momentane wie der dauernde Erfolg der gewünschte.

Kürzlich hat auch CURCIO über einige Transplantionen bei angeborenem Klumpfuß berichtet, wobei er in analoger Weise vorging.

Über den Muskelbefund teilte er nur soviel mit, daß die Peronei bei der elektrischen Untersuchung schlecht reagiert hätten. Und schließlich ist mir bekannt, daß REICHARD 3 Fälle von angeborenem Klumpfuß mit gutem Erfolg überpflanzt hat.

Wir haben nach dem Gesagten und nach unseren Erfahrungen das Recht, die Sehnenüberpflanzung bei widerspenstigen Klumpfüßen zu empfehlen.

Wir verdanken der Überpflanzung auch eine Bereicherung unserer Kenntnisse hinsichtlich der Aetiologie des angeborenen Klumpfußes.

Wenn wir auf Grund des Gesehenen behaupten, daß ein gewisser Prozentsatz der Fälle auf angeborene bezw. intrauterin erworbene Lähmung zurückzuführen ist, so stehen wir damit nicht allein. Hat doch ein französischer Arzt bereits vor Jahren die typischen Veränderungen der Poliomyelitis anterior im Rückenmark eines Klumpfüßigen nachgewiesen und abgebildet.

Sechstes Kapitel.

Varia.

1. VULPIUS: Lähmung der Unterschenkelmuskulatur bei Meningocele.

$2^1/_2$jähriges Kind. Die Meningocele wurde alsbald nach der Geburt operiert. Das Kind kann jetzt stehen und auch etwas gehen. Es besteht links paralytischer Hackenfuß, rechts Klump-Spitzfuß.

Muskelbefund: Links ist der Gastrocnemius gelähmt, die vordere und äußere Gruppe ist vorhanden.

Rechts ist der Peroneus longus gelähmt, der Extens. digit. etwas geschwächt.

Operation: Links kommt der Peron. long. auf die Achillessehne, die in ihrer medialen Hälfte verkürzt wird.

Rechts kommt ein Zipfel der Achillessehne auf den Peron. long. Der Extens. digit. wird durch Faltenbildung stark verkürzt.

Resultat zu frisch, um ein Urteil zu gestatten.

2. VULPIUS: Lähmung auf Grund eines Syringomyelie.

30jähriger Mann, seit zwei Jahren erkrankt. Das Leiden, auf dessen Details hier nicht eingegangen zu werden braucht, wurde von autoritativer Seite als Syringomyelie aufgefaßt. Der Zustand ist seit einem Jahre stationär.

Uns interessiert hier nur, daß außer starkem Spitzfuß eine Lähmung des Extensor digitor., sowie des Extensor und Abductor pollicis bestand.

Durch die Achillotenotomie wurde die Fußstellung korrigiert und das Gehen wesentlich erleichtert. Am Vorderarme wurde der halbe Extens. carp. radial. auf den Extens. digitor. genäht, die genannten Daumensehnen wurden aufsteigend durch laterale Anastomose am Reste des Extens. carp. radial. befestigt.

Es trat kein funktioneller Erfolg ein, eine Nachbehandlung fand nicht statt.

3. VULPIUS: Lähmung durch Dystrophia muscularis progressiva.

K. M., 13jähriger Junge. Seit dem sechsten Jahre entwickelt sich ein Spitz-Klumpfuß (bez. der Details des Krankheitsbildes vgl. HOFFMANN).

Muskelbefund: Die Peronei fast völlig paralystisch, Extens. digit. stark paretisch, am wenigsten beteiligt sind Tib. ant. und Extens. halluc.

Operation: Achillotenotomie und Redressement. Der Extens. halluc. und der halbe Tib. ant. kommt auf den Extens. digit. Leider wurde versäumt, auch die Peronei von der Achillessehne her zu ersetzen, der Fall war einer meiner ersten.

Resultat: Während des ersten Jahres war Stellung und Funktion des Fußes gut. Dann soll die Stellung allmählich unter Fortschreiten des Nervenleidens sich verschlechtert haben. Weiteres Ergehen unbekannt.

4. Pes planus rachiticus.

Bekanntlich hat HOFFA empfohlen, zur raschen Beseitigung der Abduktionsstellung im Sprunggelenk, die den rachitischen Plattfuß oder richtiger den „Knickfuß" charakterisiert, den Tib. post. zu verkürzen.

Immerhin wird dies Verfahren nur in einzelnen besonders hochgradigen Fällen angezeigt sein oder wenn äußere Gründe ein besonders rasches Heilverfahren erheischen.

Während diese Verkürzung durchaus auf physiologischer Basis ruht, läßt sich dies nicht behaupten von einem Versuch BARDENHEUER's, von dem FRANK berichtet hat. Er überpflanzt den Tib. post. auf den Tib. ant., obwohl doch ersterer in stärkerem Maße adduziert als der vordere Tibialis. Nur die Supination wird hierdurch befördert, ein Ziel, daß sich einfacher durch Verkürzung des Muskels erreichen läßt. Auch REICHARD hat mir ohne genauere Angaben mitgeteilt, daß er bei dieser Deformität einmal mit gutem Erfolg überpflanzt hat.

Kürzlich ist noch NICOLADONI für die Sehnenüberpflanzung in solchen Fällen von Knickfuß eingetreten und hat geraten, Versuche zu machen mit der Transplantation eines Achillessehnenzipfels auf den Tib. post., die ihm wesentlich zuverlässiger zu sein scheint als die Verkürzung letzteren Muskels.

5. Der Hallux valgus.

ULLMANN hat 1894 darauf hingewiesen, daß die Abduktionsstellung der Großzehe eine Änderung in der Verlaufsrichtung der Sehne des Flex. hall. long. nach sich zieht, derart, daß der Muskel die Deformität vermehren muß. Er empfahl auf Grund dieser Erwägung und eines von ihm operierten und geheilten Falles, die Sehne des Flex. hall. long. abzuschneiden und sie dicht hinter dem Capitulum Metatarsi I mit der gleichnamigen Extensorsehne zu vernähen.

WEID aber rät 1897 unter Berufung auf eine eigene Kasuistik von 19 Fällen, den Extens. halluc. long. an der Großzehe abzuschneiden und die Sehne an der medialen Seite der Grundphalanx wieder zu befestigen, wodurch ihre Zugrichtung korrigierend auf die Deformität wirkt. Er überpflanzte also nach periostaler Methode. In schweren Fällen wäre vielleicht eine Kombination beider Verfahren versuchenswert.

Ich habe das WEID'sche Verfahren einmal wiederholt und die Verkürzung der medialen Gelenkkapselwand hinzugefügt. Es wäre wohl gut, den Extens. halluc. zu halbieren, um nicht eine Bewegungsstörung am Endglied der Zehe zu riskieren.

6. Habituelle Luxation der Patella.

HEUSNER nähte, um das Abgleiten der Kniescheibe nach außen zu verhindern, den nach vorne verlagerten Semitendinosus an den medialen Rand der Patella.

7. Pathologische Außenrotation des Beines.

HEUSNER hat kürzlich in einem solchen Falle, der nach einer Knieresektion entstanden war, dadurch Abhilfe zu schaffen gesucht, daß er einen Teil des Glutaeus max. von dem Trochanter und der Fascia lata ablöste und nach innen führte, wo er am Trochanter minor befestigt wurde. Der Ileopsoas wurde tenotomiert. Die Heilung erfolgte zunächst glatt, das Resultat ist noch kein definitives.

Die gleiche Operation hat H. dann bei einem Kinde mit kongenitaler Hüftluxation ausgeführt, nachdem wegen starker Anteversion des Schenkelhalses die Reposition mißlungen war. Hierdurch soll der Kopf in die Pfanne gebracht, das Bein später durch eine Osteotomie wieder in Außenrotation gestellt werden.

Litteratur über Sehnenüberpflanzung.

Alessandrini: Dei trapianti tendinei nella cura della Paralisi spinale infantile. Archivio di ortopedia. 1901. Fasc. 5 e 6.

Anger: Centralblatt f. Chir. 1875. S. 384.

Archangelskaya: Sur la transplantation tendineuse. Lausanne. 1901.

Bakradzè: Traitement chirurg. du pied bot paralytique. Thèse de Paris. 1898.

Bernhard: Zur Sehnenverpflanzung. Korresp.-Blatt f. Schweizer. Ärzte. 1899. Nr. 1. (Ref. Monatsschrift f. Unfallheilkunde. 1899. Nr. 4.)

Böcker: Über cerebrale Kinderlähmungen. Zeitschrift f. orth. Chir. VII, 1.

Bouglé: Greffe tendineuse etc. Bullet. de la soc. de chirurgie de Paris. T. XXVII. p. 193.

Bradford: Tendon transferrence. Transact. of the Americ. Orthop. Assoc. Vol. XIV.

Braun: Diskussionsbemerkungen zum Vortrag Kunik's. Münch. Med. Wochenschrift. 1901. Nr. 5, S. 203.

Brunner u. Schulthess: Über Sehnenverpflanzung. Korresp.-Blatt f. Schweizer. Ärzte. 1898. Nr. 21.

Bruns: Über Behandlung arthrogener Kniegelenkskontrakturen. Centralblatt f. Chir. 1901. Nr. 6.

Brunsvic: Thèse de Paris. 1895. p. 52.

Cahen: Deutsche Med. Wochenschrift. 1897. Nr. 3, V.-Bl.

Cappelen: Über Sehnenüberpflanzung bei Radialislähmung. Norsk Mag. for Lägevid. 1899, August. (Ref. Centralblatt f. Chir. 1899. Nr. 50. S. 1335.

Capurro: Atti del terzo Congresso Medico Regionale-Ligure Novi. 1897.

— Über den Wert der Plastik mittels quergestreiften Muskelgewebes. Arch. f. klin. Chir. 61. Bd., 1. Heft.

Cerné: Traitement du pied bot paralyt. par l'anastomose tendineuse. Normandie méd. 1893. p. 397.

Champion: vide Velpeau.

Codivilla I: Sui trapianti tendinei nella pratica ortopedica. Arch. di ortopedia. 1899. No. 4.

— II: Contributo alla cura della paralisi spastiche infantili. Communicazione f. alla Soc. med.-chir. di Bologna. 25. Jan. 1900. Rivista critica di Clinica med. 1900. No. 16.

CODIVILLA III: Il trattamento chir. moderno della paralisi infant. spinale. Policlinico Vol. VII C. 1900.

CODIVILLA IV: De l'importance de la transplantation des tendous etc. Revue d'orthop. 1900. No. 5.

— V: Sui trapianti tendinei. Communic. fatta alla XIV Riunione della Soc. di chir. Ital. in Roma. 1899.

— VI: Congresso pediatrico Firenze 1901. Rivista di ortopedia. 1901. No. 22.

CONE: Tendon transplantation. JOHN HOPKIN's Hosp. Bullet. Vol. XII. No. 125. 1901. (Ref. Zeitschrift f. orthop. Chir. 9. Bd., 4. Heft. S. 707.)

COOLIDGE: Annals of surgery. May 1901.

CURCIO: Trapianti dèi tendini in ortopedia. Rivista di ortopedia. 1901. No. 2.

DAVID: Grundriß der orthopädischen Chirurgie. Berlin 1900.

DAWBARN: Annals of surgery. 1896, June.

DELAMARE: Plaie transversale etc. Gaz. hebdom. 1898. No. 19.

DELANGLADE: De l'intervention chirurg. dans les déformations etc. Revue mens. des maladies de l'enfance. 1900. p. 192.

LE DENTU: Talus valgus paralyt. etc. Revue d'orth. 1901. Nr. 3.

DÖRFLER: Münch. Med. Wochenschrift. 1898. S. 1326. Vortrag über Sehnenüberpflanzung im Rostocker Ärzteverein.

DROBNIK: Gazeta lekarska. 1893. Februar.

— Weitere Erfahrungen über die Behandlung der Kinderlähmung. Nowing lekarskie. 1894. Nr. 7. (Ref. Neurol. Centralblatt. 1895. Nr. 2.)

— Über die Behandlung der Kinderlähmung mit Funktionsteilung und -übertragung. Deutsche Zeitschrift f. Chirurgie. Bd. 43.

— Gazeta lekarska. 1895. p. 120.

DUMSTREY: Monatsschrift f. Unfallheilkunde. 1898. Nr. 1. S. 19.

— Über Nervenpfropfung. Deutsche Zeitschrift f. Chir. 62. Bd., Heft 1/2.

DUPLAY: Bull. de la Soc. de Chir. de Paris. T. II. 1876.

ELTING: Tendon Transplant. Albany med. Annals. April 1902.

EULENBURG: Zur Therapie der Kinderlähmungen. Deutsche Med. Wochenschrift. 1898. Nr. 14.

EVE: On tendon grafting etc. Brit. med. Journ. 1898. p. 1139.

FARGIN ET ASSAKY: Gaz. hebdom. 1885. Nr. 45. p. 732.

FAURE: Traitement de la paralysie faciale. Franz. Chirurg. Kongreß 1901. (Ref. Centralblatt f. Chir. 1902. Nr. 9. S. 266.

FORGUE: Traitement du pied bot. N. Montpellier méd. Vol. V. p. 952. 1896.

FORGUE ET RECLUS: Traité de thérap. chirurg. 2. édit. T. I. p. 891/92. Paris 1898.

FRANK: Sehnen- und Bänderplastik. Naturforschervers. in Aachen 1900. (Ref. Münch. Med. Wochenschrift. 1900. Nr. 42.)

FRANKE I: Über Sehnenüberpflanzung. Arch. f. klin. Chir. Bd. 52, Heft 1.

— II: Über die operative Behandlung der Radialislähmung etc. Arch. f. klin. Chir. Bd. 57, Heft 4. 1898.

FRANKE III: Funktionelle Heilung der Radialislähmung. Mitteilungen a. d. Grenzgebieten. Bd. III. 1898.
GERULANOS: Über Sehnenüberpflanzung. Münch. Med. Wochenschrift. 1901. Nr. 41.
GHILLINI: Pes valgus paralyt. Centralblatt f. Chir. 1895. Nr. 14.
GIBNEY: Operative procedures in orthop. surgery. Transactions of the americ. orthop. Association. Vol. X, p. 215. 1897.
GLUCK: Muskel- und Sehnenplastik. Arch. f. klin. Chir. Bd. 26. 1881.
— Berl. klin. Wochenschrift. 1884. S. 75 und 820.
— Über reparative Chirurgie. Berl. klin. Wochenschrift. 1892.
— Die plastische Chirurgie. Deutsche Klinik. 1901.
GOCHT: Beitr. zur Lehre von der Sehnenplastik. Zeitschrift f. orthop. Chir. Bd. 7, Heft 1.
GÖNCZY VON BISTE: Heilung der Radialislähmung durch Sehnenplastik. Centralblatt f. Chir. 1901. Nr. 18.
GOERGENS: Über Sehnennaht und Sehnenplastik, Diss. med. Bonn 1898
GOLDTHWAIT: Tendon transplantation etc. Med. Surg. Journ. 1895. p. 447.
— Idem, Transactions of the americ. orthop. Assoc. Vol. VIII.
— Idem, Boston Med. and Surg. Journ. 1896. Jan. 9. (Ref. Zeitschrift f. orth. Chir. Bd. IV. S. 468).
— The direct transplantation of muscles. Transactions of the americ. orthop. Assoc. Vol. X. 1897. (Auch im Boston med. and surg. Journ. 1897. No. 20).
GRÜNEBERG: Münch. Med. Wochenschrift. 1900. Nr. 50. S. 1758.
HACKER: Behandlung des Pes calcan. paralyt. Wiener med. Presse. 1886. S. 882.
— Traitement du pied bot paralyt. Semaine méd. 1886. Juin.
HAGER: Zur Behandlung der Sehnenruptur. Berl. klin. Wochenschrift. 1886. Nr. 22.
HEUCK: Ein Beitrag zur Sehnenplastik. Centralblatt f. Chir. 1882. Nr. 18.
HEUSNER: Deutsche Med. Wochenschrift. 1898. Nr. 33. (Chir. Kongreß.)
— Zur Behandlung der Kniegelenkskontrakturen. Chir. Kongreß 1901. (Ref. Centralblatt f. Chir. Nr. 29. S. 148.)
— Über Dauerresultate etc. Chirurg. Kongreß 1902. (Ref. Centralblatt f. Chir. 1902. Nr. 23. S. 629.
HOFFA: Lehrbuch der orthop. Chirurgie. 1.—4. Auflage.
— Berl. klin. Wochenschrift. 1899. Nr. 30.
— Die Sehnenplastik und ihre Verwendung. Sitzungsbericht der Würzburger Medizinischen Gesellschaft, 18. Mai 1899. (Ref. Münch. Med. Wochenschrift. 1899. Nr. 30.)
— Die Orthopädie im Dienste der Nervenheilkunde. Jena 1900. Verlag von Fischer.)
— Experimentelles zur Sehnenplastik. Naturforscher-Versammlung zu Hamburg 1901 und Münch. Med. Wochenschrift 1901. Nr. 51.
— Die spinalen und cerebralen Kinderlähmungen in „Deutsche Klinik" 1901.

JOACHIMSTHAL: Sehnentransplantation. Realencyclopädie der gesamten Heilkunde von Eulenburg.
— Über Pes calcaneus. Verhandl. der freien Vereinig. der Chirurgen Berlins 1898, 14. November. (Ref. Centralblatt f. Chir. 1899.)
JOCHNER: Chirurgische Mitteilungen. Münch. Med. Wochenschrift. 1900. Nr. 46. S. 1596.
KEILER: Ein Beitrag zur Sehnenplastik. Centralblatt f. Chir. 1899. Nr. 42.
KENNEDY: Nervenüberpflanzung. Glasgow 1900. (Ref. Centralblatt f. Chir. 1901. Nr. 9.)
— Über Nervenkreuzung. Proc. Royal Soc. Nov. 1900. (Ref. Münch. Med. Wochenschrift. 1901. Nr. 9. S. 357.)
KIRMISSON: Pied bot varus etc. Revue d'orthop. 1899. No. 3.
KIRSCH: Daumenüberpflanzung. Monatsschrift f. Unfallheilk. 1897. Nr. 12.
— Zweiter ärztlicher Bericht über das Stuttgarter Med. Mechan. Institut. 1898. S. 18.
KLARE: Über Sehnentransplantation. Diss. med. Leipzig 1900/01.
KNOOP: Über Sehnenplastik. Diss. med. Freiburg 1900.
KÖLLIKER: Münch. Med. Wochenschrift. 1901. Nr. 50. S. 2023.
KRAUSE: Ersatz des gelähmten Quadriceps. Deutsche Med. Wochenschrift. 1902. Nr. 7 u. 8.
— Münch. Med. Wochenschrift. 1900. Nr. 29. S. 1019.
KRAUTWIG: Vergl. WALLERSTEIN.
KRYNSKI: Übertragung der Funktion einzelner Muskeln. Medycyna 1895. No. 15. (Ref. Centralblatt f. Chir. 1895. Nr. 37.)
KÜMMELL: v. ESMARCH's Festschrift. 1893. S. 411.
— Verhandlungen der Naturforscher-Versammlung. 1896. II, 2. S. 116.
KUNIK: Funktionserfolge der Sehnentransplantation. Münch. Med. Wochenschrift. 1901. Nr. 7.
— Diskussion über diesen Vortrag (BRAUN). Münch. Med. Wochenschrift. 1901. Nr. 5.
LANGE I: HESSING und die Orthopädie. Münch. Med. Wochenschrift. 1898. Nr. 10.
— II: Über periostale Sehnenverpflanzung. Naturforscher-Versammlung zu München 1899. (Ref. Centralblatt f. Chir. 1899. Nr. 48.)
— III: Über periostale Verpflanzung. Münch. Med. Wochenschrift. 1900. Nr. 15.
— IV: Idem. Zeitschrift f. orthop. Chir. 8. Bd., 1. Heft.
— Diskussion zu vorstehendem Vortrag (TAUSCH, MORITZ). Münch. Med. Wochenschrift. 1900. Nr. 26.
— V: Über seidene Sehnen. Naturforscher-Versammlung zu Hamburg 1901 und Münch. Med. Wochenschrift. 1902. Nr. 1.
LAUENSTEIN: Münch. Med. Wochenschrift. 1898. Nr. 8. S. 249.
LEJARS: Bull. de la soc. de chir. de Paris. 1897, 16. Dec.

Lentz: Über Sehnenanastomose. Deutsche med. Wochenschrift. 1898. V.-Bl. S. 195.

Le Roy des Barres: L'anastomose tendineuse. Thèse de Paris. 1902.

Lipburger: Beitrag zur Sehnentransplantation. Centralblatt f. Chir. 1895. S. 538.

Little: Cases of infantile paralysis etc. Brit. med. journ. 1900, Sept. 1. (Ref. Centralblatt f. Chir. 1900. Nr. 45.)

Ludwig: Operative Behandlung von Lähmungen. Diss. med. Breslau. 1899.

Mainzer: Über indirekte Sehnenüberpflanzung. Münch. Med. Wochenschrift. 1902. Nr. 21.

Manasse: Nervenpfropfung. Arch. f. klin. Chir. 62. Bd., 4. Heft.

Mauclaire: Varus équin. Presse méd. 1900. No. 9.

Maydl: Wiener med. Presse. 1886. p. 882.

M'ckenzie: Tendon transposition. Philadelphia Med. Journ. 1901, Oct. 5.

Merkel: Über Sehnenplastik. Münch. Med. Wochenschrift. 1899. Nr. 34. S. 1133.

Métanas Zani: Traitement du pied bot paralyt. Gazette des hôpitaux. 1898. No. 131.

Milliken: A new operation for deformities. Med. Record. 1895, Oct. 26.

— Tendon grafting. Med. Record. 1896. p. 133.

— On tendon grafting. New York Record. 1896, Nov. 28.

Missa: Gaz. salut. 1770.

Monod: Progrès méd. 1887. No. 26.

— Verhandlungen des französ. Chir.-Kongr. 1888. 12./17. März.

Moritz: Diskussionsbemerkungen. Münch. Med. Wochenschrift. 1900. Nr. 26. S. 917.

Müller: Über Sehnenüberpflanzung. Zeitschrift f. klin. Med. 38. Bd. 4./6. Heft, und Naturforscher-Versammlung in Aachen 1900.

Nicoladoni: Wiener med. Presse. 1881. S. 46.

— Über Pes calcaneus. Arch. f. klin. Chir. Bd. 27, S. 160.

— Zur Plattfußtherapie. Deutsche Zeitschrift f. Chir. 63. Bd. 1./2. Heft.

Nochte: Zeitschrift f. physik. u. diät. Therapie. Bd. 5, Heft 6. 1901.

Parrish: A new operation etc. New York Med. Journ. 1892. p. 402.

— Tendon grafting. New York Med. Record. 1896. p. 71.

Partsch: Über Operationen an der Sehne. Bresl. Ztschr. 1888. Nr. 11. p. 129.

Péraire: Revue d'orthop. 1900. No. 6. p. 498.

— Archiv de méd. et de chir. 1901. No. 4.

Péraire et Mally: Traitement chirurg. du pied bot etc. La Médecine moderne. 1898, 5. Oct. ff. (Ref. im Bullet. de l'académie de Méd. 1899. Nr. 26, Sitzung vom 27. Juni.

Petersen: Naturforscher-Versammlung zu Hamburg 1901. (Ref. Centralblatt f. Chir. 1901. Nr. 47.)

Peyrot: Bull. de la Soc. de Chir. 5. Mai 1886.

Phelps: Pes talus. Acad. méd. New York, avril 1894. (Ref. in Revue d'orthop. 1894.)

Philippoff: De la valeur des transplantations etc. Thèse de Paris. 1897.
Phocas: Transplantation musculo-tendineuse etc. Revue d'orthop. 1893. p. 454.
— Chirurgie orthop. p. 492.
Piechaud: Congrès franç. de chir. 1897.
Reichard: Über Sehnenverpflanzung. Berl. klin. Wochenschrift. 1902. Nr. 7.
Rochard: Pied bot talus paralyt. Revue d'orthop. 1890. p. 366.
Rochet: Lyon méd. 1897. No. 34.
Roersch: Contribution à l'arthrodèse. Revue de chir. 1892. No. 6.
Rosenfeld: Demonstration im Nürnberger ärztl. Verein. (Ref. Münch. Med. Wochenschrift. 1902. Nr. 21. S. 903.
Rydygier: Experimentelle Überpflanzung. Deutsche Zeitschrift f. Chir. Bd. 47.
Salvia: Sul trapiantamento dei muscoli etc. Gazetta degli Ospedali. 1885, Marzo.
Sangiorgi: Risoconto statist. del Istituto Rizzoli. Bologna 1900.
— Fissazione tendinea. Rivista di ortopedia. Vol. I, No. 1.
Schanz: Demonstration in der Dresdener Gesellschaft f. Heilkunde. (Ref. Münch. Med. Wochenschrift. 1902. Nr. 14. S. 591.)
Schueler: Über Sehnenplastik. Diss. med. Berlin 1888.
Schulthess: Atlas der orthop. Chir. 1900.
Schultze: Chir. Kongr. 1902.
Schwartz: Sur la réparation des tendons etc. Bull. de la Soc. de Chir. de Paris. 1888, 20. Mai.
Smith: Paralytic deformities. London 1900.
— A new method etc. The Lancet. 1898. p. 1196.
Sudaka: L'anastomose des tendons etc. Paris 1901.
Tausch: Diskussionsbemerkungen. Münch. Med. Wochenschrift. 1900. Nr. 26. S. 917.
Thilo: Übungen: Volkmann, Klin. Vorträge, N. F. Nr. 176.
Tilanus: Behandeling von Paralysen etc. Weekblaad voor Geneesk. 1898. No. 23.
Tillaux: Virchow-Hirsch. 1869, II.
Townsend: New York acad. of med. Sitzung vom 16. Februar 1900. (Ref. Revue d'orthop. 1900. No. 4. p. 307.)
— Transplant. of the hand. Transactions of the Amer. Orth. Assoc. Vol. XIII.
Tubby: Brit. med. Journ. 1899. Aug. 19. (Ref. Centralblatt f. Chir. 1900. Nr. 9. S. 250.)
— Results of tendon grafting. Brit. med. journ. 1901. S. 585.
Ullmann: Hallux valgus. Wiener med. Wochenschrift. 1894. Nr. 49.
Vegas: Sobre transplantación de tendones. Rivista de la soc. méd.
Velpeau: Médec. opérat. Tome I, p. 512.
argentin. 1900, August. (Ref. Centralblatt f. Chir. 1901. Nr. 22.)
Vidal: Des anastomoses des tendons etc. Thèse de Lyon. 1898.

VULPIUS: Zur Kasuistik der Sehnentransplantation. Münch. Med. Wochenschrift. 1897. Nr. 16.
— Die Sehnenüberpflanzung bei Lähmung bes. an der Hand. Berl. klin. Wochenschrift. 1898. Nr. 37.
— Über die Heilung von Lähmungen etc. Sammlung klin. Vorträge. 1897. Nr. 197.
— Aus der Orthopädisch-Chirurg. Praxis. 1898. Veit & Comp. Leipzig.
— Die Orthopädie von heute. Zeitschrift f. prakt. Ärzte. 1898. Nr. 16.
— Das Indikationsgebiet der Sehnenüberpflanzung. Klin. therap. Wochenschrift. 1899. Nr. 11.
— Die orthopädisch-chirurg. Behandlung der spinalen Kinderlähmung. Der Kinder-Arzt. 1899. Heft 7.
— Über die Behandlung des Klumpfußes. Die ärztliche Praxis. 1899. Nr. 2.
— Blutige und unblutige Orthopädie. Deutsche Ärzte-Ztg. 1899. Heft 3.
— Weitere Erfahrungen über die Sehnenüberpflanzung. Chirurg.-Kongreß 1899 und Münch. Med. Wochenschrift. 1899. Nr. 17.
— Orthopädie und Neurologie. Deutsche Praxis. 1899. Nr. 3.
— Über die Sehnenüberpflanzung. Internat. med. Kongreß zu Paris 1900 und Revue de pédiatrie, Bordeaux 1900, Octobre.
— Die Erfolge der Sehnenüberpflanzung etc. Petersburger Med. Wochenschrift. 1900. Nr. 34.
— Gelenkkrankheiten der unteren Extremität. Klin.-therap. Wochenschrift. 1900. Nr. 48—51.
— Demonstrationen. Münch. Med. Wochenschr. 1901. Nr. 7. S. 279.
— Sehnenüberpflanzungen. Demonstration auf dem süddeutschen Neurologenkongreß. (Ref. Münch. Med. Wochenschrift. 1902. Nr. 22. S. 939.)
WALLERSTEIN: Münch. Med. Wochenschrift. 1899. Nr. 39.
WEID: Hallux valgus. Annals of Surgery. 1897. Bd. 15.
WHITE: Ultimate results of tendon grafting. Brit. med. journ. 1901. p. 589.
WHITMAN: Treatment of paralyt. talipes. Americ. journ. of the med. sciences. 1901, Nov. (Ref. Centralblatt f. Chir. 1902. Nr. 13.
WINKELMANN: Zur Behandlung des Klumpfußes. Deutsche Zeitschrift f. Chir. 1894. Bd. 39. S. 109.
WINKLER: Zeitschrift f. prakt. Ärzte. 1897. Nr. 2.
— Zur Statistik der Sehnenüberpflanzung. Diss. med. Greifswald 1898.
WITZEL: Die Sehnenverletzung etc. Sammlung klin. Vorträge. A. F. 291.
WÖLFLER: Wiener Klinik. 1888. Nr. 1.
WOLFF: Ostale Überpflanzung. Hamburger Naturforscher-Versammlung. (Ref. Centralblatt f. Chir. 1901. Nr. 47.)
— Ostale Überpflanzung. Centralblatt f. Chir. 1902. Nr. 7. S. 204. und Deusche med. Wochenschrift. 1902. Nr. 18.

Benutzte Schriften über die Physiologie der Bewegungen.

BRÜCKE: Sitzungsbericht der Wiener Akademie. 1877. Bd. 76.
DUCHENNE: Physiologie der Bewegungen.
HERING: PFLÜGER's Archiv. Bd. 65. S. 627.
— PFLÜGER's Archiv. Bd. 68. S. 1.
— „ „ „ 68. „ 222.
— „ „ „ 70. „ 559.
— Zeitschrift f. Heilkunde. Nr. 16. S. 129.
— SCHMIEDEBERG's Archiv. Nr. 38. S. 266.
v. KRIES: Archiv f. Physiologie. 1886.
SHERRINGTON: Philosoph. Transactions. 1898. p. 49.

Druck von Metzger & Wittig in Leipzig.

FSC
www.fsc.org
MIX
Papier | Fördert gute Waldnutzung
FSC® C083411

Zeitfracht Medien GmbH
Ferdinand-Jühlke-Straße 7
99095 Erfurt, Deutschland
produktsicherheit@kolibri360.de